日本肿瘤治疗学会　编

儿童、青春期以及年轻恶性肿瘤患者的

生育力保存

诊疗指南

（2017版）

JSCO Clinical Practice Guidelines 2017
for Fertility Preservation in Childhood,
Adolescent and Young Adult Cancer Patients

上海科学技术出版社

图书在版编目（CIP）数据

儿童、青春期以及年轻恶性肿瘤患者的生育力保存诊疗指南：2017版 / 日本肿瘤治疗学会编；陈华，林莉萍主译. — 上海：上海科学技术出版社，2021.5
　　ISBN 978-7-5478-5304-7

　　Ⅰ．①儿…　Ⅱ．①日…　②陈…　③林…　Ⅲ．①癌—诊疗—指南　Ⅳ．①R73-62

　　中国版本图书馆CIP数据核字（2021）第061100号

SHOUNI, SHISHUNKI・JYAKUNENGANKANJYA NO NINYOUSEIONZON
NI KANSURU SINRYOU GUIDELINES 2017 EDITION
© JAPAN SOCIETY OF CLINICAL ONCOLOGY 2017
Originally published in Japan in 2017 by KANEHARA & CO., LTD.
Chinese (Simplified Character only) translation rights arranged with
KANEHARA & CO., LTD. through TOHAN CORPORATION, TOKYO.

上海市版权局著作权合同登记号　图字：09-2020-539号

小児,思春期・若年がん患者の妊孕性温存に関する診療ガイドライン2017年版
一般社団法人　日本癌治療学会　編
金原出版株式会社
2017年7月20日　第1版第1刷発行

儿童、青春期以及年轻恶性肿瘤患者的生育力保存诊疗指南（2017版）
日本肿瘤治疗学会　编

上海世纪出版（集团）有限公司　出版、发行
上 海 科 学 技 术 出 版 社
（上海钦州南路71号　邮政编码200235　www.sstp.cn）
上海展强印刷有限公司印刷

开本 890×1240　1/16　印张 15.5
字数 388千字
2021年5月第1版　2021年5月第1次印刷
ISBN 978-7-5478-5304-7/R・2285
印数 1—2250　累计印数 2250
定价：78.00元

序 一

随着医学诊断与治疗技术的不断进步,恶性肿瘤患者的长期生存率得到了极大提高。由于目前恶性肿瘤发病趋于年轻化,而女性生育年龄又有明显的延后,越来越多的患者希望在完成肿瘤治疗后实现自身的生育愿望。但肿瘤治疗本身又常常影响患者的生育力,研究显示:曾接受过放化疗的女性肿瘤患者,其生育力较正常育龄女性下降了30%～50%,而接受骨髓移植前实施预处理的全身化疗后卵巢功能衰竭的发生率达到72%。肿瘤治疗前生育力保存对这类患者意义重大,因此育龄前(包括儿童)、育龄期肿瘤患者的生育力保存成为恶性肿瘤临床治疗不可分割的组成部分。

美国临床肿瘤学会(ASCO)2013年修订的指南中明确提出:肿瘤科医师以及与治疗相关的医务工作者,要考虑恶性肿瘤患者可能的生育需求。即使是处于儿童期的患者,在治疗前就应该考虑行生育力保存措施,并积极与生殖医学科专家进行讨论交流,在肿瘤治疗前尽早向患者说明肿瘤各种治疗手段可能带来的生育风险,选择性地推荐患者采取保存生育力的策略。但根据美国的数据,34%～72%的肿瘤患者需要保存生育力的相关指导却找不到获取此方面信息和知识的途径,大多数恶性肿瘤患者的主治医师对于患者治愈后生育力改变未予重视。2020年中国医师协会生殖医学专业委员会第六届生殖医学学术大会发布的对于全国713位肿瘤科医生的调查结果显示:对于女性恶性肿瘤患者的生育力保存相关知识了解程度不到20%。因此,就生育力保存的现状而言,恶性肿瘤患者接受治疗时的生育力保存并未得到应有的重视和积极充分的处理。肿瘤科医生缺乏足够的生育力保存意识、生殖科医生对于肿瘤的治疗方案或肿瘤治疗引起的生育力降低的风险了解不够,患者及其家属更多考虑生命的安危而急于应对恶性肿瘤的治疗,无暇顾及或没有了解到将来的生育风险和有关生育力保存的相关信息。

从目标的一致性考虑,生育力保存常常是与妇科肿瘤手术时注重生育力保存以及妇科肿瘤治疗前后应用辅助药物进行生育力保护相辅相成的。

目前的生育力保存技术主要是指低温冷冻保存及其后续的复苏、移植等相关技术,已有临床应用的技术包括胚胎冷冻、卵母细胞冷冻、卵巢组织冷冻和IVF相关技术等。胚胎冷冻和卵母细胞冷冻已被明确证实可靠而有效,并已经广泛应用于临床。而对于卵巢组织冻存,目前ASCO和ASRM仍认为它是试验性的研究方法,但在青春期前的女孩中应用非常有价值,这可能是这一人群唯一的或最佳的保存生育力的方式。目前该技术的临床应用获得了世界上越来越多的国家和地区主管部门的批准与认可,实施了许多国际性的合作项目,如Oncofertility Consortium、FertiPROTEKT等。复旦大学附属妇产科医院于2017年成立了国内第一个由政府主管部门批准的生育力保存中心,北京、广州等地也在相关专业协会的支持下成立了数个生育力保存中心。在这一背景下,我们急需建立一个多学科合作的网络和平台,让生殖医学学科和肿瘤学科的医生深入了解生育力保存的知识和信息、掌握恶性肿瘤患者生育力保存的适应证、禁忌证、生育力保存的介入时机和生育力保存的方法,以便肿瘤科和生殖医学科共同合作交流,在最短时间内对恶性肿瘤患者进行充分、全面、准确的病情评估和生育力保存评估,及时为恶性肿瘤患者提供有关信息并给予相关指导和建议,从而制订适宜的个体化治疗和生育力保存的临床方案,在提高生存率的同时保障或改善其将来的生育能力,满足其生育愿望,切实提高肿瘤幸存者的生活质量。

2018年,复旦大学附属妇产科医院上海集爱遗传与不育诊疗中心的生育力保存技术团队赴日本圣玛丽安娜医科大学妇产科学习卵巢组织冷冻复苏技术时,妇产科主任铃木直教授向我们推荐了这本非常实用的由日本肿瘤治疗学会主编的日文版《儿童、青春期以及年轻恶性肿瘤患者的生育力保存诊疗指南(2017版)》,该指南分别对女性生殖、乳腺、泌尿、儿科、血液、骨与软组织、脑和消化8个系统或科别的恶性肿瘤描述了肿瘤的基本情况、治疗手段和生育力保存方法，并采用非常实用的问与答的形式阐述了在实施生育力保存中经常遇到的各项问题。我们经过反复研读后决定翻译出版该指南以便国内同仁参考学习，经过铃木直教授的积极努力取得该指南的版权后，由陈华医生主要负责本指南翻译工作。在此，我代表上海市生育力保存中心及复旦大学附属妇产科医院生育力保存研究与应用团队衷心感谢铃木直教授及其团队给予的大力支持！此外，在翻译该指南的过程中，上海交通大学医学院附属瑞金医院，复旦大学附属肿瘤医院、中山医院、儿科医院和妇产科医院的十多位专家学者在肩负繁忙的日常工作的同时，全部利用业余时间完成各相关章节的审阅工作，并对每一个字、每一句话进行反复斟酌，以确保本指南的准确性，在此一并表示感谢！

需要说明的是，本指南日文版为 2017 年版本，中国和日本在国情国策方面也存在一定差异，但经中日双方充分商讨，我们决定保持原著原意进行翻译。

我们希望，借助本指南中文版译本的发行，能够对普及肿瘤患者生育力保存的概念和知识，加强肿瘤科医生和生殖医学科医生的交流和合作，为肿瘤患者提供迅速、有效、充分的有关肿瘤治疗方案和生育力保存方案并提供长期的咨询指导，为提高肿瘤患者的生殖健康水平，尽到应尽的责任，起到应有的作用！

徐丛剑

复旦大学附属妇产科医院院长

2020 年 12 月

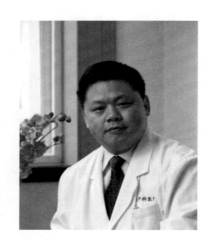

徐丛剑，教授、主任医师。现任复旦大学附属妇产科医院院长，复旦大学上海医学院妇产科学系主任，女性生殖内分泌相关疾病上海市重点实验室主任。现任中华医学会妇科肿瘤学分会常委、中国医疗保健国际交流促进会妇产科分会副主委、生殖医学分会副主委，上海市医学会妇产科专科分会主委、生殖医学专科分会候任主委。从事妇产科医教研工作 30 余年，承担国家重点研发计划、科技部 863 计划等科研项目 20 余项，以第一或通讯作者发表论文 90 余篇，其中 SCI 收录 80 余篇。主编《实用妇产科学》《实用妇科肿瘤遗传学》《妇科肿瘤内分泌学》《子宫内膜异位症》及人民卫生出版社"器官-系统"整合教材《女性生殖系统疾病》。

序 二

——日本肿瘤治疗学会《儿童、青春期以及年轻恶性肿瘤患者的
生育力保存诊疗指南（2017 版）》中译本出版寄语

　　近年来，伴随着恶性肿瘤的早期诊断和治疗的进步，战胜恶性肿瘤的患者数（癌症幸存者）不断增加。因此，目前有关如何提高儿童、青春期以及年轻恶性肿瘤患者的生存质量已成为业界探讨热题。特别是针对由于化疗和放疗所导致的包括儿童、青少年及育龄期患者的生育力丧失问题，正逐渐被确认为热点之一。

　　另外，在生殖医学领域，自从 1978 年世界上首例通过体外受精和胚胎移植技术生育的婴儿在英国出生以及此后的各项卓越的重大技术创新，使得胚胎（受精卵）和未受精卵的冷冻保存已成为当今生殖医学的标准治疗方法。由 Donnez 等人发表的通过对年轻霍奇金病患者的卵巢组织的冷冻保存和移植，从而获得全球首个活产儿的报道成为该领域的一项突破。2006 年，美国的 Woodruff 等人结合肿瘤学和生殖医学，倡导了"肿瘤生殖学"的概念。美国临床肿瘤学会（ASCO）与美国生殖学会（ASRM）共同合作，于 2006 年制订了世界上首个"有关年轻恶性肿瘤患者生育力保存的指南"。2017 年 7 月，由日本肿瘤治疗学会编著的《儿童、青春期以及年轻恶性肿瘤患者的生育力保存诊疗指南（2017 版）》出版发行了。本指南是世界上首个针对临床疑问给出推荐方案的指南，刊载了总论和 8 个不同领域的指导方法。由于在本领域建立循证医学证据在伦理上是困难的，因此本指南刊载的内容是基于业界共识的。另外，本人担任该指南制订委员会的副主席，自 2019 年起受命担任指南修订委员会主席，并计划从下年度开始进行 2023 年版修订准备工作。

　　为了使"肿瘤生殖学"逐渐发展成真正的新学科领域，不仅仅是对医疗技术，对伦理方面重要性的认知也是不可或缺的。在优先进行恶性肿瘤治疗的同时，肿瘤科医生应告知癌症患者由于癌症治疗可能引发的性腺功能低下等信息，并在与专门从事生殖医学临床工作的医生密切合作的基础上，尽早鼓励患者就生育力保存做出自己的决定。即使是在亚洲国家，肿瘤科医师在致力提高癌症幸存者生存质量的同时，也需要重新认识保留生育能力对儿童和青少年（AYA）年龄段恶性肿瘤患者的重要性，患者在做出将来是否有生育需求的决定时，医生给予支持和建议也是非常重要的。被诊断出患有恶性肿瘤的患者以及其家人被迫同时面对各种问题，并且被要求必须在短期内做出多个选择。尤其是对患有恶性肿瘤的儿童和青少年，估计癌症病情的宣布，不仅会对患者本人，而且会对其父母以及其他家属造成极大的心理影响。因此，护士和临床心理学家的持续支持也是有必要的。此外，在实施生育力保存治疗时，重要的是各单位之间应进行快速正确的合作，对家属进行密切的心理疏导，并在短时间内整备好可供做决定的环境。今后，我们要消除肿瘤科医生与生殖科医生，以及与患者之间有关于生育力保存方面的信息鸿沟，希望建立一个更安全、更可靠的可以选择实施生育保存治疗的社会环境。

　　在此，谨向规划翻译本指南中文版、并为其正式出版发行发挥出巨大领导力的复旦大学附属妇产科医院院长徐丛剑教授与复旦大学附属妇产科医院上海集爱遗传与不育诊疗中心副院长孙晓溪教授致以诚挚的谢意！我们还要感谢许多真诚参与本指南中文翻译、审阅的各领域专家。其次，我要衷心地感谢，为了患者受益，为了本指南的中文版更早地提供给临床使用，在繁忙的临床工作之余花费大量精力，为本指南翻译和出版而尽心尽力的上海集爱遗传与不育诊疗中心的陈华医生，以及日本圣玛丽安娜大学医学院妇产科客座讲师朱丞华医生为此提供的大力支持！

我们衷心祈愿,该中文版译本的发行,能够成为心怀希望并正与癌症斗争的全中国各地儿童、青春期以及年轻恶性肿瘤患者以及他们家人的福音!

铃木 直

《儿童、青春期以及年轻恶性肿瘤患者的生育力保存诊疗指南》修订委员会主席

日本圣玛丽安娜医科大学妇产科主任教授

2020 年 6 月

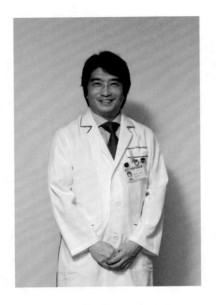

鈴木 直

聖マリアンナ医科大学産婦人科学

Nao Suzuki，MD，PhD

Professor and Chair，Department of Obstetrics and Gynecology

Director，Center for International Exchange

St. Marianna University School of Medicine

Nao Suzuki，MD，PhD，is a Professor and Chairman of the Department of Obstetrics and Gynecology at St. Marianna University School of Medicine，Kanagawa，Japan since 2011. He completed his medical training at the School of Medicine，Keio University（Tokyo，Japan）in 1990，and obtained his PhD in Obstetrics and Gynecology，Graduate School of Medicine，Keio University in 2000. His specialties are gynecologic oncology and fertility preservation for CAYA cancer patients. Dr. Nao Suzuki established the Japan Society for Fertility Preservation（JSFP）in November 2012 and is now the president of the JSFP. He is also a board member of the International Society for Fertility Preservation（ISFP）. He established the Asian Society for Fertility Preservation（ASFP）which includes 16 countries in 2016 and was the president of ASFP until this summer. The Japan Society of Clinical Oncology prepared the Guideline of Fertility Preservation for the CAYA cancer patients in 2017，and Dr. Nao Suzuki participated in it as a vice-chairman，and now he is the guideline revision committee chair. His recent clinical research activities cover a wide range of cancer therapies against gynecologic cancer，with a particular focus on clinical trials，ovarian cancer research，and the development of targeted drugs. He also focused on the research aiming at the improvement of the field of Oncofertility research in Japan and Asia，and he performed ovarian tissue vitrification for cancer patients.

指南翻译者及审阅者名单

主　译
陈　华　复旦大学附属妇产科医院上海集爱遗传与不育诊疗中心
林莉萍　中国科学院上海药物研究所

主　审（中方）
徐丛剑　复旦大学附属妇产科医院
孙晓溪　复旦大学附属妇产科医院上海集爱遗传与不育诊疗中心

主　审（日方）
铃木直　日本圣玛丽安娜大学医学院　妇产科
朱丞华　日本圣玛丽安娜大学医学院　妇产科

参与各章节审阅
概述和女性生殖系统
鹿　欣　复旦大学附属妇产科医院　妇科肿瘤
张剑峰　复旦大学附属妇产科医院　妇科肿瘤
张雯碧　复旦大学附属妇产科医院上海集爱遗传与不育诊疗中心　生殖科
乳腺肿瘤
吴克瑾　复旦大学附属妇产科医院　乳腺科
泌尿系统肿瘤
江　峰　复旦大学附属妇产科医院上海集爱遗传与不育诊疗中心　生殖科
儿科肿瘤
储　晨　复旦大学附属儿科医院　心内科
姚　伟　复旦大学附属儿科医院　肿瘤科
血液系统肿瘤
周　励　上海交通大学医学院附属瑞金医院　血液科
骨骼、软组织肿瘤
王毅超　复旦大学附属中山医院　骨科（肿瘤）
脑肿瘤
郝　斌　复旦大学附属肿瘤医院　神经外科（肿瘤）
消化系统肿瘤
倪小健　复旦大学附属中山医院　普外科
遗传性肿瘤
雷彩霞　复旦大学附属妇产科医院上海集爱遗传与不育诊疗中心　遗传科
李　核　复旦大学附属妇产科医院上海集爱遗传与不育诊疗中心　生殖科
鲁　南　复旦大学附属妇产科医院　博士研究生

肿瘤病理

陶雯琪　上海交通大学附属第六人民医院　病理科

日语顾问

姚　婷　上海交通大学昂立教育集团　日语专业事业部

主译 陈 华

复旦大学附属妇产科医院上海集爱遗传与不育诊疗中心

医学博士 主任医师

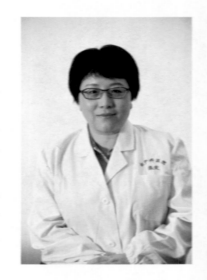

毕业于上海第二医科大学（现上海交通大学医学院）。留学日本于大阪市立大学获医学博士学位后在美国 NIH 工作，其间两次获得 NIH 杰出研究成果奖。曾在美国遗传与不育研究院接受辅助生殖技术各项技术培训，2003 年至今就职于复旦大学附属妇产科医院上海集爱遗传与不育诊疗中心，曾任 IVF 实验室主任，临床副主任、主任。主要从事及擅长各种不孕不育症的临床诊治及体外受精-胚胎移植等各项辅助生殖技术，近年来致力于从事和推广恶性肿瘤患者的生育力保存项目。曾任中华医学会生殖医学分会首届青年委员和上海市医学会生殖医学专科分会委员。现任中国妇幼健康研究会生殖内分泌专业委员会委员、中国妇幼保健协会生育力保存专委会委员、中国医疗保健国际交流促进会生殖医学分会委员。担任《中华生殖与避孕杂志》编委。精通日语及英语并多次担任学术会议翻译，以及翻译出版数部日语及英文学术原著。

主译 林莉萍

中科院上海药物研究所 医学博士 研究员

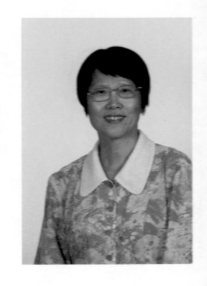

毕业于上海第二医科大学（现上海交通大学医学院），留学日本于大阪大学医学部获医学博士学位，2001 年至今在中科院上海药物研究所工作。从事肿瘤药理学研究和抗肿瘤新药的研发和管理。曾主持完成国家自然科学基金项目、国家"863"计划项目、"重大新药创制"专项项目和上海市科委科技支撑项目。曾获 2007 年上海市自然科学奖一等奖、2014 年度中国科学院科技促进发展奖管理贡献奖。

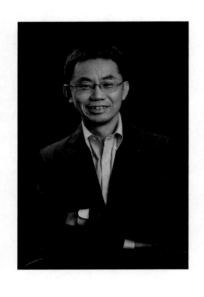

主审（中方）　孙晓溪

医学博士　　主任医师　　博士研究生导师

复旦大学附属妇产科医院妇科内分泌与生殖医学科主任，上海集爱遗传与不育诊疗中心副院长。国家辅助生殖技术管理专家库专家、上海市医学会生殖医学专科分会前任主任委员、上海市医师协会生殖医学医师分会副会长、上海市人类辅助生殖技术专家委员会副主任委员、上海市人类辅助生殖技术质控中心专家委员会委员、上海市女性生殖内分泌相关疾病重点实验室副主任，复旦大学生殖与发育研究院副院长，上海市人类生育力保存中心专家指导委员会委员，上海市社会医疗机构协会妇产科分会常务委员。《生殖医学》《中华生殖与避孕》杂志编委会委员。擅长生殖内分泌疾病、不孕症的诊治，以及辅助生育技术研究。作为课题负责人主持多项国家自然科学基金、上海市科委基金、上海市自然科学基金项目等研究，近5年发表学术论文近50篇，参与出版专著4部。

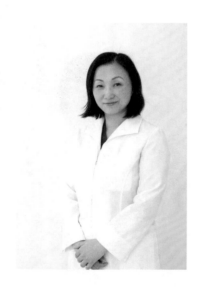

主审（日方）　朱丞华

日本静冈县共立妇产科医院院长　　医学博士　　日本妇产科专门医
圣玛丽安娜医科大学妇产科　　非常勤讲师

毕业于上海交通大学医学院。赴日后在国立东京医科齿科大学获得博士学位后又取得日本医师执照，获得日本妇产科专门医临床执业资格。日本妇产科学会、日本生殖学会、女性内分泌学会会员。主攻女性生殖医学，尤其是卵巢早衰患者的生殖辅助治疗。对于未满40岁的围绝经期患者的不孕治疗有相当的临床经验，同时致力于生育力保存（包括卵子冻存和卵巢组织冻存等）的临床和研究。

出 版 寄 语

恶性肿瘤的传统治疗，一直以来都是只重视对恶性肿瘤本身的治疗，即使牺牲了患者日常生活中的多种需求也要优先进行肿瘤治疗。但是近年来，随着恶性肿瘤治疗观念和技术的全面进步，患者在治疗期间以及治疗后如何保持高质量的生活，进而追求更丰富多彩的人生等观念被广泛认同，也逐渐成为恶性肿瘤幸存者关注的焦点。伴随着这种观念的改变，大多数肿瘤科医师已经认识到现在对于儿童、青春期和年轻恶性肿瘤患者而言，生育力保存疗法是必须考虑的极其重要的课题。

本书基于应对当今时代发展需求，紧密结合最新的医学进展，力图为临床提供最佳医疗方案，为此由日本肿瘤治疗学会牵头，以《儿童、青春期以及年轻恶性肿瘤患者的生育力保存诊疗指南（2017版）》编写工作小组为中心编撰而成。说是"恶性肿瘤"，但其性质和治疗方法各种各样。众所周知，根据恶性肿瘤治疗的需要，由于各种治疗方法的原因导致的性腺功能不全会引起患者生育力丧失。在本指南的编撰过程中日本肿瘤治疗学会作为研究各种肿瘤治疗的学会，集中了各脏器和领域的专家们，拟定了契合各种恶性肿瘤疾病特性的临床疑问（clinical query，CQ），以其高度专业的见解，提供了与日本医疗制度现状相符合的意见和共识。该指南的具体内容对从事有丧失生育力可能疾病治疗工作的医务工作者在日常诊疗工作中能够起到帮助作用。

儿童、青春期以及年轻恶性肿瘤患者的生育力保存治疗，是前瞻性随机对照试验等构建循证证据非常困难的领域。本指南不是基于循证证据，而是基于专家共识来制订的。本指南参照 ASCO 指南、FetiPROTECT 的指南、ISFP 的 Practice Committee Opinion 等海外循证证据，在第 54 届日本肿瘤治疗学会学术年会的会议共识和征求公众意见的基础上，慎重讨论制订而成。同时，书中有关推荐内容的文字和推荐等级，是在编撰工作小组核心成员会议上进行反复讨论，得到所有成员的赞同后再最终决定的。

最后，向以组长青木大辅先生，副组长铃木直先生，统筹委员大须贺穰先生为首的《儿童、青春期以及年轻恶性肿瘤患者的生育力保存诊疗指南（2017版）》编写工作小组的各位同仁，表示衷心的感谢和致敬！同时，衷心希望医务工作者们活学活用本指南，让更多的恶性肿瘤患者深刻认识到，有生育力保存的重要治疗手段存在是人生最大的喜悦，让我们为实现患者心想事成的社会而努力！

日本肿瘤治疗学会

理事长　北川　雄光

2017 年 6 月

致　谢

　　儿童、青春期以及年轻恶性肿瘤患者治疗中的生育力保存问题，无论对患者本人、家属，还是对与其治疗相关的医务工作者来说，其应对方法、想法都是大课题，而日本至今尚无包括各种恶性肿瘤患者生育力保存的相关治疗指南。目前，恶性肿瘤治疗效果有了极大的进步，患者也希望提高治疗期间和治疗后的生活质量，非常期待有这样的指南问世。

　　作为本指南编写工作小组的组长，谨向汇聚一堂，竭尽全力为完成本指南编写工作的各疾病领域的专家们表示衷心的感谢！我们怀着共同的理念，把针对各领域疾病的应对处置方法汇集在这本指南中，不仅对患者和家属，而且对医务工作者都是极其有利的。感谢参加本指南编撰的各位同仁在各种不同的背景和疾病领域中，花费约2年时间，耐心细致地协商，相互理解支持。他们是《儿童、青春期以及年轻恶性肿瘤患者的生育力保存诊疗指南（2017版）》编写工作小组的核心成员；还有女性生殖系统、乳腺、泌尿系统、儿科、血液系统、骨与软组织系统、脑和消化系统的各小组成员；以及加入各小组的生殖领域专科的成员；本学会的恶性肿瘤诊疗指南编撰和修订委员会成员；恶性肿瘤诊疗指南评估委员会成员；协助征集公众意见的各位成员；更有提出意见的学术团体和患者团体的各位成员。以上的成员中，无论缺了谁都不可能完成本指南的制订。在实际撰写该指南的过程中，让我感慨的是各小组间在相互理解的基础上，对每一个字、每一句话都是反复斟酌，从最初的推荐文字内容和推荐等级逐渐汇集成确定共识。非常感谢各位为了形成共识所做的呕心沥血的努力！

　　现在手捧本书的书稿，向对恶性肿瘤治疗和生育力保存寄予厚望的各位成员，再次深表谢意！强烈希望本指南在今后的医疗机构中能得到活学活用，使其成为充实恶性肿瘤治疗和生殖医疗的基础。最后，再向身兼肿瘤科和生殖科专家，废寝忘食地为此做出出色贡献的工作小组副组长铃木直教授致以诚挚谢意！同时，也非常感谢负责协调各疾病小组和文稿编辑的日本肿瘤治疗学会事务局的织田美佐绪、佐藤裕子以及金原出版株式会社的安达友里子！

日本肿瘤治疗学会

《儿童、青春期以及年轻恶性肿瘤患者的生育力保存诊疗指南（2017版）》编写工作小组

组长　青木　大辅

2017年6月

指南编撰者名单

《儿童、青春期以及年轻恶性肿瘤患者的生育力保存诊疗指南(2017版)》编撰工作小组

★同时兼任其他领域的成员，有重复记载

负责领域等	姓 名	工 作 单 位	专 业 领 域
核心成员	青木　大辅	组长，庆应大学医学部妇产科	妇科肿瘤
	铃木　直★	副组长和统筹员，圣玛丽安娜医科大学妇产科	妇科肿瘤，恶性肿瘤和生殖医学
	大须贺　穰	统筹员，东京大学研究生院医学研究科妇产科	女性生殖
	森重　健一郎★	岐阜大学研究生院医学研究科妇产科	妇科肿瘤
	津川　浩一郎★	圣玛丽安娜医科大学乳腺和内分泌外科	乳腺肿瘤
	西山　博之★	筑波大学医学医疗系临床医学肾脏泌尿外科	泌尿系统恶性肿瘤和男性生殖
	细井　创★	京都府立大学研究生院医学研究科儿科	儿童恶性肿瘤
	谷本　光音★	独立行政法人国立医院机构岩国医疗中心	血液肿瘤
	川井　章★	国立癌症研究中心中央医院骨骼软组织肿瘤和康复中心	骨骼软组织肿瘤
	杉山　一彦★	广岛大学附属医院癌症化疗科	脑肿瘤
	朴　成和★	国立癌症研究中心中央医院消化内科	消化系统恶性肿瘤
	米村　雅人	国立癌症研究中心东医院临床研究支持部门	药学
	林　直子	圣路加国际大学研究生院护理研究科	护理
总论	木村　文则★	滋贺医科大学妇产科教研室	女性生殖
	铃木　直★	圣玛丽安娜医科大学妇产科	妇科肿瘤，恶性肿瘤和生殖医学
	高井　泰★	埼玉医科大学综合医疗中心妇产科	女性生殖
	西山　博之★	筑波大学医学医疗系临床医学肾脏泌尿外科	泌尿系统恶性肿瘤和男性生殖
	津川　浩一郎★	圣玛丽安娜医科大学乳腺和内分泌外科	乳腺肿瘤
	中岛　健	国立癌症研究中心中央医院内镜科和基因诊疗部	消化道恶性肿瘤
女性生殖	森重　健一郎★	岐阜大学研究生院医学研究科妇产科	妇科肿瘤
	牛嶋　公生	久留米大学医学部妇产科	妇科肿瘤
	小林　裕明	鹿儿岛大学医学部妇产科	妇科肿瘤
	佐藤　丰实	筑波大学医学医疗系妇产科	妇科肿瘤
	户泽　晃子	圣玛丽安娜医科大学妇产科	妇科肿瘤
	杉本　公平	独协医科大学越谷医院生殖中心	女性生殖
乳腺	津川　浩一郎★	圣玛丽安娜医科大学乳腺和内分泌外科	乳腺肿瘤
	佐治　重衡	公立大学法人福岛县立医科大学肿瘤内科学	乳腺肿瘤
	清水　千佳子	国立癌症研究中心中央医院乳腺和肿瘤内科	乳腺肿瘤
	土屋　恭子	圣玛丽安娜医科大学乳腺和内分泌外科	乳腺肿瘤
	坂东　裕子	筑波大学医学医疗系乳腺内分泌外科	乳腺肿瘤
	桑原　章	德岛大学研究生院医学齿科药学研究部妇产科	女性生殖
	古井　辰郎★	岐阜大学研究生院医学研究科妇产科	女性生殖
泌尿系统	西山　博之★	筑波大学医学医疗系临床医学肾脏泌尿外科	泌尿系统恶性肿瘤和男性生殖
	冈田　弘★	独协医科大学越谷医院泌尿科	泌尿系统恶性肿瘤和男性生殖
	河合　弘二	筑波大学医学医疗系临床医学泌尿外科	泌尿系统恶性肿瘤
	筱原　信雄	北海道大学研究生院医学研究科泌尿外科	泌尿系统恶性肿瘤
	永尾　光一★	东邦大学医疗中心大森医院泌尿科	泌尿系统恶性肿瘤和男性生殖
	北岛　道夫	长崎大学附属医院妇产科	女性生殖
儿科	细井　创★	京都府立大学研究生院医学研究科儿科	儿童恶性肿瘤
	末延　聪一	大分大学医学部儿科，大分儿童急救急诊部门医疗和研究事业	儿童恶性肿瘤
	副岛　俊典	兵库县立癌症中心放疗科	儿童恶性肿瘤和放疗
	宫地　充★	京都府立大学研究生院医学研究科儿科	儿童恶性肿瘤
	三善　阳子★	大阪大学研究生院医学研究科儿科	儿童恶性肿瘤和内分泌
	米田　光宏	大阪市立综合医疗中心儿外科	儿童恶性肿瘤
	木村　文则★	滋贺医科大学妇产科教研室	女性生殖
	堀江　昭史	京都大学医学部附属医院妇产科	女性生殖
	冈田　弘★	独协医科大学越谷医院泌尿科	泌尿系统恶性肿瘤和男性生殖
	永尾　光一★	东邦大学医疗中心大森医院泌尿科	泌尿系统恶性肿瘤和男性生殖

负责领域等	姓　名	工　作　单　位	专　业　领　域
血液系统	谷本　光音★	独立行政法人国立医院机构岩国医疗中心	血液肿瘤
	石田　也寸志	爱媛县立中央医院儿科医疗中心	血液肿瘤
	薄井　纪子	东京慈惠会医科大学附属第三医院输血科	血液肿瘤
	神田　善伸	自治医科大学附属医院/附属埼玉医疗中心血液科	血液肿瘤
	藤井　伸治	冈山大学医院输血科	血液肿瘤
	高井　泰★	埼玉医科大学综合医疗中心妇产科	女性生殖
	原田　美由纪★	东京大学研究生院医学研究科妇产科	女性生殖
	冈田　弘★	独协医科大学越谷医院泌尿科	泌尿系统恶性肿瘤和男性生殖
	永尾　光一★	东邦大学医疗中心大森医院泌尿科	泌尿系统恶性肿瘤和男性生殖
骨骼软骨系统	川井　章★	国立癌症研究中心中央医院骨骼软组织肿瘤和康复科	骨骼软组织肿瘤
	远藤　诚	九州大学骨科	骨骼软组织肿瘤
	中山　若博特	庆应义塾大学医学部骨科	骨骼软组织肿瘤
	星　学	大阪市立大学骨科	骨骼软组织肿瘤
	米本　司	千叶县癌症中心骨科	骨骼软组织肿瘤
	原田　美由纪★	东京大学研究生院医学研究科妇产科	女性生殖
	宫地　充★	京都府立大学研究生院医学研究科儿科	儿童恶性肿瘤
	西山　博之★	筑波大学医学医疗系临床医学肾脏泌尿外科	泌尿系统恶性肿瘤和男性生殖
脑	杉山　一彦★	广岛大学附属医院癌症化疗科	脑肿瘤
	清谷　知贺子	国立研究开发法人国立成育医疗研究中心儿童癌症中心	儿童恶性肿瘤
	三善　阳子★	大阪大学研究生院医学研究科儿科	儿童恶性肿瘤和内分泌
	古井　辰郎★	岐阜大学研究生院医学研究科妇产科	女性生殖
	西山　博之★	筑波大学医学医疗系临床医学肾脏泌尿外科	泌尿系统恶性肿瘤和男性生殖
消化系统	朴　成和★	国立癌症研究中心中央医院消化内科	消化系统恶性肿瘤
	冲田　南都子	国立癌症研究中心中央医院消化内科	消化系统恶性肿瘤
	中岛　健★	国立癌症研究中心中央医院内镜科和遗传诊疗科	消化系统恶性肿瘤
	马场　英司	九州大学研究生院医学研究院九州联合临床肿瘤学教研室	消化系统恶性肿瘤
	武藤　学	京都大学肿瘤药物治疗学教研室	消化系统恶性肿瘤
	菊地　盘	顺天堂大学医学部附属浦安医院妇产科	女性生殖
	冈田　弘★	独协医科大学越谷医院泌尿科	泌尿系统恶性肿瘤和男性生殖
	永尾　光一★	东邦大学医疗中心大森医院泌尿科	泌尿系统恶性肿瘤和男性生殖

恶性肿瘤诊疗指南编撰和修订委员会

负责领域等	姓　名	工　作　单　位
组　长	小寺　泰弘	名古屋大学研究生院医学研究科消化外科
副组长	藤原　俊义	冈山大学研究生院医科齿科药学综合研究科消化外科
组员 专业组员	安部　能成	千叶县立保健医疗大学健康科学部康复学科
	小野　滋	自治医科大学儿外科
	川井　章★	国立癌症研究中心中央医院骨骼软组织肿瘤和康复科
	西山　博之★	筑波大学医学医疗系临床医学肾脏泌尿外科
	明石　定子	昭和大学医学部乳腺外科
	安藤　雄一	名古屋大学医学部附属医院化疗部
	梶山　广明	名古屋大学医学部妇产科
	岛田　英昭	东邦大学医学部外科学教研室
	长岛　文夫	杏林大学医学部内科学肿瘤内科
	室　圭	爱知县癌症中心中央医院药物治疗部
	吉田　雅博	化疗研究会化疗研究所附属医院

恶性肿瘤诊疗指南评估委员会

负责领域等	姓　名	工　作　单　位
组　长	松井　邦彦	熊本大学医学部附属医院区域医疗和综合诊疗实践学捐助教研室
组员 专业组员 外部组员	秋元　哲夫	国立癌症研究中心东医院尖端医疗开发中心质子重离子医学开发部
	冈本　好司	北九州市立八幡医院外科和消化道肝病中心
	冈本　高宏	东京女子医科大学外科学第二教研室
	佐藤　温	弘前大学研究生院医学研究科肿瘤内科
	柴田　浩行	秋田大学研究生院医学研究科临床肿瘤学教研室
	下妻　晃二郎	立命馆大学生命科学部生命医科学科
	高桥　理	圣路加国际大学公共卫生研究生院
	真弓　俊彦	产业医科大学急救医学教研室
	光冨　彻哉	近畿大学医学部外科学教研室呼吸外科部

协助编撰者

女性生殖系统
神尾　真树　　鹿儿岛大学医学部妇产科
志谦　AYUMI　筑波大学医学医疗系妇产科
户上　真一　　鹿儿岛大学医学部妇产科
福田　美香　　鹿儿岛大学医学部妇产科
泌尿系统
小堀　善友　　独协医科大学越谷医院泌尿科
常乐　晃　　　筑波大学医学医疗系临床医学肾脏泌尿外科
宫岛　直人　　北海道大学肾脏泌尿外科
儿科
松本　叶子　　兵库县立癌症中心放疗科
血液系统
大场　理惠　　东京滋惠会医科大学附属第三医院肿瘤和血液内科
菊地　美里　　自治医科大学附属埼玉医疗中心血液科
德田　桐子　　八幡滨市立八幡滨综合医院儿科
消化系统
在田　修二　　九州大学研究生院医学研究院九州联合临床肿瘤学教研室
船越　太郎　　京都大学肿瘤药物治疗学教研室
森由　希子　　京都大学肿瘤药物治疗学教研室

（按五十音图的顺序排名）

CQ 及推荐等级一览表

推荐等级　页码

总论			
CQ1	**对于有生育需求的恶性肿瘤患者，必须提供哪些与生育力保存相关的信息？**		21
	1. 肿瘤科医师最重要的是优先进行恶性肿瘤治疗。	无	
	2. 肿瘤科医师要将恶性肿瘤治疗有引起育龄期患者不孕不育的可能性及其相关信息告知患者。	无	
	3. 患者有生育需求的情况下，肿瘤科医师应尽早向患者介绍生殖专科医师。	无	
	4. 肿瘤科医师应与生殖专科医师进行密切的诊疗联系和协作，考虑患者有无可能进行生育力保存的治疗以及治疗时机。	无	
CQ2	**对于有生育需求的女性恶性肿瘤患者，推荐哪些辅助生殖技术？**		24
	慎重判断指征，如果从安全性上考虑，推荐以下方案（但在日本不能用医疗保险）。		
	1. 有配偶的情况下，推荐胚胎冷冻。	B	
	2. 无配偶的情况下，考虑卵子冷冻保存。	C1	
	3. 无论是否有配偶，卵巢组织冷冻保存虽然尚在研究阶段，但在没有足够时间进行胚胎（受精卵）或者卵子冷冻的情况下，以及青春期前等促排卵困难的情况下，则由有资质实施的医疗机构考虑决定。	C1	
CQ3	**对于有生育需求的男性恶性肿瘤患者，推荐哪些辅助生殖技术？**		29
	慎重判断指征，如果从安全性上考虑，推荐以下方法（但在日本不能用医疗保险）。		
	恶性肿瘤治疗前要进行生育力保存的说明。		
	1. 推荐化疗前进行精子冷冻。	B	
	2. 手术有可能引起勃起射精障碍时，推荐进行保留神经手术。	B	
	恶性肿瘤治疗后要进行生育力保存的说明。		
	1. 化疗后造成无精子症时，考虑睾丸内取精。	C1	
	2. 由垂体促性腺激素分泌不足造成的性腺功能不足时，推荐进行激素补充疗法。	B	
CQ4	**针对遗传性肿瘤患者，应该提供哪些与生育力保存相关的信息？**		34
	1. 根据需要，考虑接受遗传咨询和确定自己意愿时能获得医疗支援。	B	
	2. 日本妇产科学会的意见认为，应告知患者遗传性肿瘤不作为胎儿出生前和胚胎植入前诊断的对象。	B	
	3. 告知患者目前缺乏生育力低下的特异性证据。	C1	
女性生殖系统			
CQ1	**哪些宫颈癌患者有生育力保存治疗的指征？**		43
	1. 鳞状细胞癌和腺癌的患者为主要指征对象。	C1	
	2. 原则上肿瘤直径为 2 cm 以下并局限于子宫颈部的患者。	C1	
CQ2	**针对宫颈癌患者的生育力保存可采取怎样的手术方法？**		46
	1. 进行宫颈锥切术的病例，如果确认无淋巴脉管浸润，以及双侧切缘、颈管内搔刮病理全部阴性的 ⅠA1 期以下时，不需要追加治疗。	C1	
	2. 根据间质浸润程度、脉管侵袭的有无、瘤径大小，考虑进行次广泛宫颈切除术 + 盆腔淋巴结清扫或者根治性宫颈切除术。	C1	
CQ3	**哪些子宫体癌患者有生育力保存治疗的指征（大剂量孕激素疗法）？**		49
	判断为局限于子宫内膜的高分化型（G1）内膜样癌或者子宫内膜不典型增生症的患者。	C1	
CQ4	**哪些卵巢恶性肿瘤患者有生育力保存治疗的指征？**		52
	1. ⅠA 期上皮性恶性肿瘤、ⅠC 期（单侧）非透明细胞癌、G1/2 和 ⅠA 期的透明细胞癌可以考虑。	C1	
	2. Ⅰ～Ⅲ期上皮性交界恶性肿瘤可以考虑。	C1	
	3. Ⅰ～Ⅳ期生殖细胞瘤可以推荐。	B	
	4. ⅠA 期性索间质肿瘤可以考虑。	C1	
CQ5	**卵巢恶性肿瘤患者选择生育力保存可采取哪些手术方式？**		54
	1. 上皮性恶性肿瘤，考虑采取患侧附件切除术 + 大网膜切除术 + 腹腔内细胞诊断 + 盆腔和腹主动脉旁淋巴结清扫（活检）± 对侧卵巢活检 + 腹腔内多点活检。	C1	
	2. 上皮性交界性肿瘤，考虑采取患侧附件切除术 + 大网膜切除术 + 腹腔内细胞诊断 + 腹腔内仔细探查。	C1	
	3. 生殖细胞肿瘤，推荐患侧附件切除术 + 大网膜切除术 + 腹腔内细胞诊断 + 腹腔内仔细探查。	B	
	4. 性索间质肿瘤，考虑采取患侧附件切除术 + 大网膜切除术 + 腹腔内细胞诊断 + 腹腔内仔细探查。	C1	

3

			推荐等级	页码
CQ6	对于血液系统恶性肿瘤患者治疗后的妊娠和分娩,必须提供哪些相关信息?			130
	1. 要向患者说明难以设定一定的标准来判断可能妊娠的时间。		B	
	2. 要向患者说明对于血液系统恶性肿瘤治疗后的妊娠,或者其配偶妊娠时,并不确定伴随治疗出生的婴儿是否会增加先天异常风险的可能性。		B	
	3. 女性有腹部/盆腔放疗经历的情况下,考虑到流产和早产的风险,有必要进行慎重的孕期管理。		B	

骨与软组织系统

			推荐等级	页码
CQ1	哪些骨与软组织恶性肿瘤患者有生育力保存治疗的指征?			140
	需要化疗的盆腔或腹膜后恶性肿瘤等不孕不育风险高的骨与软组织恶性肿瘤患者,在考虑治疗内容和预后的基础上可进行生育力保存。		B	
CQ2	骨与软组织恶性肿瘤患者的生育力保存有哪些方法?			144
	根据性别、青春期前或后适用的方法不同,以下对各种不同的方法给出了推荐等级。			
	1. 化疗可延期 2 周以上的话,有配偶的女性患者推荐胚胎(受精卵)冷冻保存。		B	
	2. 无配偶的青春期以后的女性患者,考虑卵子冷冻保存。		C1	
	3. 无论是否有配偶,卵巢组织冷冻保存虽然尚在研究阶段,但在没有足够的时间实施胚胎(受精卵)或者卵子冷冻保存、青春期前等促排卵困难时,可以考虑在有实施可能的医疗机构进行卵巢组织冷冻。		C1	
	4. 女性患者无论是否在青春期前或后,若有盆腔内的放疗,推荐向照射野外进行卵巢移位术。		B	
	5. 不推荐把 GnRH 激动剂用于生育力保存的目的。		C2	
	6. 青春期后的男孩,推荐精子冷冻保存。		B	
	7. 青春期前的男孩,目前尚无合适的生育力保存方法。		无	
CQ3	骨与软组织恶性肿瘤患者有生育需求时,治疗结束后何时生育或者妊娠合适?			147
	1. 使用有致畸作用的化疗药,考虑要等到体内检测不到化疗药及其代谢产物,或者考虑给予与其相当的避孕时间。		C1	
	2. 男性患者如果有化疗和全身放疗前的冻存精子,根据患者希望的时间即可进行体外受精。		B	
	3. 治疗结束后最初的 2 年,要考虑复发和转移的风险很高。		C1	
CQ4	盆腔骨与软组织恶性肿瘤治疗后,是否有妊娠和分娩的可能?			150
	尽管有各种各样的风险,但骨盆骨与软组织恶性肿瘤治疗后的妊娠和分娩(自然分娩)是可能的。		C1	

脑

			推荐等级	页码
CQ1	脑肿瘤患者的生育力保存有哪些方法?			162
	脑肿瘤患者的生育力保存,根据性别、青春期前或后适用的方法不同,以下记载了各种方法相关的推荐等级。			
	1. 预测病变以及治疗(手术、放疗、化疗等)只累及下丘脑-垂体的功能低下导致不孕高风险时,推荐治疗前进行充分的说明和治疗后的卵巢功能监测,推荐适当的雌-孕激素补充疗法。		B	
	2. 有配偶的女性患者,推荐进行胚胎(受精卵)冷冻保存。		B	
	3. 无配偶的青春期以后的女性患者,考虑进行卵子冷冻保存。		C1	
	4. 无论是否有配偶,卵巢组织冻存虽然尚属于研究阶段,但在没有足够的时间进行胚胎(受精卵)或卵子冷冻时和青春期前等促排卵困难时,可以考虑在有实施可能的医疗机构进行卵巢组织冷冻保存。		C1	
	5. 不推荐把 GnRH 激动剂用于生育力保存的目的。		C2	
	6. 青春期以后的男性患者,推荐进行精子冷冻保存。		B	
	7. 青春期前的男孩,目前尚无可以适用的生育力保存法。		无	
CQ2	如果脑肿瘤患者在治疗开始前提出希望保存生育力时,是否能够接受因实施生育力保存而延迟治疗开始?			164
	在考虑原疾患的治疗时机和患者状态的基础上,希望尽早开始肿瘤治疗。		C1	
CQ3	脑肿瘤患者希望生育时,在治疗结束后何时可以生育或妊娠?			166
	1. 有关有致畸作用的化疗药,考虑要等到体内检测不到化疗药及其代谢产物,或者考虑给予与其相应的避孕时间。		C1	
	2. 至于妊娠的许可,要根据相关诊疗科医师的综合判断来考虑。		C1	

目　录

概述

概 述

目的

为了提高儿童、青春期以及年轻恶性肿瘤患者的生存质量，在肿瘤治疗开始前，将配子（精子或卵子）或性腺取出体外，进行冷冻保存的生育力保存疗法日益受到关注。但是，对于恶性肿瘤患者来说，最优先考虑的是原疾患的治疗，在不推迟治疗原疾患的大原则下再实施生育力保存。由于恶性肿瘤的种类和进展状况，儿童、青春期和年轻恶性肿瘤患者不得不放弃将来的妊娠、生育的状况并不少见。另外，由于肿瘤科医师缺乏生殖医学相关的知识，以及与生殖专科医师的合作不足等原因，在恶性肿瘤治疗开始前，因对患者生育力保存的信息提供不足，使得本可保存的生育力没有被保存的病例时有所闻。

因此，本领域从治疗开始前至治疗后的长期过程中，肿瘤科医师与生殖专科医师的密切配合显得越来越重要。为此，本指南的制订有助于相关医务工作者斟酌在恶性肿瘤治疗开始前是否需要进行生育力保存，以便易于判断是否可以合理使用生育力保存，最终使儿童、青春期和年轻恶性肿瘤患者的生活质量有所提升。

适用的患者

儿童、青春期和年轻恶性肿瘤患者，原则上是 40 岁之前开始治疗的患者。

使用对象

国内从事实体肿瘤和血液肿瘤的诊疗、化疗和放疗的医务工作者，以及从事辅助生殖技术的医务工作者。这里所说的医务工作者，是指医师、护士、药剂师、心理医师、咨询师、肿瘤咨询者、社工等多种职业工作者。

指南的制订过程

关于儿童、青春期和年轻恶性肿瘤患者生育力保存相关的诊疗指南，有美国临床肿瘤学会（American Society of Clinical Oncology，ASCO）的 2006 年指南[1]，2011 年的 FertiPROTEKT（以德语系为中心的肿瘤患者生育力保存相关网络）指南[2]，以及 2012 年的 International Society for Fertility Preservation（ISFP）的 Practice Committee Opinion[3-5]等。ASCO 在 2013 年对 2006 年的指南进行了修订[6]，对引起性腺功能不全的恶性肿瘤治疗分为更详细的 5 阶段分类（2014 年 1 月在网站上的修订）。

被诊断为恶性肿瘤的患者需要自己同时解决出现的各种问题，因此他们被迫在短时间内面临多个选择。一方面，要提升肿瘤幸存者的生活质量（quality of life，QOL），对预测有丧失生育力可能的儿童、青春期和年轻恶性肿瘤患者，有必要重新认识保存生育力的重要性。另一方面，与肿瘤生殖相关的辅助生殖技术的对象为恶性肿瘤患者，关键是首先及时进行肿瘤治疗，有时根据恶性肿瘤的进展状况，不得不放弃生育力保存的患者也有不少。因此，本学会与专长于各种恶性肿瘤相关诊疗的日本肿瘤治疗学会合作，制订了对儿童、青春期和年轻恶性肿瘤患者的生育力保存相关的本指南，作为相关诊疗的共识。

为了让这些准则成为有助于各相关的医务工作者，最终使恶性肿瘤患者获益的指南，我们于 2015 年 11 月成立了制订本指南的工作小组。该工作小组由 52 名成员组成，涵盖女性生殖系统、乳腺、泌尿系统、血液系统、儿科、骨骼软组织系统、脑和消化系统 8 个肿瘤领域外，还有生殖、护理以及药学等各领域专家的支持和参与。其中，组长、副组长、统筹员（肿瘤专科、生殖专科各 1 名）、护理、药剂专科组员以及各领域代表人员(各 1 名)作为核心成员,协调所有领域的工作。本指南制订工作小组成员的名单另行刊载,此外,各成员所属单位的年轻医务工作者承担了收集文献的工作。

另外,本指南的制订得到了日本医疗研究开发机构 2016 年度研究项目"形成保存生殖功能肿瘤治疗法的革新发展的综合平台"(研究负责人:大须贺　穰)的合作和帮助。

同时,本指南设置以各领域为 1 章,然后加上对所有领域的内容进行概述的"总论"共 9 章。此外,从妇科领域的特殊性,"女性生殖系统"一章,主要对支持妊娠相关的内容进行阐述,其他领域的仅限于阐述生育力保存相关的内容。

● 本工作小组召开会议的情况 ●

日　期	会议等	主要协商事项等
2014/4/8	第 6 届理事会	为制订恶性肿瘤治疗的生育力保存相关指南,决定设置负责组织的工作小组
2015/4/3	第 14 届理事会	设置制订本指南的工作小组 名称:儿童、青春期和年轻恶性肿瘤患者的生育力保存相关诊疗指南制订工作小组 构成:组长,副组长以及组员 6 名(乳腺、血液系统、泌尿系统、女性生殖系统、儿科、消化系统各 1 名)
2015/7/29	第 15 届理事会	选定 26 名乳腺、血液系统、泌尿系统、女性生殖系统、儿科、消化系统组员
2015/10/29	第一届工作小组会议	在京都召开的第 53 届日本肿瘤治疗学会第 1 日,确定制订指南的流程,决定协调本工作小组的相关运营方针等
2015/10/30	与日本医学图书馆协会担当成员/副组长的协商	向日本医学图书馆协会(JMLA)提出收集文献的请求,决定工作流程以及日程相关的协议和协议内容
2015/12/25	各领域各自工作	各领域向工作小组提出汇总的临床问题(CQ)
2016/1/16	第 1 次核心成员会议	出席者:正副组长,统筹员,各领域成员及其助手和代理成员,JMLA 诊疗指南工作小组负责成员 CQ 的精确检查,决定制订日程 作为领域成员,增加了脑和骨与软组织系统 2 个领域,同时新设了这 2 个领域的编写小组
2016/1/21~2/24	各领域各自工作	CQ 案例、检索关键词和选出已知的文献 决定各 CQ 初稿执笔负责成员
2016/2/4~2/29	第 2 次核心成员会议(通过 E-mail)	确定先行开始的 6 个领域的 CQ 案例、检索关键词和确认已知的文献(在本会议中,针对有意见的领域,决定对策,核心成员确认对策执行情况。至 2016/3/23)
2016/3/4	各领域各自工作	JMLA 负责成员与各 CQ 负责成员开始文献检索
2016/3/6	副组长与骨骼软组织系统与脑担当成员会议	指南制作流程,确认本工作小组的运作方针
2016/3/22	各领域各自工作	先行各领域开始文献初次筛选,编写初稿(第 1 稿)
2016/4/1~4/5	第 3 次核心成员会议(通过 E-mail)	总论,确定骨与软组织系统、脑领域的 CQ,确认总论、骨与软组织系统的检索关键词和已知文献(在本会议中,针对有意见的领域,决定对策,核心成员确认对策执行情况。至 2016/4/21)
2016/4/8	各领域各自工作	总论,开始检索骨与软组织系统领域的文献
2016/8/27	第 4 次核心成员会议	出席者:正副组长,统筹员,各领域成员及其助手 确认第 1 稿内容
~9/25	各领域各自工作	第 1 稿补充完善
2016/9/8~10/15	各领域各自工作	交叉审稿(概述与总论负责成员间,女性生殖系统—乳腺,泌尿系统—消化系统,儿科—血液系统,骨与软组织系统—脑)
2016/9/20~10/17	各领域各自工作	对应交叉审稿,汇总第 2 稿
2016/10/21	协商共识会议	第 54 届肿瘤治疗学会学术年会:横滨太平洋酒店 确认肿瘤诊疗生育力保存的推进状况 请求各领域负责成员为本指南推荐概要说明和意见
	第 5 次核心成员会议	第 54 届肿瘤治疗学会学术年会:横滨太平洋酒店 协商共识会议上意见的回应,基本决定推荐内容
2016/10/21~2017/1/7	各领域各自工作	在共识会议上的意见以及核心成员会议决议的基础上,汇总第 3 稿
2017/1/7	第 6 次核心成员会议	出席者:正副组长,统筹员,各领域成员及其助手,另外药学、护理专家作为成员加入出席 审阅第 3 稿,确定各推荐内容的推荐等级 确定领域间的整合性

日　期	会议等	主要协商事项等
2017/2/3～6	第 7 次核心成员会议（通过 E-mail）	决定乳腺领域的 CQ3、CQ4 的推荐等级
～2/7	各领域各自工作	在核心成员会议协商的基础上，汇总第 4 稿 另外由副组长调整所有领域的记载格式
2017/2/9	学会内审阅	制订恶性肿瘤诊疗指南并提交给修订委员会
2017/2/14～3/13	收集外部意见	征求公众意见（本学会会员，各关联学会）
2017/2/19	外部评估	由恶性肿瘤诊疗指南评估委员会评估
2017/2/24～5/1	正副组长工作	接受恶性肿瘤诊疗指南评估委员会评估结果通知，制订研讨对策
2017/3/9～3/16	各领域各自工作	初次校对
2017/3/18	统筹会议	出席者：正副组长 根据恶性肿瘤诊疗指南评估委员会的评估结果以及听取本学会会员、关联学会的意见，研讨对策
2017/3/28～4/24	收集外部意见	征求公众意见（癌症患者团体协会）
2017/4/6	第 11 届理事会	指南以及工作小组名称变更 学习本学会制订的诊疗指南的英语名称，作为"Clinical Practice Guidelines"，合并新指南以及 WG 的名称中增加"诊疗"
2017/5/1	正副组长会议	出席者：正副组长 对恶性肿瘤诊疗指南评估委员会的评估结果以及本学会会员、关联学会的意见进行再研讨，研讨患者团体的意见
2017/6/19	第 8 次核心成员会议	出席者：正副组长，统筹组员，各领域成员及其助手，代理委员 确认最终稿

证据的收集与评价

有关儿童、青春期和年轻恶性肿瘤患者的生育力保存证据相关的随机对照试验（randomized controlled trial，RCT）是非常缺乏的，本指南不是基于循证基础，而是从本领域的伦理层面，并且在专家共识的基础上制订的指南。目前的现状，只能在参照海外循证的基础上来制订指南。为此，还参照了本领域唯一的系统性指南——ASCO 指南（2006 年以及 2013 年版）。

1）文献收集

关于文献收集，得到了日本医学图书馆协会的协助。为了检索文献，设定了关键词，原则上检索了从 2006 年至 2015 年 11 月公开发表的文献。这一期间外的文献，若判断为重要的相关文献，由各成员自行决定检索和追加。

2005 年以前的资料，从 ASCO 的指南（2006）[1] 中插入，参考指南、综述以及其他（临床统计等）文献时，会在引用文献中记载。

2）证据水平的分类

证据水平的分类，根据日本医疗等级评价机构（Medical Information Network Distribution Service，Minds）制作的《Minds 诊疗指南编制手册》（2007）[7]，决定参照表 1-1。

● 表 1-1 ● 证据水平的分类

Ⅰ	系统性/综述/随机对照试验的荟萃分析
Ⅱ	根据 1 个以上的随机对照试验
Ⅲ	非随机对照试验
Ⅳa	分析流行病学的研究（队列研究）
Ⅳb	分析流行病学的研究（病例对照研究，横向研究）
Ⅴ	记述研究（病例报告和系列病例）
Ⅵ	不根据患者的数据，由专家委员会和专家个人意见而定

3) 二次参考文献

原则上除了参照以 ASCO 的 2006[1] 以及 2013[6] 年修订的指南以外,还参照了 2011 年的 FertiPROTEKT 的指南[2],以及 2012 年的 ISFP 的 Practice Committee Opinion[3-5]。此外,列举了相关领域不同的各种二次参考文献。

推荐的决定以及推荐的等级

根据各负责成员编写的相关原稿,先在小组内进行审阅,然后由其他小组相互审阅。推荐内容、有关推荐等级的决定,则由核心成员会议在得到全体成员同意后再在讨论的基础上最终决定。

推荐等级的分类(表 1-2)是参照《Minds 诊疗指南编制手册(2007)》,对一部分表述进行了修订。

● 表 1-2 ● 推荐等级的分类

A	具有很强的科学根据,强烈推荐实施
B	有科学根据,推荐实施
C1	尽管没有明确的科学根据,但推荐实施
C2	没有明确的科学根据,不推荐实施
D	有无效或有害的科学根据,不推荐实施

外部意见的收集

在汇总本指南文稿时,正值第 54 届日本肿瘤治疗学会召开学术年会(2016 年 10 月,横滨),会上进行了共识协商会议,提出了主要的推荐事项,请求提出相关意见。基于共识协商会议的意见,在修订的基础上作为工作小组的意见,向本学会以及关联学会、患者团体征求公众意见,再参照获得的公众意见汇总成最终稿。

● 实施期间征求公众意见得到协助的学术团体和患者团体 ●

肿瘤/生殖医学关联学会 (2017/2/14～2017/3/13)
一般社团法人　日本肿瘤护理学会
一般社团法人　日本肿瘤姑息疗法学会
特定非营利活动法人　日本肿瘤/生殖医学学会
一般社团法人　日本血液学会
公益社团法人　日本妇产科学会
日本受精着床学会
一般社团法人　日本消化外科学会
一般社团法人　日本消化疾病学会
公益社团法人　日本儿科学会
特定非营利活动法人　日本儿童肿瘤研究小组(Japan Children's Cancer Group, JCCG)
一般社团法人　日本儿科血液肿瘤学会
一般社团法人　日本儿科内分泌学会
公益社团法人　日本骨科学会
一般社团法人　日本生殖医学会
日本生殖护理学会
一般社团法人　日本骨髓移植学会

肿瘤/生殖医学关联学会 （2017/2/14～2017/3/13）
一般社团法人　日本乳腺癌学会
特定非营利活动法人　日本脑肿瘤学会
一般社团法人　日本泌尿科学会
公益社团法人　日本妇科肿瘤学会
公益社团法人　日本放射性肿瘤学会
公益社团法人　日本临床肿瘤学会
一般社团法人　日本临床肿瘤药学会

（共计 23 个学会）

肿瘤患者团体 （2017/3/28～2017/4/24）
特定非营利活动法人　肿瘤患者支持会　鹿儿岛
特定非营利活动法人　肿瘤患者支持中心
特定非营利活动法人　肿瘤伙伴网　福岛
一般社团法人　日本连合团体
特定非营利活动法人　互助会[α]
睾丸肿瘤患者朋友会

（共计 6 个团体）

指南的外部评估

2017 年 2 月 19 日在召开的第 4 届恶性肿瘤诊疗指南评估委员会上讨论了本指南，对照 *Appraisal of Guidelines for Research & Evaluation Ⅱ*（AGREE Ⅱ）的各项目，重点评估了该指南使用是否方便，是否考虑了包括使用者在内的第三方，对本指南的正确性、信赖性是否能得到确认。针对提出疑问的各事项，在本工作小组协商讨论的基础上，根据恶性肿瘤诊疗指南评估委员会对诊疗流程、外部评价、更新顺序等的评估意见，对指南进行了修改，使本指南的对象更加清晰明了。

今后的课题

本指南以儿童、青春期和年轻恶性肿瘤患者为对象，尽量反映了这些患者的实际情况，但还有尚待今后解决的课题，列举如下。

1）肿瘤和生殖医疗相关的知情同意（儿童、青春期）以及签署知情同意书等的为进行治疗选择的体制建设。

2）对不希望进行生育力保存的患者和无生育力保存指征患者的关怀。

3）为维持和提高在 2012 年以前接受恶性肿瘤治疗幸存者的生活质量所进行的医疗干预。

4）进一步开发和增加肿瘤和生殖医学信息的提供渠道（含对肿瘤幸存者的愈后支持）。

5）研讨国家基金对生育力保存的资助。

6）培养肿瘤和生殖相关的专科医生从业者。

7）肿瘤和生殖医学的技术革新。

目前的现状是全国只有部分地区有向恶性肿瘤患者提供生殖医疗相关信息的肿瘤和生殖医学协作网络（地区差异）、肿瘤科医师与辅助生殖医学专科医师之间的联系不够密切、还没有全面配备充分进行辅助生殖技术的医疗机构（医疗机构间的差异）、辅助生殖技术不能使用医疗保险而使选择辅助生殖技术的恶性肿瘤患者经济负担加重等，这些都是影响、阻碍本指南被推荐实施的主要原因。因此，将来本指南的实施效果有必要研讨通过具体的量化指标(获得孩子的数量)来进行评估。

指南的修订

本工作小组公布指南后,尽可能地收集了儿童、青春期和年轻恶性肿瘤患者的生育力保存相关的最新数据、新开发的肿瘤疗法对生育力保存的有关影响,以及在有新开发的生育力保存方法时,组长会召集修订工作小组(最少一年一次),对指南的内容在网站上进行更新。也会进一步征求公众意见,对指南的内容进行反复确认,每五年进行一次全面修订。

制订指南的经费及独立性

制订本指南的经费,全部在日本肿瘤治疗学会的预算经费中支出。日本肿瘤治疗学会的意见和利益,不影响本指南最终的推荐决定。

利益冲突(Conflict of interest,COI)

参与本指南制订的相关成员,遵循本学会的"肿瘤临床研究的利益冲突相关方针"。各成员的利益冲突状况记载于 http://www.jsco-cpg.jp/item/32/coi.html。

参考文献

[1] Lee SJ,Schover LR,Partridge AH,et al. ASCO Recommendations on Fertility Preservation in Cancer Patients [J]. *J Clin Oncol*. 2006;24(18):2917-2931

[2] Wolff MV,Montag M,Dittrich R,et al. Fertility preservation in women:a practical guide to preservation techniques and therapeutic strategies in breast cancer,Hodgkin's lymphoma and borderline ovarian tumors by the fertility preservation network Ferti-PROTEKT [J]. *Arch Gynecol Obstet*. 2011;284(2):427-435

[3] Kim SS,Donnez J,Barri P,et al. Recommendations for fertility preservation in patients with lymphomas,leukemia,and breast cancer [J]. *J Assist Reprod Genet*. 2012;29(6):465-468

[4] Kirsten,Tryde,Schmidt,et al. Recommendations for fertility preservation in patients with lymphomas [J]. *J Assist Reprod Genet*. 2012;29(6):473-477

[5] Klemp JR,Kim SS. Fertility preservation in young women with breast cancer [J]. *J Assist Reprod Genet*. 2012;29(6):469-472

[6] Loren AW,Mangu PB,Beck LN,et al. Fertility Preservation for Patients With Cancer:ASOCO Clinical Practice Guideline Update [J]. *J Clin Oncol*. 2013;31(19):2500-2510

[7] 福井次矢,等. Minds 诊疗指南编写手册 2007[M]. 东京:医学书院,2007

总 论

---

1. 充分理解和遵守日本妇产科学会《关于有医学指征的卵子、胚胎（受精卵）和卵巢组织冷冻保存的意见》和《关于精子冷冻保存的意见》的原则。〔本章〕
2. 充分理解恶性肿瘤的不同治疗方案对生殖细胞和生育能力的影响。〔本章〕
3. 考虑恶性肿瘤患者的肿瘤和全身状况以及治疗对生殖细胞和生育能力的影响，并考虑生育力保存。〔本章 CQ1〕
4. 充分理解保存性腺功能的方法。〔本章 CQ2、CQ3 等〕
5. 充分理解遗传性恶性肿瘤患者生育能力相关的问题。〔本章 CQ4〕
6. 肿瘤科医师以及与肿瘤诊疗相关的医务工作者有必要与恶性肿瘤患者（以及其家属）进行沟通交流，根据需要介绍生殖医学专科医师，对患者就生育力保存进行指导。〔本章〕

　　随着年轻（包括儿童在内）恶性肿瘤患者的治疗效果改善，恶性肿瘤幸存者（有恶性肿瘤病史者）越来越多。但恶性肿瘤治疗因治疗内容的不同会对患者的生育能力造成负面影响，导致恶性肿瘤幸存者不孕不育和性激素分泌低下等，这些状况逐渐引起重视。由此，以发达国家为中心的对于生殖细胞的保护和保存的活动已经逐步开展。本章对恶性肿瘤患者生育力实施保存必须要考虑的事项进行了阐述，并且本章以及本指南不涉及恶性肿瘤治疗引起生育力受损患者的领养子代问题和提供配子等治疗的相关事宜。

　　1. 日本妇产科学会已在 2014 年 4 月的日本妇产科年会临时总会上认可并接受了"关于有医学指征的卵子、胚胎（受精卵）和卵巢组织冷冻保存的意见"（附 2，本书第 18 页）。其中在序言中阐述如下："对于罹患恶性肿瘤等（以下称原发疾病）的女性，用于治疗原发疾病的外科手术、化疗、放疗引起未孕女性卵巢功能降低，在预测其可能失去生育力的情况下，为了保存生育力，基于女性患者本人的意愿，可以考虑取出、冷冻和保存卵子（以下称本方法）。有必要认识到本方法是作为对治疗原发疾病所致副作用的对策之一的医疗行为，即使患者在接受治疗期间没有生育要求，如果本人希望保存生育力的话，应当作为医疗行为给予认可。但是，本方法的实施由于对原发疾病的预后有影响，被保存的卵子将来是否能让被实施者怀孕，以及怀孕后的安全性等，还有很多不明之处，因此对被实施者应提供充分的信息，由被实施者自己决定，是非常重要的。"同时，关于对被实施患者的阐述如下："本法是在预计到由于原发疾病的治疗会导致卵巢功能降低，通过实施本方法使被实施者的生育力得到保存，与对原发疾病的治疗并无明显不利的患者。"日本妇产科学会的这一意见，于 2016 年 6 月修订扩大至对胚胎（受精卵）的冷冻保存，上述内容保持不变。另外，有关精子的冷冻保存，比这一意见更早于 2007 年 4 月由日本妇产科学会发布了《关于精子冷冻保存的意见》（附 1，本书第 18 页）。其中所述："人类精子的冷冻保存（以下称本方法）已在临床广泛用于人工授精以及体外受精等不孕症的治疗。另一方面，对于恶性肿瘤，随着外科手术、化疗、放疗等的治疗方法的进步已使患者的预后逐渐改善，但这些医学治疗的介入造成生精功能低下的情况也逐渐为人所知。为此，作为确保接受肿瘤治疗的患者将来有可能生育的方法，基于接受治疗患者本人的意愿，在治疗开始前可以进行精子冷冻。"

　　这些意见，是考虑了目前肿瘤和生殖医学相关的医学水平以及伦理问题的趋势而总结的理念，从事本医学领域工作的医务工作者，必须充分理解并遵守本理念。

另外,日本妇产科学会的这些意见全文,附在本章的最后,供从事本医学领域,包括肿瘤治疗在内的医务工作者阅读参考,以充分理解其内容。

2. 基于这些理念,对恶性肿瘤患者实施生殖医疗时,要充分理解不同的恶性肿瘤治疗对性腺功能的影响以及保存生育力方法的相关事项。只有在充分理解这些理念的情况下,才可能根据恶性肿瘤患者的病情给患者提供足够的信息,提供最好的对策,便于患者能够自己做出选择。

恶性肿瘤的治疗有手术治疗、化疗、放疗、激素疗法等方法,由于生殖细胞形成存在性别差异,形成脏器在体内的位置、形成过程、储藏的状态都有差异,因此有必要知道性别以及不同恶性肿瘤治疗的不同影响。有关性别以及不同恶性肿瘤治疗对性腺功能的影响总结如图(图 2-1)。本章不涉及有关恶性肿瘤治疗对子宫的影响。

对于女孩和女性

卵巢、盆腔脏器的手术,即使不联用化疗和放疗的情况下,也有可能造成使卵泡(卵母细胞、颗粒细胞、卵泡膜细胞等的复合体,卵子随着卵泡的成熟而成熟)数量减少、性激素产生能力低下的卵巢功能不全。

化疗可使卵泡发育障碍,大多会造成一过性的停经,但恢复的也多。另外,对卵巢高毒性的环磷酰胺、白消安等烷化剂化疗药,顺铂等铂类化疗药,可使卵子数量减少。随着总使用量的增加,治疗后会提前出现卵子永久消失殆尽、激素分泌能力低下的情况。

卵巢放疗可使卵子数量减少、卵巢功能低下。随着总照射量的增加,会提前出现放疗后卵子永久消失殆尽,激素分泌能力低下。另外,对下丘脑和垂体的照射会造成排卵障碍。

对于男孩和男性

对于睾丸的手术,即使不联用化疗和放疗,也会影响精子的生成、雄激素的产生、精子的运送,有可能造成睾丸功能不全。

环磷酰胺、异环磷酰胺、白消安、甲基苄肼等烷化剂化疗药,可使精原细胞数量减少。随着总使用量的增加,治疗后会提前出现永久的生精功能障碍。

睾丸放疗会使精原细胞数量减少。随着总照射量的增加,治疗后会提前出现永久的生精功能障碍。另外,对下丘脑和垂体的放疗照射,可能会造成生精功能障碍、激素分泌障碍。

对于两者

α-干扰素(INF-α)、酪氨酸激酶抑制剂会诱发甲状腺功能异常。

● 图 2-1 ● 不同性别、不同肿瘤的治疗对性腺功能的影响

下面介绍一下对女性生殖细胞相关的影响。

对于盆腔内脏器的恶性肿瘤,只采取手术切除,不进行化疗和放疗的后续治疗情况下,对卵巢功能影响的相关研究并未见到。但是,即便是良性疾患进行手术后,也可能由于血液循环障碍对卵巢功能造成影响[1],有报道称由于子宫、卵巢的手术,导致 AMH(anti-Müllerian hormone,抗缪勒管激素,作为卵巢贮备能力的指标,与卵巢内的卵子数量相关)水平低下[2]。双侧卵巢切除时,卵巢功能消失。单侧卵巢切除、卵巢部分切除以及这两种手术组合,会减少卵巢组织内的卵子数量。由于这些手术的影响,残留的卵巢组织一般只能代偿一些性腺作用,如果卵巢组织和卵子数量显著减少的情况下,则会造成卵巢功能不全。

抗肿瘤药物中,有明显影响卵母细胞和卵巢功能的,也有几乎不影响的[3]。另外,影响的细胞也有所不同,有直接影响卵巢内卵子的,也有影响颗粒细胞等支持卵子的细胞。颗粒细胞由于细胞分裂活跃,更容易受到多种化疗药的影响,使承担着产生女性激素的成熟卵泡(卵子、颗粒细胞、卵泡膜细胞等的复合物,卵子随卵泡的成熟而成熟)发育障碍。因此,一过性的女性激素的产生减少会造成停经。这些停经是由于化疗的影响,如果主要作用在成熟卵泡,那么在停止化疗后月经大多可以恢复。另外,也有造成治疗期间卵子数量减少,影响卵巢一生功能的药物。有报告显示,这种由化疗造成的停经发生率为 30% ~ 76%[3]。已有介绍不同化疗药的风险分类[4-6],环磷酰胺、白消安等烷化剂,顺铂等的铂类制剂,是导致卵子数量减少的代表性药物[7-15]。这些化疗药,随着总剂量的增加使卵泡数量减少[12]。治疗药物的剂量,会造成治疗后提前出现永久性的卵巢功能不全(卵子消失,性激素分泌能力下降)。有研究正在开发用环磷酰胺的使用量换算,预测烷化剂化疗药的使用剂量对卵巢影响的方法[12]。另外,这些药物的影响,根据接受

治疗的年龄不同而有所不同,年龄越大,发生卵巢功能早衰的可能性越大[3]。

放疗使卵巢内原始卵泡数量减少,不仅是通过直接照射的放射性暴露,而且要考虑散乱的放射性暴露。这样的总暴露量越高,对卵巢的危害越大。有报告称,仅2Gy的照射量就可造成卵巢内的原始卵泡数量减少[13]。而且,出生时20.4Gy,30岁时14.3Gy以上的照射量,就可造成卵巢功能丧失[14]。年龄越大,越容易受到影响,卵巢功能早衰的发生率越高[14-16]。卵巢的放射性照射量与不同性成熟阶段的停经风险已有分类研究[15]。

下丘脑和垂体的放射线照射,是引起促性腺激素分泌功能障碍导致卵巢功能不全的原因。35～40Gy的照射即可引起促性腺激素分泌不全。这样的放疗尽管不会造成卵巢组织的损伤,但损伤了中枢功能而导致卵巢功能丧失[17]。

下面介绍一下对男性生殖细胞的影响。

以睾丸肿瘤为主的睾丸手术治疗,会影响精子生成、男性激素的产生和精子的输送。有报告显示,睾丸恶性肿瘤患者切除单侧睾丸在不进行化疗和放疗的情况下,随访11年,有85％的生育可能,因此考虑对生育没有影响[18]。双侧睾丸切除则不可能产生精子和男性激素。

化疗药物中有明显影响精子生成和睾丸功能的,也有几乎不影响的。有影响的情况,是影响睾丸内的精子形成的源头——精原细胞与它的支持细胞产生男性激素的睾丸间质细胞[19]。由于精原细胞的分裂活跃,要比睾丸间质细胞更容易受到化疗药的影响。因此,化疗结束后,即使有男性雄激素的产生,但也有因精子生成障碍发生无精子症的情况。化疗结束数年后,也有可能恢复精子生成[20]。已有介绍不同化疗药的性腺毒性风险分类[5]。环磷酰胺、异环磷酰胺、白消安、甲基苄肼等的烷化剂以及顺铂等的铂类制剂,可以使精原细胞数量减少[21-26],随着总使用量增加,会造成治疗后提前出现永久性生精功能障碍。

放射治疗影响精原细胞和间质细胞,精原细胞对放疗敏感,化疗同样对激素产生影响,更容易造成精子生成障碍[27]。有报道显示,与健康人相比,21岁以下的患者受到直接或者近旁放疗的,根据随访11年的结果,睾丸接受7.5Gy以上的被暴露量就会造成生育力低下[26]。10cGy、35cGy的照射量,会引起一过性少精症和无精子症[28]。也有2～4Gy以上的照射会造成永久性无精子症的报告[28-30]。已有睾丸的放射性照射量与不同性成熟阶段的无精子症发生风险的分类[15]。

下丘脑和垂体的放射线照射是引起促性腺激素分泌障碍造成睾丸功能不全的原因[31]。35～40Gy的照射可引起促性腺激素分泌不全[32]。

如上所述,不同治疗对生殖细胞、生育力有不同影响,美国临床肿瘤学会(American Society of Clinical Oncology,ASCO)提供了治疗方法、患者以及给药剂量等对生育力的影响因子,对因治疗不同恶性肿瘤导致患者罹患不孕症的高风险、中风险、低风险、超低风险和不明风险人群进行了分类:男女分类一览表的信息见表2-1、表2-2[32]。

另一方面,甲状腺功能是影响生育力的重要因素,肿瘤治疗会对甲状腺功能有所影响,对男女均有影响。α-干扰素(Interferon:INF-α)作用于甲状腺可以高效诱导其自身抗体的产生,从而诱发甲状腺功能异常症[33,34]。另一方面,酪氨酸激酶抑制剂抑制对肿瘤细胞的生长、浸润、转移具有重要作用的酪氨酸激酶,可较高比例诱发甲状腺功能减低症(32％～85％)[33-35]。

3. 理解了抗肿瘤治疗对恶性肿瘤患者的生殖细胞以及生育力的影响,在观察患者病情的基础上,有必要考虑实施生育力保存。这部分内容将在本章CQ1详述(见本书第21～22页)。

4. 有关保护和保存性腺功能,根据生殖细胞在体内残存状态,可使用药物保护或行性腺移位术,还可实施提取出生殖细胞至体外进行生殖细胞冷冻的方法。有关生殖细胞冷冻保存,将在本章CQ2和CQ3中阐述,而有关使用促性激素释放激素(GnRH)激动剂进行保护,则在"各论"的"乳腺"项下详细说明,在此不再赘述。但需要说明的是,提取生殖细胞至体外进行冷冻保存的生育力保存方法是不能享受医疗保险的。截至2017年1月,仅极个别的地区如滋贺县和千叶县泉市,对于提取生殖细胞和冷冻保存等保险适用以外的费用是有补助的。

● 表 2-1 ● 化疗和放疗造成性腺毒性的风险分类（女性）ASCO 2013

(部分修改，网站上 2014 年 1 月有部分修订)

风险	治疗措施	患者以及给药量等的因子	使用适应证
高风险（>70% 的女性治疗后停经）	烷化剂化疗药# + 全身放疗		白血病骨髓移植预处理，淋巴瘤，骨髓瘤，尤文肉瘤，神经母细胞瘤，绒癌
	烷化剂化疗药# + 盆腔照射		肉瘤，卵巢癌
	环磷酰胺总量	5 g/m² (>40 岁) 7.5 g/m² (<20 岁)	多发性恶性肿瘤，乳腺癌，非霍奇金淋巴瘤，骨髓移植预处理
	含甲基苄肼的化疗方案	MOPP## : >3 个疗程 BEACOPP: >6 个疗程	霍奇金淋巴瘤
	含替莫唑胺（TMZ）和苯丁酸氮芥 + 头颅照射的方案		脑肿瘤
	全腹腔或盆腔照射	>6 Gy(成人女性) >10 Gy(青春期后) >15 Gy(青春期前)	肾母细胞瘤，神经母细胞瘤，肉瘤，霍奇金淋巴瘤，卵巢癌
	全身照射		骨髓移植
	头颅照射	>40 Gy	脑肿瘤
中度风险（30%～70% 的女性治疗后停经）	环磷酰胺总量	5 g/m² (30～40 岁)	多发性恶性肿瘤，乳腺癌
	对于乳腺癌的 AC 疗法	4 个疗程 + 紫杉醇/多西他赛紫杉醇（<40 岁）	乳腺癌
	单克隆抗体（贝伐单抗### 等）		结直肠癌，非小细胞肺癌，头颈癌，乳腺癌
	FOLFOX4		结直肠癌
	含顺铂的化疗方案		子宫颈癌
	腹部/盆腔照射	10～15 Gy(青春期前) 5～10 Gy(青春期后)	肾母细胞瘤，神经母细胞瘤，骨髓瘤，脑肿瘤，急性淋巴细胞白血病和非霍奇金淋巴瘤复发
低风险（<30% 的女性治疗后停经）	烷化剂化疗药# 以外、含低水平烷化剂化疗药的方案	ABVD, CHOP, COP, 对白血病的联合用药等	霍奇金淋巴瘤，非霍奇金淋巴瘤，白血病
	含环磷酰胺的乳腺癌化疗方案	CMF, CEF, CAF 等（<30 岁）	乳腺癌
	蒽环类化疗药 + 西他拉宾		急性粒细胞白血病
超低风险，以及无风险（不影响月经）	使用长春新碱的联合用药		白血病，淋巴瘤，乳腺癌，肺癌
	放射性碘		甲状腺癌
风险不明	单克隆抗体（西妥昔单抗，赫赛汀等）		结直肠癌，非小细胞肺癌，头颈部癌，乳腺癌
	酪氨酸激酶抑制剂（厄洛替尼、伊马替尼）		非小细胞肺癌，胰腺癌，慢性粒细胞白血病，消化道间质瘤

http://www.asco.org/sites/www.asco.org/files/fp_data_supplements_012914.pdf

　# 白消安，卡莫斯汀，环磷酰胺，异环磷酰胺，lomustine（日本未上市），美法仑，甲基苄肼等。

　## MOPP 联合用药方案中使用的氮芥（mechlorethamine）未在日本上市。

　### 贝伐单抗：当初 ASCO 2013 指南中，贝伐单抗的风险被定为"不明"。但是由于 NSABP C-08 试验（结肠癌的术后辅助疗法，在化疗基础上加上贝伐单抗的 III 期临床试验）中，mFOLFOX6 + 贝伐单抗组与 mFOLFOX6 组比较，出现具有统计学意义的高发卵巢功能不全（定义：停经 3 个月，FSH 30mU/mL 以上）（RR，14；95% CI 4～53），FDA 2011 年发布公告"针对女性患者使用贝伐单抗前，要告知产生卵巢功能不全的可能性"。（https://www.cancer.gov/about-cancer/treatment/drugs/fda-bevacizumab）。ASCO 在网站上对化疗以及放疗造成性腺毒性的分类于 2013 年进行了修订，其结果对贝伐单抗的风险分类定为"中度风险"。但是发现 mFOLFOX6 + 贝伐单抗组的卵巢功能不全病例有 86.2% 最终都恢复了功能，该试验的受试者中有 70.2% 是 40 岁以上（其中 50 岁以上的占 13.1%）的患者，从试验开始时 6 个月的时间段的评价（卵巢功能不全），在判断"贝伐单抗属于对性腺毒性有中度风险的药物"时需要充分的注意。

　LIVESTRONG 基金会的沃土希望计划（www.livestrong.org/fertilehope）

　基金会不直接或间接地从事医学实践。此处提供的信息既非有意也无意构成医疗建议、诊断或治疗。所提供的任何信息都不应被视为完整的，并且不得用于代替您的医生或其他医疗保健提供者的访问、电话、咨询或建议。在开始新的治疗之前，或对您可能存在的任何有关健康状况的问题，请务必亲自拜访或咨询合格的健康服务提供商。不要因为你在这里读到的东西而忽视或延迟寻求医疗建议。

● 表 2-2 ● 由化疗和放疗造成的性腺毒性风险分类（男性）ASCO 2013

(部分修改,2014 年 1 月在网站上有部分修订)

风险	治疗措施	患者给药量等的因子	使用适应证
高风险(治疗后,长期、永久无精子症)	烷化剂化疗药[#] + 全身放疗		白血病的骨髓移植预处理,淋巴瘤,骨髓瘤,尤文肉瘤,神经母细胞瘤
	烷化剂化疗药[#] + 盆腔和睾丸放疗		肉瘤,睾丸肿瘤
	环磷酰胺总量	$7.5\,g/m^2$	多发性恶性肿瘤和骨髓移植预处理
	含甲基苄肼的化疗方案	MOPP^{##}: >3 个疗程 BEACOPP: >6 个疗程	霍奇金淋巴瘤
	含替莫唑胺(TMZ)和苯丁酸氮芥 + 头颅放疗的方案		脑肿瘤
	睾丸放疗	>2.5 Gy(成人男性) >15 Gy(儿童)	睾丸肿瘤,急性淋巴细胞白血病,非霍奇金淋巴瘤,肉瘤,胚胎肿瘤
	全身放疗		骨髓移植
	头颅放疗	>40 Gy	脑肿瘤
中等风险(治疗后,长期、永久无精子症可能)	含重金属的化疗方案 BEP 顺铂总量 卡铂总量	2~4 个疗程 >400 mg/m² >2 g/m²	睾丸肿瘤
	睾丸弥散性放疗	1~6 Gy	肾母细胞瘤,神经母细胞瘤
低风险(暂时性的生精功能低下)	含有烷化剂[#]以外的化疗方案	ABVD, CHOP, COP, 对白血病的多药联用	霍奇金淋巴瘤,非霍奇金淋巴瘤,白血病
	睾丸放疗	0.2~0.7 Gy	睾丸肿瘤
	蒽环类化疗药 + 西他拉宾		急性粒细胞白血病
超低风险,或无风险(无影响)	含长春新碱的多药联用		白血病,淋巴瘤,肺癌
	放射性碘		甲状腺癌
	弥散性睾丸放疗	<0.2 Gy	多发性恶性肿瘤
风险不明	单克隆抗体(贝伐单抗,西妥昔单抗等)		结直肠癌,非小细胞肺癌,头颈部癌
	酪氨酸激酶抑制剂(厄洛替尼,伊马替尼等)		非小细胞肺癌,胰腺癌,慢性粒细胞白血病,消化道间质瘤

http://www.asco.org/sites/www.asco.org/files/fp_data_supplements_012914.pdf

  # 白消安,卡莫斯汀,环磷酰胺,异环磷酰胺,lomustine(日本未上市),美法仑,甲基苄肼等。

MOPP 联合用药方案中使用的氮芥(mechlorethamine)未在日本上市。

  LIVESTRONG 基金会的沃土希望计划(www.livestrong.org/fertilehope)

  基金会不直接或间接地从事医学实践。此处提供的信息既非有意也无意构成医疗建议、诊断或治疗。所提供的任何信息都不应被视为完整的,也不应被用来代替您的医生或其他医疗保健提供者的访问、电话、咨询或建议。在开始新的治疗之前,或对您可能存在的任何有关健康状况的问题,请务必亲自拜访或咨询合格的健康服务提供商。不要因为你在这里读到的东西而忽视医疗建议或延迟寻求。

    另外,为了冷冻保存卵子和胚胎(受精卵),取卵时可能发生各种并发症。由于通常取卵是在超声引导下经阴道穿刺取卵,有可能造成阴道壁或盆腔内的血管损伤而出血;同时也有可能造成肠管、膀胱等其他脏器损伤。另外,伴随着穿刺引起阴道细菌感染有可能引发盆腔腹膜炎。取卵前的促排卵过程中,由于促排卵药物的使用,有必要注意引发卵巢过度刺激综合征(Ovarian hyperstimulation syndrome,OHSS)和血栓症。

    进行放疗时,必须要实施性腺移位术[36]。卵巢移位术多见用于子宫颈癌患者,不是作为保存生育力的目的,而是为了维持女性雌激素的分泌功能。从保存生育力的观点来看,结直肠癌、恶性淋巴瘤、横纹肌肉瘤、尤文肉瘤等的原发灶,或是转移灶常见于盆腔内的卵巢附近,在治疗时,根据组织类型,放疗剂量需要14~60 Gy,如果照射卵巢的话,会明显引起卵巢内的卵子数量减少[36]。因此,只要患者的状态允许,在进行肿瘤摘除术时,或在行使放疗前,应该考虑进行卵巢移位术。多移位到盆腔外的高位外侧,恶性淋巴瘤等累及大血管周边的淋巴结时,也有报告移位至内侧中心部位的。另外,有必要注意,即使做这种移位处置,也不能保证保留卵巢功能[36]。有人对宫颈癌在实施盆腔照射时,卵巢移位至髂嵴头侧 1.5 cm 以上和低于 1.5 cm 的人群间的血清卵泡刺激素(Follicle stimulating hormone,FSH)数值上升(30 mIU/mL 以上)的患者进行对比研究显示,移位至髂嵴头侧 1.5 cm 以上的卵巢移位人群,其卵巢功能得以保存的患者相对较多,有显著意义(比值比 9.91,置信区间 1.75~56.3),所以要考虑尽可能远离照射部位将卵巢移位固定[37]。

有关睾丸移位术,放疗时为了避免放射性照射,有将一侧睾丸移至对侧阴囊的报告[38]。

5. 由特定基因突变导致发生恶性肿瘤已逐渐清晰,这种突变在亲子之间遗传的遗传性肿瘤越来越受到关注,肿瘤科医师有必要考虑并理解遗传性肿瘤的生育力相关问题。有关遗传性肿瘤患者的生育力问题,将在本章 CQ4 中详细说明(见本书第 34 页)。

6. 必须考虑在患者可以自己做出决定的基础上,尽可能向患者提供最大程度的信息。为此,肿瘤科医师以及与治疗相关的医务工作者,要考虑恶性肿瘤患者的可能生育年龄,甚至在治疗前的儿童期就施行生育力保存,必要时与生殖科专家进行讨论交流[32]。这是 2013 年修订的 ASCO 指南的中心内容。不仅限于医师,与肿瘤治疗相关的所有医务工作者都要对接受恶性肿瘤治疗患者的不孕不育症风险进行评估,与患者(以及其家属,尤其是患者是儿童的情况下)进行充分交谈的基础上,将高风险患者、有生育力保存意愿的患者列出来,向患者推荐介绍进行生育力保存的专家(图 2-2)。患者(及其家属)通过生殖专科医师,获得充分的有关生殖医疗的信息,还要考虑提供充分的时间让其考虑是否接受生殖医疗。已有报道显示,生殖科专家向患者的说明,不管患者是否接受生殖医疗,在随后的随访中都获得了患者的高满意度[39]。另外,一旦患者决定是否接受生殖医疗,不管是哪种选择,只要对恶性肿瘤治疗没有明显的冲突,都必须尊重患者自己的意愿。美国的肿瘤生殖学协会(Oncofertility consortium)也提出同样的理念,与日本妇产科学会的见解一致。对于没有生育需求的患者,也要提供治疗后的内分泌学随访的必要性等相关信息,努力提升恶性肿瘤幸存者的生活质量。

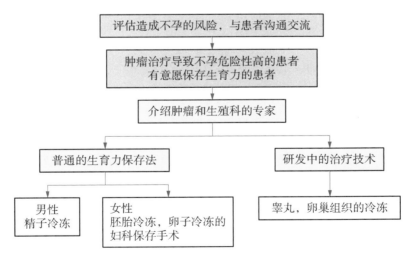

● 图 2-2 ● 恶性肿瘤患者的生育力保存的评估和患者沟通咨询的流程
(ASCO,2013 指南)

(引用文献 32)

如上所述,在考虑恶性肿瘤患者生育力保存方法时,遵守日本妇产科学会的意见,始终注意不同恶性肿瘤治疗对性腺的影响,考虑是否实施生育力保存是很有必要的。同时,有必要了解生殖细胞的保存方法,根据情况介绍生殖专科医师等(妇产科或泌尿科),提供生育力保存的信息,对患者意愿的决定进行辅导。

参考文献

［1］ La Torre R，Montanino-Oliva M，Marchiani E，et al. Ovarian blood flow before and after conservative laparoscopic treatment for endometrioma［J］. *Clin Exp Obstet Gynecol*. 1998;25(1-2)：12-14

［2］ Iwase A，Hirokawa W，Goto M，et al. Serum anti-Müllerian hormone level is a useful marker for evaluating the impact of laparoscopic cystectomy on ovarian reserve［J］. *Fertil Steril*. 2010;94(7)：2846-2849

［3］ Ben-Aharon I，Shalgi R. What lies behind chemotherapy-induced ovarian toxicity? ［J］*Reproduction*. 2012;144(2)：153-163

［4］ Trudgen K，Ayensu-Coker L. Fertility preservation and reproductive health in the pediatric，adolescent，and young adult female cancer patient［J］. *Curr Opin Obstet Gynecol*. 2014;26(5)：372-380

［5］ Lee SJ，Schover LR，Partridge AH，et al. American Society of Clinical Oncology recommendations on fertility preservation in cancer patients［J］. *J Clin Oncol*. 2006;24(18)：2917-2931

［6］ Wallace WH，Anderson RA，Irvine DS. Fertility preservation for young patients with cancer：who is at risk and what can be offered? ［J］*Lancet Oncol*. 2005;6(4)：209-218

［7］ Koyama H，Wada T，Nishizawa J，et al. Cyclophosphamide-induced ovarian failure and its therapeutic significance in patients with breast cancer［J］. *Cancer*. 1977;39(4)：1403-1409

［8］ Rose DP，Davis TE. Ovarian function in patients receiving adjuvant chemotherapy for breast cancer［J］. *Lancet*. 1977;309(8023)：1174-1176

［9］ Warne GL，Fairley KF，Hobbs JB，et al. Cyclophosphamide-induced ovarian failure［J］. *N Engl J Med*. 1973;289(22)：1159-1162

［10］ Bokemeyer C，Schmoll HJ，van Rhee J，et al. Long-term gonadal toxicity after therapy for Hodgkin's and non-Hodgkin's lymphoma［J］. *Ann Hematol*. 1994;68(3)：105-110

［11］ Byrne J，Fears TR，Gail MH，et al. Early menopause in long-term survivors of cancer during adolescence［J］. *Am J Obstet Gynecol*. 1992;166(3)：788-793

［12］ Green DM，Kawashima T，Stovall M，et al. Fertility of female survivors of childhood cancer：a report from the childhood cancer survivor study［J］. *J Clin Oncol*. 2009;27(16)：2677-2685

［13］ Wallace WH，Thomson AB，Kelsey TW. The radiosensitivity of the human oocyte［J］. *Hum Reprod*. 2003;18(1)：117-121

［14］ Wo JY，Viswanathan AN. Impact of radiotherapy on fertility，pregnancy，and neonatal outcomes in female cancer patients［J］. *Int J Radiat Oncol Biol Phys*. 2009;73(5)：1304-1312

［15］ Wallace WH，Thomson AB，Saran F，et al. Predicting age of ovarian failure after radiation to a field that includes the ovaries［J］. *Int J Radiat Oncol Biol Phys*. 2005;62(3)：738-744

［16］ Rodriguez-Wallberg KA，Oktay K. Fertility preservation medicine：options for young adults and children with cancer［J］. *J Pediatr Hematol Oncol*. 2010;32(5)：390-396

［17］ Rappaport R，Brauner R，Czernichow P，et al. Effect of hypothalamic and pituitary irradiation on pubertal development in children with cranial tumors［J］. *J Clin Endocrinol Metab*. 1982;54(6)：1164-1168

［18］ Huddart RA，Norman A，Moynihan C，et al. Fertility gonadal and sexual function in survivors of testicular cancer［J］. *The Journal of Urology*. 2006；175(3)：961-962

［19］ Howell SJ，Radford JA，Ryder WD，et al. Testicular function after cytotoxic chemotherapy：evidence of Leydig cell insufficiency［J］. *J Clin Oncol*. 1999;17(5)：1493-1498

［20］ Howell SJ，Shalet SM. Testicular function following chemotherapy［J］. *Hum Reprod Update*. 2001;7(4)：363-369

［21］ Green DM，Liu W，Kutteh WH，et al. Cumulative alkylating agent exposure and semen parameters in adult survivors of childhood cancer：a report from the St Jude Lifetime Cohort Study［J］. *Lancet Oncol*. 2014;15(11)：1215-1223

［22］ Thomson AB，Campbell AJ，Irvine DC，et al. Semen quality and spermatozoal DNA integrity in survivors of childhood cancer：a case-control study［J］. *Lancet*. 2002;360(9330)：361-367

［23］ Aubier F，Flamant F，Brauner R，et al. Male gonadal function after chemotherapy for solid tumors in childhood［J］. *J Clin Oncol*. 1989;7(3)：304-309

［24］ Williams D，Crofton PM，Levitt G. Does ifosfamide affect gonadal function? ［J］*Pediatr Blood Cancer*. 2010;50(2)：347-351

［25］ Lampe H，Horwich A，Norman A，et al. Fertility after chemotherapy for testicular germ cell cancers ［J］. *J Clin Oncol*. 1997;15(1)：239-245

［26］ Green DM，Kawashima T，Stovall M，et al. Fertility of male survivors of childhood cancer：a report from the Childhood Cancer Survivor Study ［J］. *J Clin Oncol*. 2010;28(2)：332-339

［27］ Shalet SM，Tsatsoulis A，Whitehead E，et al. Vulnerability of the human Leydig cell to radiation damage is dependent upon age ［J］. *J Endocrinol*. 1989;120：161-165

［28］ Ash P. The influence of radiation on fertility in man ［J］. *Br J Radiol*. 1980;53(628)：271-278

［29］ Shalet SM. Effect of irradiation treatment on gonadal function in men treated for germ cell cancer ［J］. *Eur Urol*. 1993;23(1)：148-151

［30］ Kinsella TJ，Trivette G，Rowland J，et al. Long-term follow-up of testicular function following radiation therapy for early-stage Hodgkin's disease ［J］. *J Clin Oncol*. 1989;7(6)：718-724

［31］ Schmiegelow M，Lassen S，Poulsen HS，et al. Gonadal status in male survivors following childhood brain tumors ［J］. *J Clin Endocrinol Metab*. 2001;86(6)：2446-2452

［32］ Loren AW，Mangu PB，Beck LN，et al. Fertility preservation for patients with cancer：American Society of Clinical Oncology clinical practice guideline update ［J］. *J Clin Oncol*. 2013;31(19)：2500-2510

［33］ Gogas H，Ioannovich J，Dafni U，et al. Prognostic significance of autoimmunity during treatment of melanoma with interferon ［J］. *N Engl J Med*. 2006;354(7)：709-718

［34］ Carella C，Mazziotti G，Amato G，et al. Clinical review 169：Interferon-alpha-related thyroid disease：pathophysiogical，epidemiological，and clinical aspects ［J］. *J Clin Endocrinol Metab*. 2004;89(8)：4656-4661

［35］ Funakoshi T，Shimada YJ. Risk of hypothyroidism in patients with cancer treated with sunitinib：a systematic review and meta-analysis ［J］. *Acta Oncol*. 2013;52：691-702

［36］ Irtan S，Orbach D，Helfre S，et al. Ovarian transposition in prepubescent and adolescent girls with cancer ［J］. *Lancet Oncol*. 2013;14(13)：e601－e608

［37］ Hwang JH，Yoo HJ，Park SH. et al. Association between the location of transposed ovary and ovarian function in patients with uterine cervical cancer treated with (postoperative or primary) pelvic radiotherapy ［J］. *Fertil Steril*. 2012;97(6)：1387-1393

［38］ Arango O，Bielsa O，Lorente JA，et al. Hemiscrotectomy with contralateral testicular transposition for scrotal cancer ［J］. *J Urol*. 2002;168(Part 1)：1406-1407

［39］ Letourneau JM，Ebbel EE，Katz PP，et al. Pretreatment fertility counseling and fertility preservation improve quality of lire in reproductive age women with cancer ［J］. *Cancer*. 2012;118(6)：1710-1717

附1 关于精子冷冻保存的意见

日本妇产科学会

人类精子的冷冻保存(以下称为本法)已被广泛应用于人工授精以及体外受精等的不孕症治疗。

而对于恶性肿瘤,随着外科手术、化疗、放疗等的治疗方法的进步,治疗效果得到显著改善,同时由于这些医学介入治疗导致的生精功能低下也逐渐为人所知。因此,接受恶性肿瘤治疗患者的可能保存将来生育力的方法,基于治疗者本人的意愿,可以在治疗开始前实施精子冷冻保存。

然而,在实施本法时需注意以下几点。

如果是成人希望进行精子冷冻保存,必须征得本人的同意才能实施。如果是未成年人希望进行精子冷冻保存,征得本人及其亲属的同意可以实施精子冷冻保存,在其成年时,要确认本人是否有继续冷冻保存的意愿。

使用冷冻保存的精子时,必须确认此时本人存活以及是本人的意愿。

如果本人表明废弃,或者本人已经死亡的情况下,必须销毁冷冻的精子。

不可买卖冷冻保存的精子。

在实施本法时,用书面说明精子冷冻保存的方法以及相关情况、冷冻保存精子的保存时间和销毁、使用冷冻的精子进行辅助生殖治疗相关的预测成功率和副作用等,征得知情同意,知情同意书应妥善保管。

医学介入有可能导致生精功能低下时,罹患疾病的治疗与生精功能低下之间的相关性,有关罹患疾病的治愈率,也需要用书面进行说明。

(2007 年 4 月颁布,理事长:吉村　泰典,伦理委员会委员长:星合　昊)

http://www.jsog.or.jp/about_us/view/html/kaikoku/H19_4_seishitouketsuhozon.html

附2 关于有医学指征的卵子、胚胎(受精卵)和卵巢组织冷冻保存的意见

日本妇产科学会

本学会伦理委员会,因生育力保存的医学指征与通常的辅助生殖治疗的不同,对由 2014 年 4 月制订的包含了胚胎的冷冻、保存的"关于有医学指征的卵子和卵巢组织的获取、冷冻保存的意见",从 2015 年起进行了慎重绵密的协调,充分听取了各界意见后,确定了修订版,于本学会的杂志 68 卷第 4 号予以刊发,并在听取会员意见的基础上,向理事会进行了报告。理事会(第一届理事会,2016 年 6 月 4 日)以及学会总会(2016 年 6 月 25 日)通过了本修订稿,特此通知全体会员。

2016 年 6 月

公益社团法人　日本妇产科学会

理事长:藤井　知行

伦理委员会委员长:苛原　稔

日本妇产科学会(以下称本会)伦理委员会,根据恶性肿瘤等(以下称原疾患)的治疗,从医学上预测可能造成卵巢功能低下时,认可实施获取卵子进行冷冻保存(以下称本法)的必要性,同时请本会会员必须遵守的事项在意见中进行了明示。有配偶的女性希望实施本法时,至此以本会发表的"关于体外受精、胚胎移植的相关意见""关于显微授精的相关意见",以及"关于人类胚胎及卵子冷冻保存和移植的相关意见"为准则,考虑胚胎(受精卵,以下称胚胎)的情况,实施胚胎冷冻保存。但是根据医学指征开始进行胚胎冷冻保存时,作为本会的意见,需要注意与通常的生殖医学机构实施的胚胎冷冻不同,本会会员必须遵守的相关事项公示如下。

本意见期待不仅从医学、伦理、社会上得到认可,也希望本会会员正确理解本意见的目的,同时希望对一般社会人士,其他医务工作者正确理解本意见的目的和医疗内容并有所启示。

再者,有关正在受理备案登记有医学指征的获取卵子以及卵巢组织的冷冻保存的相关机构,希望能基于本意见的实施细则进行重新登记备案。

2016 年 6 月

公益社团法人　日本妇产科学会

理事长:藤井　知行

伦理委员会委员长:苛原　稔

关于有医学指征的卵子、胚胎(受精卵)和卵巢组织冷冻保存的意见

罹患恶性肿瘤等(以下称原疾患)的女性,为了治疗原疾患进行手术、化疗、放疗等措施时,可能引起尚无生育史患者的卵巢功能低下,预计会造成丧失生育力的情况下,作为保存生育力的方法,基于女性本人的意愿,可以考虑进行卵子,或者胚胎/受精卵(以下称胚胎)的冷冻保存。本法是作为治疗原疾患产生的副作用的对策之一实施的医疗行为,即使在接受治疗期间无望生育的情况下,也有必要是在本人意愿的情况下实施的医疗行为。

但是,本法的实施对原疾患预后的影响,被保存的卵子、胚胎将来是否可使被实施者怀孕,以及妊娠的安全性还有很多不明之处,有必要向被实施者提供充足的信息,由被实施者自己决定是非常重要的。

本法是在实施体外受精-胚胎移植、显微授精和卵子或胚胎冷冻保存的前提下,必须遵循日本妇产科学会(以下简称本会)的"关于体外受精和胚胎移植的相关意见""关于显微授精的相关意见"以及"关于人类胚胎以及卵子冷冻保存和移植的相关意见"。当然,本法与通常的辅助生殖技术(ART)不同,包括在医学、伦理、社会各方面,有必要注意如下事项。

[实施对象]

1. 本法是在由于原疾患治疗导致的预计卵巢功能低下,实施本法时被实施者的生育力保存和原疾患的治疗没有明显冲突。

2. 为了把握实施本法对原疾患的影响,实施本法时,需要原疾患主治医师书面提供患者的相应信息,如原疾患的病情、预后等。

3. 实施本法,需要原疾患主治医师和生殖科担当医师共享患者信息,需要用书面记录以下必要事项,向被实施者(被实施者自己意思表达困难时有委托代理人)进行知情告知。

(1)原疾患的治疗与卵巢功能低下的相关性;

(2)原疾患的病情、预后;

(3)本法的实施对原疾患预后可能有的影响;

(4)本法实施的详细过程;

(5)辅助生殖技术(ART)使用所冷冻保存的卵子或者胚胎的详细过程;

(6)冷冻保存的卵子或者胚胎将来使被实施者妊娠的可能性以及妊娠后的安全性;

(7)冷冻的卵子或者胚胎的保存期限和过了允许保存期间的处置;

(8)费用及其他相关事项。

4. 希望实施本法是成人对象的情况下,必须取得本人的书面知情同意后方可实施。希望胚胎冷冻时,需要取得被实施者夫妻双方的书面知情同意书。希望实施本法是未成年人的情况下,需要取得本人及委托代理人的书面知情同意书方可实施,当该实施者长大到成人时,需要向本人确认继续冷冻保存的意愿,本人再次提供书面知情同意。

[实施机构]

5. 本法实施的ART机构,是在本会备案登记的ART(以下简称ART备案机构)机构,而且需要接受实施本法的有关伦理委员会的审查。

6. 本法的实施最好在原疾患治疗机构内有ART备案机构,如果原疾患治疗机构内没有ART备案机构的,也可以在与原疾患治疗机构有协作关系的其他ART备案机构内进行。

7. 实施本法的ART备案机构,最好是有日本生殖医学学会认可的生殖专科常驻医师的机构。

[卵子和胚胎的保存]

8. 所冷冻的卵子,属于提供卵子的被实施者,被实施者可委托该ART备案机构保管冷冻的卵子。另外,冷冻的胚胎属于提供配子的被实施者夫妻双方,被实施者夫妻双方可委托该ART备案机构保管冷冻的胚胎。

9. 卵子的保存期间,该ART备案机构要定期向被实施者(被实施者未成年的情况下,向被实施者和委托代理人双方、被实施者的意愿确认困难时委托代理人)确认有无继续保存的意愿。另外,胚胎的冷冻保存期间,该ART备案机构要定期向被实施者夫妻双方确认有无继续保存的意愿。

10. 被保存的卵子、胚胎,有以下任何情况就要销毁。①被实施者(如果是胚胎,被实施者夫妻双方中任何一人)有销毁意愿表明时。②被实施者超过了生育年龄。③被实施者(如果是胚胎,被实施者夫妻双方中任何一人)死亡时。

11. 冷冻胚胎的保存期间,被实施者夫妻双方,即使双方关系继续存在,也不能超过被取卵女性的生育年龄。

12. 当该ART备案机构不能继续保存卵子或胚胎时,需要及时通知被实施者(胚胎的话,通知被实施者夫妻双方),取得被实施者的同意,再次与原疾患治疗机构一起,向其他ART备案机构就继续保存卵子或胚胎进行协商。

13. 被保存的卵子或者胚胎在 ART 备案机构使用时,需要再次向原疾患主治医师确认获得相应的书面信息,同时依照本会有关"关于体外受精和胚胎移植的相关意见""关于显微授精的相关意见"以及"关于人类胚胎以及卵子冷冻和移植的相关意见"的准则进行。

14. 从冷冻复苏后的卵子获得的胚胎,或者冷冻后复苏的胚胎,移植入被取卵(胚胎)的实施者体内,ART 备案机构每次移植都需要取得被实施者夫妻双方的书面知情同意,并妥善保管书面知情同意书。

15. 卵子或者胚胎的保存机构,原则上需要与使用卵子或胚胎实施 ART 的机构是同一机构。而且,变更实施 ART 机构时,需要再次与原疾患治疗机构一起,取得被实施者的同意才可实施。同时,实施 ART 的机构必须是 ART 备案机构。

［其他］

16. 禁止买卖冷冻保存的卵子、胚胎。

17. 禁止转让冷冻保存的卵子、胚胎。但是,第 18 项规定的情况下除外。

18. 冷冻保存的卵子或胚胎的所有者即被实施者(胚胎的话,被实施者夫妻双方)表明要销毁卵子或者胚胎时,为了有助于生殖医学的发展,按照本会公告的"关于利用人类精子、卵子、胚胎进行研究的相关意见"以及相关法律和国家、省厅指南,必须重新办理必要的手续后才可取用。

19. 本会会员在实施本法时,需要按照所定的规范在本会备案登记并汇报。向本会申请时,需要明确表明卵子、胚胎或卵巢组织中的具体冷冻保存的对象。

关于有医学指征的卵子、胚胎(受精卵)和卵巢组织冷冻保存的意见实施细则

1. 有医学指征的卵巢组织的冷冻保存与卵子、胚胎的情况相同,被认为是本法所含的基本医疗行为,实施卵巢组织冷冻保存的辅助生殖医疗机构,有必要遵循本意见,满足获取卵巢组织等相关的条件。

2. 除了实施通常的生殖医疗工作的辅助生殖医疗机构,作为不孕症治疗进行的胚胎冷冻以外,实施有医学指征的胚胎冷冻保存时,必须进行与本法相关的登记备案申请。

3. 从本意见修订后至 2016 年 12 月末为止的过渡期,其间内未按本法进行备案登记的辅助生殖医疗机构,出现需要进行有医学指征的卵子、胚胎(受精卵)和卵巢组织的冷冻保存病例时,基于本法进行实施的同时,必须在实施后迅速进行(机构、病例)登记备案申请。

4. 通常的辅助生殖治疗中的病例,发现有恶性疾患,在恶性疾患治疗前后进行冷冻胚胎复苏移植时,不作为本意见的对象进行辅助生殖医疗,只作为进行通常的生殖医疗实施辅助生殖技术,希望能按照本意见的准则对必要事项等进行书面说明。

5. 已经在进行"有医学指征的卵子以及卵巢组织的获取和冷冻保存相关的备案登记"的机构,要实施有关医学指征的胚胎冷冻保存有必要向本会进行申告。

6. 机构的备案登记情况,将于 2017 年 1 月以后,依次在本会的网站上进行公示。

（2014 年 4 月实施,理事长　小西　郁生,伦理委员会委员长　苛原　稔）

（2016 年 6 月修订,理事长　藤井　知行,伦理委员会委员长　苛原　稔）

http://www.jsog.org.jp/ethic/mijyuseiranshi_20160625.html

总 论 CQ1

对于有生育需求的恶性肿瘤患者,必须提供哪些与生育力保存相关的信息?

推荐

1. 肿瘤科医师最重要的是优先进行恶性肿瘤的治疗。 **推荐等级** 无

2. 肿瘤科医师要将恶性肿瘤治疗有引起育龄期患者不孕不育的可能性及其相关信息告知患者。 **推荐等级** 无

3. 患者有生育需求的情况下,肿瘤科医师应尽早向患者介绍生殖专科医师。 **推荐等级** 无

4. 肿瘤科医师应与生殖专科医师进行密切的诊疗联系和协作,考虑患者有无可能进行生育力保存的治疗以及治疗时机。 **推荐等级** 无

背景和目的

近年来,随着恶性肿瘤治疗方法和技术的进步,一部分恶性肿瘤患者可以被治愈。同时根据恶性肿瘤治疗的种类,因恶性肿瘤治疗后引起性腺功能不全可造成生育力丧失,对于预后良好的并且将来希望生育的儿童、青春期和年轻恶性肿瘤患者,肿瘤科医师应该考虑恶性肿瘤患者治疗前的生育力保存。但是,考虑到原疾患的进展程度和患者的全身情况,有时由于生育力保存会对原疾患的治疗带来不利影响,或者引起患者病情加重的危险,因此有不得不放弃生育力保存的情况存在。因此,在本 CQ 中,将与肿瘤科医师探讨有关年轻恶性肿瘤患者生育力保存的想法。由于开展妥当的临床试验在伦理上有困难,作为科学依据的高水平证据又不存在,所以在得到了重要事项的共识后,推荐等级就特意定为"无"。

说明

恶性肿瘤治疗对于年轻肿瘤患者的生殖内分泌功能可能会有些不良影响。近年来,随着肿瘤治疗方法和技术的进步,长期生存的恶性肿瘤幸存者不断增加,因此年轻恶性肿瘤患者治疗后的性功能维持和生育力保存已成为重要的关心事项[1-5]。2006 年出版的关于年轻恶性肿瘤患者生育力保存的 ASCO 指南指出:"肿瘤科医师应该在恶性肿瘤治疗前,向患者提供育龄期内可能不孕的相关信息,肿瘤科医师应该恰当判断对有生育需求的患者考虑实施生育力保存方法,向患者介绍生殖专科医师[1]。"但是,现状是很多肿瘤科医师在治疗前并没有向患者告知肿瘤治疗会引起生育力低下的相关信息[1]。通常肿瘤科医师向恶性肿瘤患者往往更重要的是优先提供与患者生命相关并发症的相关信息,而不是恶性肿瘤治疗引起不孕不育的信息。重要的是在向患者提供生育力保存相关的信息时,肿瘤科医师的判断很重要,预计到预定的恶性肿瘤治疗方案会造成患者的性腺功能丧失和生育力丧失时,治疗开始前就应该提供一个场所,尽可能早地与患者就将来的生育力保存开展交谈[1,3,5-7]。同时,年轻恶性肿瘤患者在征得肿瘤科医师的同意下,应该从生殖专科医师那里获得有关生育力保存的具体而且正确的信息[1,3,6,7]。现在,肿瘤治疗前向年轻恶性肿瘤患者提供生育力保存信息,已被列为恶性肿瘤治疗中通常要考虑到的一系列重要事项之一[4]。另外,有必要在预计到对于性腺有影响的恶性肿瘤治疗开始前完成生育力保存[7]。但对于患有复发风险和死亡率高的恶性肿瘤患者,向他们提供生育力丧失相关的信息,从伦理上来说还有讨论的余地[8]。

美国国家综合癌症网络(National Comprehensive Cancer Network，NCCN)的指南中，强调了"生育力保存是 adolescent and young adult(AYA)年龄段(15～39 岁)恶性肿瘤患者癌症治疗的重要诊疗措施的一部分"[9]。该指南进一步指出："有必要对所有恶性肿瘤患者在肿瘤治疗开始前提供生育力保存的信息，医护人员应该对有指征并且有需求的 AYA 年龄段患者，在诊断后 24 小时内向他们介绍生殖医学专科医师和专科医院[9]。"

近年来，尽管对年轻恶性肿瘤患者的生育力保存已经有了相关的指导方针，但还有很多年轻恶性肿瘤患者在治疗开始前对有关生育力保存的信息尚不了解[4,10]。原因是：①肿瘤科医师向患者告知生育力保存相关信息的时间不足；②肿瘤科医师对生育力保存相关的知识不足；③肿瘤科医师不积极对年轻恶性肿瘤患者提供关于生育力及性生活的相关信息；④患者的年龄及配偶的有无；⑤难以从肿瘤科医师那里获得生育力保存的相关信息，肿瘤科医师担心延迟恶性肿瘤治疗开始时间以及不愿意进行给患者造成不安的交谈；⑥患者的预后不良等[4,10,11]。根据对爱尔兰的 94 名肿瘤科医师(临床肿瘤科医师 28 名，血液肿瘤科医师 32 名，乳腺科医师 34 名)进行对年轻恶性肿瘤患者告知生育力保存相关的意识调查，发现肿瘤科医师缺乏辅助生殖医学的相关知识，以及不了解辅助生殖技术的成功率等情况[12]。62%的肿瘤科医师对年轻恶性肿瘤患者的生育力保存相关的指南和指导方针是知道的，日常有 82%的肿瘤科医师会对男性恶性肿瘤患者劝说其保存精子。而对女性恶性肿瘤患者，84%的肿瘤科医师虽然会在治疗开始前与患者进行生育力保存的交谈，但 20%的肿瘤科医师担心由于生育力保存会延迟恶性肿瘤治疗的开始时间。该意识调查的结果显示，由肿瘤科医师对患者提供的有关生育力保存信息不足的原因如下：①担心延迟恶性肿瘤的治疗；②因为预后不良；③从疾患的情况考虑(如激素受体阳性的乳腺癌患者)[12]。另外，根据日本的报告，对日本 843 名乳腺癌专科医师进行针对年轻乳腺癌患者的生育力保存的意识调查结果显示：①复发风险；②与生殖医疗专科医师的联系合作不足；③恶性肿瘤治疗开始前的准备时间不足，成为对年轻乳腺癌患者提供有关生育力保存信息不足的主要原因[13]。

包括肿瘤科医师在内的医护人员，应该对因恶性肿瘤治疗引起生育力丧失风险相关的信息、患者的预后、延迟恶性肿瘤治疗开始导致的风险、将来的妊娠引起肿瘤复发的影响、使用激素造成对肿瘤本身的影响等信息进行充分讨论后再选择治疗方法[3,7]。但是，首先应该优先考虑恶性肿瘤的治疗，其次才是提供与生育力保存相关的信息[4]。例如，化疗延期先行实施生育力保存等，应当避免会影响肿瘤治疗效果的生育力保存[6]。在恶性肿瘤治疗开始前的有限时间内，为了让年轻恶性肿瘤患者自己做出决定，医护人员应该尽最大可能提供有关生育力保存的机会，只要对恶性肿瘤治疗的结果不产生不利影响，同样应该避免延迟恶性肿瘤治疗的开始时间[14]。对于患者自己决定的过程，最重要的还是最优先进行恶性肿瘤的治疗[15]。

二次参考文献

1. ASCO 指南

[1] Lee SJ, Schover LR, Partridge AH, et al. ASCO Recommendations on Fertility Preservation in Cancer Patients [J]. *J Clin Oncol*. 2006;24(18)：2917-2931

[2] Loren AW, Mangu PB, Beck LN, et al. Fertility Preservation for Patients With Cancer：ASOCO Clinical Practice Guideline Update [J]. *J Clin Oncol*. 2013;31(19)：2500-2510

[3] ASCO. Fertility Preservation for Patients with Cancer：American Society of Clinical Oncology Clinical Practice Guideline Update (2013) [EB/OL]. *ASCO Guideline Data Supplement*

2. FertiPROTEKT nework 的方针

Wolff MV, Montag M, Dittrich R, et al. Fertility preservation in women — a practical guide to preservation techniques and therapeutic strategies in breast cancer, Hodgkin's lymphoma and borderline ovarian tumors by the fertility preservation network Ferti-PROTEKT [J]. *Arch Gynecol Obstet*. 2011;284(2)：427-435

3. ISFP 的方针(JARG 杂志)

[1] Kim SS, Donnez J, Barri P, et al. Recommendations for fertility preservation in patients with lymphomas, leukemia, and breast cancer [J]. *J Assist Reprod Genet*. 2012;29(6)：465-468

［2］ Kirsten，Tryde，Schmidt，et al. Recommendations for fertility preservation in patients with lymphomas ［J］. *J Assist Reprod Genet.* 2012;29(6)：473-477

［3］ Klemp JR，Kim SS. Fertility preservation in young women with breast cancer ［J］. *J Assist Reprod Genet.* 2012;29 (6)：469-472

4. NCCN 指南

Coccia PF，Pappo AS，Altman J，Adolescent and Young Adult Oncology. Ver. 2 2014：Featured updates to the NCCN Guidelines ［J］. *J Natl Compr Cancer Netw.* 2014;12(1)：21-32

参考文献

（）：证据水平

［1］ Lee SJ，Schover LR，Partridge AH，et al. ASCO Recommendations on Fertility Preservation in Cancer Patients ［J］. *J Clin Oncol.* 2006;24(18)：2917-2931 （指南）

［2］ Trost LW，Brannigan RE. Oncofertility and the male cancer patient ［J］. *Curr Treat Options Oncol.* 2012;13(2)：146-160 （综述）

［3］ Ethics Committee of American Society for Reproductive Medicine. Fertility preservation and reproduction in patients facing gonadotoxic therapies：a committee opinion ［J］. *Fertil Steril.* 2013;100(5)：1224-1231 （指南）

［4］ Linkeviciute A，Boniolo G，Chiavari L，et al. Fertility preservation in cancer patients：the global framework ［J］. *Cancer Treat Rev.* 2014;40(8)：1019-1027 （综述）

［5］ Anderson RA，Mitchell RT，Kelsey TW，et al. Cancer treatment and gonadal function：experimental and established strategies for fertility preservation in children and young adults ［J］. *Lancet Diabetes Endocrinol.* 2015;3(7)：556-567 （综述）

［6］ Wolff MV，Montag M，Dittrich R，et al. Fertility preservation in women — a practical guide to preservation techniques and therapeutic strategies in breast cancer，Hodgkin's lymphoma and borderline ovarian tumors by the fertility preservation network Ferti-PROTEKT ［J］. *Arch Gynecol Obstet.* 2011;284(2)：427-435 （指南）

［7］ Fertility Preservation for Patients With Cancer. ASOCO Clinical Practice Guideline Update ［J］. *J Clin Oncol.* 2013;31 (19)：2500-2510 （指南）

［8］ Coleman SL，Grothey A. Should oncologist routinely discuss fertility preservation with cancer patients of child bearing age? ［J］ *Mayo Clin Proc.* 2011;86(1)：6-7 （Ⅰ）

［9］ Coccia PF，Pappo AS，Altman J，et al. Adolescent and Young Adult Oncology. Ver. 2 2014：Featured updates to the NCCN Guidelines ［J］. *J Natl Compr Cancer Netw.* 2014;12(1)：21-32 （指南）

［10］ Johnson RH，Kroon L. Optimizing fertility preservation practices for adolescent and young adult cancer patients ［J］. *J Natl Compr Canc Netw.* 2013;11(1)：71-77 （综述）

［11］ Salih SM，Elsarrag SZ，Prange E，et al. Evidence to incorporate inclusive reproductive health measures in guidelines for childhood and adolescent cancer survivors ［J］. *J Pediatr Adolesc Gynecol.* 2015;28(2)：95-101 （Ⅳa）

［12］ Collins IM，Fay L，Kennedy MJ. Strategies for fertility preservation after chemotherapy：awareness among Irish cancer specialists ［J］. *Ir Med J.* 2011;104(1)：6-9 （Ⅳa）

［13］ Shimizu C，Bando H，Kato T，et al. Physicians' knowledge，attitude，and behavior regarding fertility issues for young breast cancer patients：a national survey for breast cancer specialists ［J］. *Breast cancer.* 2013;20(3)：230-240 （Ⅳa）

［14］ Dursun P，Dogan NU，Ayhan A，at al. Oncofertility for gynecologic and non-gynecologic cancers：fertility sparing in young women of reproductive age ［J］. *Crit Rev Oncol Hematol.* 2014;92(3)：258-267 （综述）

［15］ Furui T，Takenaka M，Makino H，et al. an evaluation of the Gifu Model in a trial for a new regional oncofertility network in Japan，focusing on its necessity and effects ［J］. *Reprod Med Biol.* 2016;15(2)：107-113 （Ⅳa）

对于有生育需求的女性恶性肿瘤患者，推荐哪些辅助生殖技术？

推荐

慎重判断指征,如果从安全性上考虑,推荐以下方案(但在日本不能用医疗保险)。

> 1. 有配偶的情况下,推荐胚胎冷冻保存。　　　　　　　　　　　　　　　　**推荐等级** B

> 2. 无配偶的情况下,考虑卵子冷冻保存。　　　　　　　　　　　　　　　　**推荐等级** C1

> 3. 无论是否有配偶,卵巢组织冷冻虽然尚在研究阶段,但在没有足够时间进行胚胎(受精卵)或者卵子冷冻保存的情况下,以及青春期前等促排卵困难的情况下,则由有资质实施的医疗机构考虑决定。
> 　　　　　　　　　　　　　　　　　　　　　　　　　　　　　　　**推荐等级** C1

背景和目的

对不孕症患者进行的辅助生殖技术(assisted reproductive technology,ART),目前已经是安全有效的成熟技术,也是对恶性肿瘤患者进行生育力保存(肿瘤生殖医学)的重要技术之一。但是在肿瘤生殖医学应用辅助生殖技术的场合中,目前缺乏最恰当的促排卵法和涉及对母子影响的相关证据、涉及伦理和社会问题的相关讨论、病例的随访和综合分析,因此重要的是需要制订指南。为此,就目前包括卵巢组织冷冻在内的正在使用中的各种 ART 技术,制订了使用推荐等级。

说明

1. 胚胎(受精卵)冷冻保存

胚胎(受精卵)冷冻保存在 ART 中已经是成熟的、安全有效的技术,作为肿瘤生殖医学中有效的方法之一,得到了美国生殖学会(American Society for Reproductive Medicine,ASRM)[1]、ASCO[2]、国际生育力保存学会(International Society for Fertility Preservation,ISFP)[3]的推荐。不仅是对有配偶的女性,而且在海外也已经开展了对无配偶女性使用捐精者精子形成的胚胎(受精卵)冷冻。从理论上来说,胚胎从冷冻开始时其发育能力可以一直维持,甚至可能半永久性保存,在日本,根据日本妇产科学会的意见[4],要求胚胎冷冻年限是在被实施者夫妻双方的婚姻存续期间,而且是在该取卵女性的生育年龄内。

根据日本妇产科学会近年的统计,1 个保存良好的冷冻胚胎的怀孕率是 30%～35%。另外,最近的荟萃分析显示,冷冻胚胎要比非冷冻胚胎(新鲜胚胎)的妊娠率高[6]。这是因为新鲜胚胎移植至处于促排卵周期的子宫时,子宫内膜的着床容受能力降低所致。即使是单胎妊娠,ART 妊娠的低体重儿出生率也要比自然妊娠的高[7,8]。有报道显示,冷冻胚胎移植后妊娠出生的新生儿体重要高于新鲜胚胎移植妊娠出生的新生儿体重[7,9]。有关胚胎冷冻对新生儿的影响目前尚无明显的有害性报告,但还需要继续跟踪观察。Oktay[10]和他的同事们从 131 例乳腺癌患者取卵后对胚胎进行了冷冻,并对其中的 33 例,实施了 40 个周期共 81 个冷冻胚胎复苏后的移植,18 个周期(相当于移植的 45%)获得 25 个新生儿(相当于每个胚胎31.3%妊娠率)。这一胚胎移植的活产率,与取卵时年龄(35～37 岁)相同的美国一般不孕症患者的成绩相当(38.2%)[10]。根据同一机构的报告,满足标准的 337 例乳腺癌患者中,实施生育力保存(胚胎或者卵子冷冻保存)的 120 例与没有实施生育力保存的 217 例比较,复发率和生存率没有统计学差异[11]。

如上所述,符合肿瘤和生殖医学指征的胚胎冷冻其有效性和安全性的相关证据还非常有限,目前的依据只能参照一般不孕症的现有数据。但是,由于胚胎冷冻的方法其有效性和安全性都已确立,因此推荐等级定为"B"。

2. 卵子冷冻保存

ASRM 查询了与卵子冷冻的相关论文,结果显示用玻璃化冷冻法冷冻的卵子复苏后的受精率和妊娠率与新鲜卵子的相当(后述),使用冷冻后复苏的卵子借助 ART 出生的孩子并没有增加染色体异常、先天性异常和发育不良的风险。卵子冷冻保存已经不再处于临床研究阶段,相关指南已经公布卵子冷冻已经作为有效且安全的临床 ART 技术[12]。指南还指出冷冻卵子是肿瘤生殖医学的有效方法,需要在合适的心理咨询基础上进行。德国等三个国家有 101 个机构组成的名为 Ferti PROTEKT/生殖医疗网络组织,进一步制订了有关卵子冷冻指征的指南[13],英国国立医疗技术评价机构(National Institute for Health and Clinical Excellence,NICE)也公布了卵子冷冻是有用的生殖医学技术的新指南[14]。日本也已经由日本生殖医学会[15]以及日本妇产科学会[16]发布了有医学指征的卵子冷冻和卵巢组织冷冻的指南。

玻璃化冷冻卵子和程序化慢速冷冻卵子这两种方法,前者显示出有统计学意义的良好结果[17]。玻璃化冷冻的卵子与新鲜卵子的 ART 结果比较,随机对照试验(randomized controlled trial,RCT)合并最近的荟萃分析[18]结果均显示前者的受精率和妊娠率可以获得与新鲜卵子相同的结果。冷冻复苏卵子的妊娠率为 4.5%～12%/枚复苏卵子[12]。对新生儿的检测发现,玻璃化冷冻卵子与新鲜卵子出生的新生儿体重、先天异常均无差异[19]。但是,上述报道中的大部分卵子是年轻的卵子捐献者和卵巢储备功能良好的不孕症患者提供的,是否与所有年龄段、不孕症治疗设施以及肿瘤患者提供的卵子相提并论,还需要进一步的研究和讨论。

如上所述,卵子冷冻方法其有效性和安全性都已基本确立,但几乎还没有肿瘤生殖医学方面的卵子冷冻的有效性和安全性相关的证据,所以现阶段只能参照一般不孕症的案例。因此,推荐等级定为"C"。

原则上在有配偶的情况下进行胚胎冷冻,但常有因为各种缘由而无法获取精子的例子,此时可考虑选择有配偶者进行卵子冷冻保存。

3. 卵巢组织冷冻保存

胚胎和卵子的冷冻保存必须使用促排卵药物刺激卵巢排卵,因此有顾虑会延迟恶性肿瘤的及时治疗,再一问题是至多只能得到数个到 20 个左右的受精卵或卵子。而卵巢组织的冷冻,用低创伤性的腹腔镜手术可以提早获取卵巢组织,同时青春期以前的女孩也可进行。尽管卵巢皮质中含有几千个卵母细胞,但并未能充分解决因为组织冷冻、复苏、移植等多环节造成的损失。

程序化慢冻法,即利用程序化冷冻装置,缓慢降温使组织冷冻。至今已有至少 60 例的妊娠、分娩的报告,几乎都是由程序化慢冻法冷冻的[20]。而玻璃化冷冻法则不需要用程序化冷冻装置,可以在短时间内快速完成冷冻有利于临床应用和普及,并已确立作为受精卵以及卵子冷冻的一般方法,但应用于卵巢组织冷冻则较晚。最近,日本报道了玻璃化冷冻法由于在手术室床边,从摘取组织 1 小时以内即可冷冻,目前正在日本广泛普及,从卵巢功能早衰患者体内摘取卵巢组织的冷冻、移植,已经有获得了出生的新生儿的报道[21]。

获取的卵巢组织的使用,现阶段临床应用只限于自身移植,移植后的卵巢卵泡发育重启、卵巢功能恢复通常需要 4～5 个月。同位移植是将组织片移植至残存的卵巢断面或者卵巢近旁的后腹膜处;异位移植是将组织片移植至腹直肌或前腕。异位移植的优点是恶性肿瘤复发时,对于移植手术或移植组织的摘除更为简便;也适用于因放射性照射导致的同位移植困难的患者。至今获得出生的婴儿都是通过同位移植的,但近来也有报道异位移植的卵巢组织通过 ART 获得了出生的婴儿[22]。最近的综述报告了 121 例移植中,有 35 个婴儿出生(28.9%)[23]。

将卵巢组织移植到患者本人体内,也有人指出移植的组织中可能会含有微小残留病灶的肿瘤细胞(minimal residual disease,MRD)。不能说证据还不充分,但至今尚未有再植入导致肿瘤复发的病例报道。如果考虑恶性肿瘤的种类和进展期,能够安全实施卵巢移植的可能性还是比较高的。最近的综述[24]指出,霍奇金淋巴瘤、非霍奇金淋巴瘤、乳腺癌等,是人卵巢组织冷冻的适应证。进行冷冻卵巢组织的复苏、移植时,在向患者充分提供信息的同时,需要预先对移植的卵巢组织进行病理组织检查、免疫组化染色,可能的话进行 PCR(polymerase chain reaction)法检查,以评价有无肿瘤细胞的存在,现阶段被认为是最有效的方法由异种移植 20 周以上观察而定[24]。

综上所述,作为肿瘤生殖医学的卵巢组织冷冻,其有效性和安全性相关的证据非常有限,所以推荐等级定为"C1"。

年轻女性恶性肿瘤患者的生育力保存,有各种方法,现状是各有利弊(表 2-3)。需要向患者充分说明,与男性精子冷冻相比,对身体的负担较大,其生育力保存也是有限的,希望针对每个患者的不同情况进行个体化处理。

● 表 2-3 ● 女性恶性肿瘤患者的生育力保存法

	胚胎冷冻	卵子冷冻	卵巢组织冷冻
适应证	白血病,乳腺癌,淋巴瘤,消化系统肿瘤,妇科肿瘤,恶性黑色素瘤,胚胎瘤,脑瘤,肉瘤等	白血病,乳腺癌,淋巴瘤,消化系统肿瘤,妇科肿瘤,恶性黑色素瘤,胚胎瘤,脑瘤,肉瘤等	乳腺癌,淋巴瘤等(考虑自体移植的情况)
适用年龄*	16～45 岁	16～40 岁	0～40 岁
婚姻	已婚	未婚	未婚,已婚
治疗期间	2～8 周	2～8 周	1～2 周
冷冻法	玻璃化法	玻璃化法	慢冻法,玻璃化法
复苏后存活率	95%～99%	90%以上	90%以上?
分娩例	多数	6000 例以上	60 例以上
特征问题点	每个胚胎的妊娠率为 30%～35%	每个卵子的妊娠率为 4.5%～12%	能够冷冻大量的卵母细胞 微小残存病变的可能性 卵泡的生长发育率差

* 适用年龄根据机构不同而不同。

4. 化疗结束后的妊娠可能时期以及获取卵子和卵巢组织的可能时期

化疗药物对胎儿的致畸作用,常发生于受精后 2～8 周(孕 4～10 周)的器官形成期,尤其是受精后 3～5 周(孕 5～7 周)的敏感期[25]。有关化疗结束后妊娠可能时期的证据非常少,考虑到化疗药物的代谢排泄对胎儿的影响以及化疗结束后马上复发的可能性,一般推荐化疗结束后有 4～6 个月的避孕期[26]。

另外,有研究报道,利用环磷酰胺给药 6 周后的小鼠进行体外受精试验,其受精率、胚胎发育率呈现出具有统计学意义的下降,染色体异常胚胎的发生比例也呈有统计学意义的增加[27]。一般地说,恶性肿瘤幸存者妊娠出生的婴儿其先天性异常没有增加,而流产、早产和低体重儿的增加则时有报道[28]。化疗结束后马上进行取卵和摘取卵巢组织,尽管对胎儿预后影响的依据很少,但有必要在实施时进行充分的说明,谨慎地随访和管理。

二次参考文献

[1] Practice Committee of American Society for Reproductive Medicine. Ovarian tissue cryopreservation: a committee opinion [J]. *Fertil Steril*. 2014;101(5): 1237-1243

[2] Wallace WHB, Kelsey TW. Anderson RA. Fertility preservation in pre-pubertal girls with cancer: the role of ovarian tissue cryopreservation [J]. *Fertil Steril*. 2016;105(1): 6-12

[3] De VOS M, Smitz J, Woodruff TK. Fertility preservation in women with cancer [J]. *Lancet*. 2014;384: 1302-1310

[4] Tournaye H, Dohle GR, Barratt CL. Fertility preservation in men with cancer [J]. *Lancet*. 2014;384: 1295-1301

［5］ Lamoertini M，Del Mastro L，Pescio MC，et al．Cancer and fertility preservation：international recommendations from an expert meeting［J］．*BMC Med*．2016；14(1)：1-16

参考文献
()：证据水平

［1］ Ethics Committee of American Society for Reproductive Medicine．Fertility preservation and reproduction in patients facing gonadotoxic therapies：a committee opinion［J］．*Fertil Steril*．2013；100(5)：1224-1231 （指南）

［2］ Loren AW，Mangu PB，Beck LN，et al．Fertility preservation for patients with cancer：American Society or Clinical Oncology clinical practice guideline update［J］．*J Clin Oncol*．2013；31(19)：2500-2510 （指南）

［3］ ISFP Practice Committee，Kim SS．Donnez I，et al．Recommendations for fertility preservation in patients with lymphoma，leukemia，and breast cancer［J］．*J Assist Reprod Genet*．2012；29(10)：465-468 （指南）

［4］ 日本産科婦人科学会.ヒト胚および卵子の凍結保存と移植に関する見解.*日産婦誌*.2014；66(10)：20 （指南）

［5］ 日本産科婦人科学会.日本産科婦人科学会平成26年度倫理委員会・登録・調査小委員会報告(2013年分の体外受精・胚移植等の臨床実施成績および2015年7月における登録施設名)［J］.*日産婦誌*.2015；67：2077-2121 （其他）

［6］ Roque M，Lattes K，Serra S，et al．Fresh embryo transfer versus frozen embryo transfer in in vitro fertilization cycles：a systematic review and meta-analysis［J］．*Fertil Steril*．2013；99(1)：156-162 （Ⅰ）

［7］ Pinborg A，Wennerholm UB，Romundstad LB，et al．Why do singletons conceived after assisted reproduction perinatal outcome？Systematic review and meta-analysis［J］．*Hum Reprod Update*．2013；19(2)：87-104 （Ⅰ）

［8］ Pandey S，Shetty A，Hamilton M，et al．Obstetric and perinatal outcomes in singleton pregnancies resulting from IVF/ICSI：a systematic review and meta-analysis［J］．*Hum Reprod Update*．2012；18(5)：485-503 （Ⅰ）

［9］ Maheshwari A，Pandey S，Shettv A，et al．Obstetric and perinatal outcomes in singleton pregnancies resulting from the transfer of frozen thawed versus fresh embryos generated through in vitro fertilization treatment：a systematic review and meta-analysis［J］．*Fertil Steril*．2012；98(2)：368-377 （Ⅰ）

［10］ Oktay K，Turan V，Bedoschi G，et al．Fertility Preservation Success Subsequent to Concurrent Aromatase Inhibitor Treatment and Ovarian Stimulation in Women With Breast Cancer［J］．*J Clin Oncol*．2015；33(22)：2424-2429 （Ⅴ）

［11］ KIM J，Turan V，Oktay K．Long-Term Safety of Letrozone and Gonadotropin Stimulation for Fertility Preservation in Women with Breast Cancer［J］．*J Clin Endocrinol Metab*．2016；101(4)：1364-1371 （Ⅲ）

［12］ The Practice Committees of American Society for Reproductive Medicine and the Society for Assisted Reproductive Technology．Mature oocyte cryopreservation：a guideline［J］．*Fertil Steril*．2013；99(1)：37-43 （指南）

［13］ Wolff MV，Montag M，Dittrich R，et al．Fertility preservation in women — a practical guide to preservation techniques and therapeutic strategies in breast cancer．Hodgkin's lymphoma and borderline ovarian tumours by the fertility preservation network FertiPROTEKT［J］．*Arch Gynecol Obstet*．2011；284(2)：427-435 （指南）

［14］ National Institute for Health and Clinical Excellence．Fertility：Assessment and treatment for people with fertility problems［J］．Rcog Press，2013，1(4)：21-28．http：//www．nice．org．uk/guidance/cg156 （指南）

［15］ 日本生殖医学会.医学的適応による未受精卵子ぁるいは卵巣組織の凍結・保存のガイドライン［EB/OL］.2013.http：//www．jsrm．or．jp/guideline-statem/guideline_2013_01.pdf （指南）

［16］ 日本産科婦人科学会.医学的適応による未受精卵子および卵巣組織の採取・凍結・保存に関する見解［EB/OL］.2014.http：//www．jsog．or．jp/ethic/mijyuseiranshi_20140417.html （指南）

［17］ Glujovsky D，Riestra B，Sueldo C，et al．Vitrification versus slow freezing for women under-going oocyte cryopreservation．Cochrane Database［J］．*Syst Rev*．2014；9：CD010047 （Ⅰ）

［18］ Cobo A，Diaz C．Clinical application of oocyte vitrification：a systematic review and meta-analysis of randomized controlled trials［J］．*Fertil Steril*．2011；96(2)：277-285 （Ⅰ）

［19］ Cobo A，Serra V，Garrido N，et al．Obstetric and perinatal outcome of babies born from vitrified oocytes［J］．*Fertil Steril*．2014；102(4)：1006-1015．e4 （Ⅲ）

［20］ Donnez J，Dolmans MM．Ovarian cortex transplantation：60 reported live births brings the success and worldwide expansion of the technique towards routine clinical practice［J］．*J Assist Reprod Genet*．2015；32(8)：1167-1170 （Ⅴ）

［21］ Suzuki N，Yoshioka N，Takae S，et al．Successful fertility preservation following ovarian tissue vitrification in patients with primary ovarian insufficiency［J］．*Hum Reprod*．2015；30(3)：608-615 （Ⅴ）

［22］ Stern CJ，Gook D，Hale LG，et al．Delivery of twins following heterotopic grafting of frozen-thawed ovarian tissue［J］．*Hum Reprod*．2014；29(8)：1828 （Ⅴ）

［23］ Stoop D，Cobo A，Silber S．Fertility preservation for age-related fertility decline［J］．*Lancet*．2014；384(9950)：1311-1319 （Ⅴ）

［24］ Rosendahl M，Greve T，Andersen CY．The safety of transplanting cryopreserved ovarian tissue in cancer patients：a review of the literature [J]. *J Assist Reprod Genet*. 2013;30(1): 11-24 （Ⅴ）

[25] Koren G, Carey N, Gagnon R, et al. Cancer chemotherapy and pregnancy [J]. *J Obstet Gynaecol Can*. 2013;35(3): 263-280 （指南）

[26] Cardoso F, Loibl S, Pagani O, et al. The European Society of Breast Cancer Specialists recommendations for the management of young women with breast cancer [J]. *Eur J Cancer*. 2012;48(18): 3355-3377 （指南）

[27] Barekati Z, Gourabi H, Valojerdi MR, et al. Previous maternal chemotherapy by cyclophosphamide (Cp) causes numerical chromosome abnormalities in preimplantation mouse embryos [J]. *Reprod Toxicol*. 2008;26(3-4): 278-281 （Ⅴ）

[28] Landa A, Kuller J, Rhee E. Perinatal Considerations in Women With Previous Diagnosis of Cancer [J]. *Obstet Gynecol Surv*. 2015;70(12): 765-772 （Ⅵ）

总论 CQ3

对于有生育需求的男性恶性肿瘤患者,推荐哪些辅助生殖技术?

推荐

慎重判断指征,如果从安全性上考虑,推荐以下方法(但在日本不能用医疗保险)。

恶性肿瘤治疗前要进行生育力保存的说明

1. 推荐化疗前进行精子冷冻。 | **推荐等级 B**

2. 手术有可能引起勃起射精障碍时,推荐进行保留神经手术。 | **推荐等级 B**

恶性肿瘤治疗后要进行生育力保存的说明

1. 化疗后造成无精子症时,考虑睾丸内取精术。 | **推荐等级 C1**

2. 由垂体促性腺激素分泌不足造成的性腺功能不足时,推荐进行激素补充疗法。 | **推荐等级 B**

背景和目的

对于不孕不育症患者进行的辅助生殖技术(assisted reproductive technology,ART),目前已经是安全有效的成熟技术了,也是对恶性肿瘤患者进行生育力保存(肿瘤生殖医学)的重要技术之一。男性恶性肿瘤患者在癌症治疗时出现不育的原因,除了化疗引起的生精功能障碍以外,还有下丘脑-垂体-性腺轴内分泌障碍伴随的生精功能障碍或勃起射精障碍;进行下腹神经丛操作的外科手术会伴有因神经障碍引起的勃起射精障碍;睾丸和前列腺在内的男性生殖器官的摘除等。另外,有报道显示,即使由于肿瘤治疗引起一过性无精子症,也有将来生精功能自然恢复直至生育孩子的案例,以及借助睾丸内取精术-体外受精生育孩子的病例。因此,本部分就目前使用中的各种生育力保存方法制订了推荐等级。

说明

本指南是以儿童、青春期以及年轻恶性肿瘤患者为对象的。要注意的是,在男性的情况下,根据女性伴侣的年龄,即使40岁以上也要进行生育力保存的说明。以下,就男性恶性肿瘤患者,在癌症治疗前以及治疗结束后需要说明的相关生育力保存方法,进行逐一概述(参照第30页图2-3、第32页图2-4)。

1. 恶性肿瘤治疗开始前需要说明的生育力保存方法

1-1 化疗前精子冷冻

作为治疗不育的精子冷冻技术,自开发以来,已经经过了数十年的时间,早已确立了其有效性、安全性。这一技术也应用于男性恶性肿瘤患者的生育力保存。实施化疗和双侧睾丸摘除术,会导致高风险无精子症的男性恶性肿瘤患者有生育需求时无精可用,所以推荐治疗前精子冷冻[1,2]。日本不孕不育学会于2003年(当时)发表了"医源性导致的男性生精功能低下的精子冷冻"为题的见解指南意见,其中阐述了"恶性肿瘤治疗等引起生精功能低下可能的情况下,可以进行精子冷冻"。2006年日本生殖医学学会也以"有

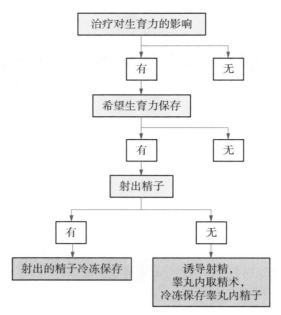

```
          治疗对生育力的影响

          ┌──────┐   ┌──────┐
          │  有  │   │  无  │
          └──────┘   └──────┘

          希望生育力保存

          ┌──────┐   ┌──────┐
          │  有  │   │  无  │
          └──────┘   └──────┘

            射出精子

     ┌──────┐          ┌──────┐
     │  有  │          │  无  │
     └──────┘          └──────┘

  ┌──────────────┐   ┌──────────────┐
  │ 射出的精子冷冻保存 │   │   诱导射精,   │
  └──────────────┘   │ 睾丸内取精术,  │
                     │ 冷冻保存睾丸内精子 │
                     └──────────────┘
```

● 图 2-3 ● 男性恶性肿瘤患者治疗开始前生育力保存的流程

关精子冷冻"为题提出了有关知情同意书、冷冻保存的期限、保存责任、费用负担的建议意见。另外,日本肿瘤治疗学会也在与日本妇产科学会以及日本泌尿科学会沟通的基础上,于2004年发表了有关恶性肿瘤治疗前患者的配子冷冻的伦理委员会的指南意见(日本肿瘤治疗学会网站:http://www.jsco.or.jp/jpn/index/page/id/1356)。其中规定在配子冷冻时,肿瘤科医师必须向生殖专科医师提供必要的、充分的信息,并将冷冻对象定义为"因恶性肿瘤治疗后除了冷冻保存以外的医疗措施不能使其怀孕者"。

取精的方法,一般使用手淫方式进行精液采取,但有不少患者会因恶性肿瘤引起生精功能低下。对于无法通过手淫进行精液采集的患者,可以通过逆行射精找出膀胱内的精子;也可以通过电刺激-震动方法诱导射精获取精子。对于射出的精液中无精子(无精子症)的患者,已知有通过睾丸穿刺取精术(oncological testicular sperm extraction,onco-TESE)的方法获取精子(图2-3)。但是,在日本男性恶性肿瘤患者为了精子冷冻,取精的方法除了手淫取精法以外,其他方法并未普及,如果可能希望掌握世界各地所用的取精方法[3]。

有关从男性恶性肿瘤患者采集的冷冻保存精子的数据,已经有11 798例的系统性综述[4]报道。在这个报告中,精子利用率低至8%(95% CI:8%～9%),被利用的精子产出的出生婴儿获得率为49%(95% CI:44%～53%)。实施精子冷冻的患者中,尽管获得出生的婴儿非常少,但放弃率低至16%(95% CI:15%～17%),从观察期限和利用率呈现出有统计学意义的正相关来看,可以推测今后的利用率将可能会越来越高。使用冷冻精子进行辅助生殖治疗,有向宫腔内注入精液的人工授精法(intra-uterine insemination,IUI)、在培养液中使精子和卵子结合的体外受精法(*in vitro* fertilization,IVF)以及利用冷冻的精子复苏后向卵子内显微注入精子的显微授精法(intracytoplasmic sperm injection,ICSI)。ICSI要比IUI和IVF法获得更多的活产婴儿[5,6],因此,近年来优先实施ICSI的机构更多。如前述的系统性综述,先天性异常发生率为4%(95% CI:1%～11%)。综上所述,作为肿瘤生殖医学的精子冷冻的有效性和安全性的相关证据已经确定。而另一方面,化疗开始后采集的精子其安全性则尚未确定,对于化疗开始后的男性,有关实施精子冷冻的利与弊,尚未达成一致意见。

1-2 青春期前男孩治疗开始前的睾丸冷冻

青春期以后的男性患者如前所述已经确立对射出的精子进行冷冻。青春期前的男孩,试图进行睾丸组织冷冻,仅有获得睾丸组织内精子(spermatozoa)和精子细胞(spermatid)的部分病例得到了出生婴儿。

对于得不到精子和精子细胞的未成熟睾丸,使用使精子分化和诱导的各种方法都在试验中,至今尚未确立促进人类精子成熟的有效方法[7,8]。

1-3 勃起功能障碍患者的生育力保存方法

从生育力的观点来看,睾丸癌在后腹膜淋巴结清扫术后的逆行性射精,以及消化道恶性肿瘤在结直肠癌根治术时损伤下腹神经丛引起的勃起射精障碍,是影响生育力的重要原因。为了避免这些神经损伤,可能的情况下推荐进行保留神经手术。但从手术根治性的观点来看,也有不适合进行保留神经手术的情况。如果造成术后勃起射精障碍时,可以通过睾丸内取精术来回收精子冷冻。另外,逆行性射精时,可以使用从膀胱尿液内找取精子来进行冷冻[9]。

2. 恶性肿瘤治疗结束后需要说明的生育力保存方法

2-1 化疗后无精子症:行显微镜下睾丸内取精术

化疗后引起生精功能障碍的风险,会因使用的化疗药种类和用药量的不同而不同。有些生精功能障碍也会随着时间得以恢复。因此,男性恶性肿瘤患者在治疗后有生育需求的,首先推荐进行精液检查。儿童恶性肿瘤的队列研究显示,经过化疗等治疗的患者成为父亲时,未观察到其后代有先天性异常风险的升高[10]。为此,根据精液检查的结果,可采取与一般不育症相同的经验进行治疗。有报道提示:即使持续存在无精子症时,也可以通过显微镜下睾丸内取精术获取精子[11]。取精的成功率根据原疾患和治疗内容不同而不同。睾丸内获取的精子可利用 ICSI 技术生孩子。

2-2 促性腺激素分泌低下引起的性腺功能低下:行激素补充疗法

由于放疗照射头部引起的垂体功能障碍,会造成性腺内分泌障碍伴随生精功能障碍的晚期并发症。针对青春期前的男性患者,为了促进第二性征发育采用激素补充疗法,给予雄激素和 hCG(human chorionic gonadotropin),但用这些方法来获得生精功能很困难。将来希望生育时,推荐使用 hCG/rFSH (recombinant follicle stimulating hormone)疗法[12]。

2-3 勃起、射精障碍:治疗方法

针对勃起障碍,除了以磷酸二酯酶Ⅴ型(PDE5)抑制剂为主的药物治疗以外,还有阴茎海绵体内注射、负压式勃起辅助器、前列腺素等治疗法(图 2-4)[13]。针对射精障碍,欧美的指南记载是采用拟交感神经药,但有效性有限,在日本并未普及。对于逆行性射精,在日本以阿莫沙平(amoxapine,日本未上市)等为主的三环系抗抑郁药显示有效性的报道时有所见[14]。但是需要注意的是拟交感神经药以及三环系抗抑郁药都不能使用医疗保险。

3. 化疗结束后的妊娠可能时期以及冷冻保存用精子的采集可能时期

如上所述,在有生育力保存愿望的情况下,男性的第一选择为精子冷冻保存。只要病情允许,希望尽早在治疗开始前进行精子冷冻保存。但是,由于病情的发展,有治疗开始前不能实施精子冷冻保存的情况。这时,希望尽可能在疗程少的时候,或者高风险治疗开始前就对再次精子冷冻保存的适用情况进行讨论。但是,化疗开始后取精的安全性尚不确定,由于有关针对化疗开始后的男性进行精子冷冻保存的是非判断,还没有得到一致的结论,所以在实施时,有必要进行充分的说明和慎重的随访和管理。

在使用对胎儿有致畸作用的化疗药物时,精液中残留的药物经性交传入孕早期的女性体内,女性体内残存的药物有导致胎儿畸形的危险。为此,使用已经被证明有致畸作用药物进行的临床试验,提示在男性患者的情况下,推荐从化疗最后一次用药,经过药物的半衰期的 5 倍时间,再加上 3 个月的时间进行避孕[15,16]。一般的临床情况下,对有关化疗结束后的男性患者,还是希望其进行一定时间的避孕,而有关避孕时间的长短,现状是尚缺乏明确的证据作为依据。

二次参考文献

[1] Practice Committee of American Society for Reproductive Medicine. Ovarian tissue cryopreservation:a committee

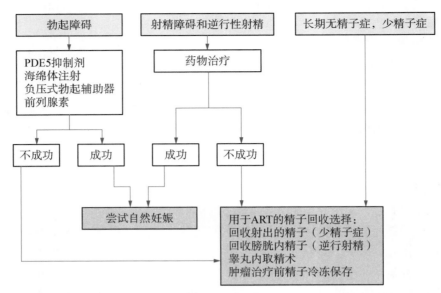

●图 2-4 ●治疗开始前的男性恶性肿瘤患者的生育力保存流程

［Magelssen H，et al．The effects of cancer and cancer treatments on male reproductive function［J］．*Nat Clin Pract Urol*．2006;3(6)：312-322］

opinion［J］．*Fertil Steril*．2014;101(5)：1237-1243

［2］Tournaye H，Dohle GR，Barratt CL．Fertility preservation in men with cancer［J］．*Lancet*．2014;384(9950)：1295-1301

［3］Lambertini M，Del Mastro L，Pescio MC，et al．Cancer and fertility preservation：International recommendations from an expert meeting［J］．*BMC Med*．2016;14(1)：1-16

参考文献

()：证据水平

［1］Lee SJ，Schover LR，Partridge AH，et al．ASCO Recommendations on Fertility Preservation in Cancer Patients［J］．*J Clin Oncol*．2006;24(18)：2917-2931　　　　　　　　　　　　　　　　　　　　　　　　（指南）

［2］Levine J，Canada A，Stern CJ．Fertility preservation in adolescents and young adults with cancer［J］．*J Clin Oncol*．2010;28(32)：4831-4841　　　　　　　　　　　　　　　　　　　　　　　　　　　　（综述）

［3］西山博之，宗田武，市岡健太郎，他．長期精子凍結保存の実施状況に関する全国アンケート調査［J］．*泌尿器科紀要*．2008;54(12)：593-598　　　　　　　　　　　　　　　　　　　　　　　　　　　　　　（Ⅳb）

［4］Ferrari S，Paffoni A，Filippi F，et al．Sperm cryopreservation and reproductive outcome in male cancer patients：a systematic review．*Reprod Biomed Online*．2016;33：29-38　　　　　　　　　　　　　　　　　　（综述）

［5］Van Casteren NJ，Van Santbrink EJ，Van Inzen W，et al．Use rate and assisted reproduction technologies outcome of cryopreserved semen from 629 cancer patients［J］．*Fertil Steril*．2008;90(6)：2245-2250　　　　　（Ⅳa）

［6］Agarwal A，Ranganathan P，Kattal N，et al．Fertility after cancer：a prospective review of assisted reproductive outcome with banked semen specimens［J］．*Fertil Steril*．2004;81(2)：342-348　　　　　　　　　（Ⅳa）

［7］横西哲広，小川毅彦．精巣組織の凍結保存小児がん患者の妊孕能保存の試み［J］．*日本小児泌尿器科学会雑誌*．2015;24：4-8　　　　　　　　　　　　　　　　　　　　　　　　　　　　　　　　　　　　　　　（综述）

［8］Picton HM．Wyns C，Anderson RA，et al．A European perspective on testicular tissue cryopreservation for fertility preservation in prepubertal and adolescent boys［J］．*Hum Reprod*．2015;30(11)：2463-2475　　　（综述）

［9］Saito K，Kinoshita Y，Yumura Y，et al．Successful pregnancy with sperm retrieved from the bladder after the introduction of a low-electrolyte solution for retrograde ejaculation［J］．*Fertil Steril*．1998;69(6)：1149-1151　（Ⅳb）

［10］Chow EJ，Kamineni A，Daling JR，et al．Reproductive outcomes in male childhood cancer survivors：a linked cancer-birth registry analysis［J］．*Arch Pediatr Adolesc Med*．2009；163(10)：887-894　　　　　　　　　（Ⅳa）

［11］Shin T，Kobayashi T，Shimomura Y，et al．Microdissection testicular sperm extraction in Japanese patients with persistent azoospermia after chemotherapy［J］．*Int J Clin Oncol*．2016;21(6)：1167-1171　　　　　　（Ⅳa）

［12］Rohayem J．Hauffa BP．Zacharin M，et al．Testicular growth and spermatogenesis：new goals for pubertal hormone replacement in boys with hypogonadotropic hypogonadism? — a multicentre prospective study of hCG/rFSH treatment outcomes during adolescence [J]. *Clin Endocrinol* (*Oxf*). 2017;86(1): 75-87　　　　　　　　　　　　　　　　　（Ⅳa）

［13］日本性機能学会編.ED 診療ガイドライン 2012 年版[ED/OL].リッチヒルメデイカル.東京.2012　　　　　（指南）

［14］天野俊康.射精障害と男性不妊症-特に膣内射精障害についてー[J].*泌尿器外科*.2013;26：1357-1362　　　（Ⅳb）

［15］Stewart J. Breslin WJ. Beyer BK，et al. Birth Control in Clinical Trials：Industry Survey of Current Use Practices，Governance，and Monitoring [J]. *Ther Innov Regul Sci*. 2016;50(2)：155-168　　　　　　　　　（指南）

［16］U. S. Department of Health and Human Services Food and Drug Administration Center for Drug Evaluation and Research (CDER). Assessment of Male-Mediated Developmental Risk for Pharmaceuticals Guidance for Industry [EB/OL]. 2015-06-11. http：//www. fda. gov/Drugs/GuidanceComplianceRegulatory Information/Guidances/default. htm　　（Ⅴ）

总论

针对遗传性肿瘤患者,应该提供哪些与生育力保存相关的信息?

推荐

1. 根据需要,考虑接受遗传咨询和确定自己意愿时能获得医疗支援。　　**推荐等级 B**

2. 日本妇产科学会的意见认为,应告知患者遗传性肿瘤不作为胎儿出生前和胚胎植入前诊断的对象。　　**推荐等级 B**

3. 告知患者目前缺乏生育力低下的特异性证据。　　**推荐等级 C1**

背景和目的

　　年轻恶性肿瘤患者有生育力保存愿望时,尤其是青年发病和有明显家族史的患者,由于遗传性肿瘤的可能性很大[1],所以有必要确认有无遗传性肿瘤的可能。本部分对遗传性肿瘤相关的生育力保存的有关信息进行了检索。

说明

　　年轻恶性肿瘤患者有生育力保存愿望时,尤其是青年发病和有明显家族史的患者,遗传性肿瘤的可能性很大[1],有必要同时进行是否是遗传性肿瘤的检查。例如,有多见的遗传性乳腺癌、卵巢癌(hereditary breast-ovarian cancer,HBOC)和遗传性结直肠癌之一的林奇综合征的可能性时,有必要向患者说明进行遗传咨询和遗传学检查。同时,要考虑家族或家系检测。另外,HBOC 综合征,除乳腺癌、卵巢癌以外,还与胰腺癌、男性乳癌、前列腺癌有关;林奇综合征关联癌症[结直肠癌,子宫内膜癌,胃癌,卵巢癌,胰腺癌,胆管癌,小肠癌,肾盂输尿管癌,脑肿瘤(Turcot 综合征中常见的胶质母细胞瘤),Muir-Torre 综合征中常见的皮脂腺瘤和角化棘细胞瘤]和利-弗劳梅尼(Li-Fraumeni)综合征关联癌症(软组织肉瘤,骨肉瘤,闭经前乳腺癌,脑肿瘤,肾上腺皮质癌),这些癌症的原发灶涉及多个部位,所以有必要留意遗漏的情况(参照消化系统 CQ2,本书第 182 页)。如果遗传检查的结果判明是这些疾病时,有必要向患者说明:常染色体显性遗传的情况下,这一变异后代遗传的概率为 50%,遗传了这种变异的后代将来肿瘤的罹患性(各种疾患转变为癌症的概率)等情况。这时希望与可能实施遗传咨询的部门进行协作。日本医学会以"与医疗相关的遗传检查和诊断指南"为准则,希望"根据需要接受专家遗传咨询和决定自己意愿时能获得医疗支援"[2]。

　　另外,辅助生殖技术(ART)经常使用胚胎冷冻、卵子冷冻等技术作为生育力保存。有必要向患者说明,海外有作为胚胎植入前诊断对象的地域(英国,美国的一部分州),而在日本按照日本妇产科学会的意见,这类遗传性肿瘤是不作为胚胎植入前检测和出生前诊断的对象。

　　再则,女性的 HBOC 综合征患者,针对卵巢癌的风险,实施降低风险的输卵管卵巢摘除术(risk reducing salpingo-oophorectomy,RRSO)的机构正在增加,在日本此手术不能使用医疗保险。而对于育龄期的女性来说,为了保存生育力,不会希望实施 RRSO,但有必要向患者说明罹患卵巢癌的风险持续存在。而且也有报道称,对于 HBOC 综合征患者,由于卵巢的潜在功能(卵巢中的卵子数)低下会降低 ART 的成功率[3],上述意见并不确定,仅供参考。

二次参考文献

［1］日本医学会. 医療における遺伝学的検査・診断に関するガイドライン［EB/OL］. 2011

［2］大腸癌研究会編. 遺伝性大腸癌診療ガイドライン2012 年版［M］. 東京：金原出版，2012

［3］Gene Reviews Japan 運営事務局. Gene reviews Japan［EB/OL］. http：//grj. umin. jp/

［4］日本産科婦人科学会. 出生前に行われる遺伝学的検査お大び診断に関する見解［EB/OL］. http：//www. jsog. or. jp/ethic/H25_6. shusseimae-idengakutekikensa. html

［5］日本産科婦人科学会. 着床前診断に関する見解［EB/OL］. http：//www. jsog. or. jp/ethic/chakushouzen_20110226. html

［6］NCCN. Genetic/Familial High-RISK Assessment：Breast and Ovarian［EB/OL］//NCCN Clinical Practice Guidelines in Oncology（NCCN Guidelines?）. Version 1. 2017，September 19，2016. https：//www. nccn. org/professionals/physician_gls/pdf/genetics_screening. pdf

参考文献 （）：证据水平

［1］Mork ME，You YN，Ying J，et al. High Prevalence of Hereditary Cancer Syndromes in Adolescents and Young Adults With Colorectal Cancer［J］. J Clin Oncol. 2015；33（31）：3544-3549 （Ⅳa）

［2］日本医学会. 医療における遺伝学的検査・診断に関するガイドライン［EB/OL］. 2011 （指南）

［3］Shapira M，Raanani H，Meirow D. IVF for fertility preservation in breast cancer patients — efficacy and safety issues［J］. J Assist Reprod Genet. 2015；32（8）：1171-1178 （综述）

女性生殖系统总论

代表性的妇科恶性肿瘤有宫颈癌、子宫体癌和卵巢癌。其中40岁以下最常见的是宫颈癌,但子宫体癌、卵巢癌的发病率近年也有增加的趋势。由于这些器官与生育密切相关,治疗妇科恶性肿瘤的同时,直接造成生育力丧失的可能性很大。因此,有生育需求时,要更多考虑与生育相关的问题。本章就上述各种恶性肿瘤的发病情况、病情和治疗方法进行介绍。

1. 宫颈癌

1-1 流行病学

日本进行年龄校正的宫颈癌发病率从1980年的15.3人/10万人的高峰逐年减少至1999年的最低点7.0人/10万人,以后又出现上升趋势。2012年为11.6人/10万人[1]。从不同的年龄看宫颈癌的发病率(表3-1),从25岁后到40岁左右增加后,其他年龄则变化不大:30岁至39岁,不包括原位癌在内的宫颈癌的不同年龄发病率,30年间增加了2倍以上;20岁至29岁也稍有增加。近年来,未满40岁人群的宫颈癌发病率仅次于乳腺癌。

● 表 3-1 ● 不同年龄的宫颈癌发病率

0～19 岁	20～29 岁	30～39 岁	40～49 岁	50 岁以上	总数
0 (0%)	488 (4.5%)	2 119 (19.4%)	2 663 (24.4%)	5 638 (51.7%)	10 908 (100%)

(国立癌症研究中心癌症信息服务部,《癌症登记和统计》,2012 年)

1-2 病情[2]

宫颈癌的发病原因与人乳头瘤病毒(Human Papillomavirus,HPV)感染密切相关。近年的宫颈癌流行病学调查显示,鳞状细胞癌占80%,腺癌占20%(腺癌的比率有所上升)。定期进行宫颈癌筛查,在不典型增生阶段及时发现病变和治疗,可以对宫颈癌的发病做到防患于未然。

1-3 治疗[3]

宫颈上皮内瘤变(cervical intraepithelial neoplasia,CIN)Ⅲ以及原位腺癌,癌细胞只限于黏膜层的阶段,行宫颈锥切术就可完全治愈(CQ2)。但是,如果无生育要求,也可以行全子宫切除术。

ⅠA期程度轻的,有生育要求的可以进行宫颈锥切术保留子宫,如果宫颈锥切术不能完全切除病变时,要行单纯全子宫切除术。如果癌细胞深度浸润到间质、脉管,需进行子宫与宫旁结缔组织一起切除及盆腔淋巴结清扫的广泛全子宫切除术。ⅠB期以上的浸润癌症,进行广泛全子宫切除术以外,卵巢、输卵管和盆腔淋巴结等也要一起切除(下页图3-1)。Ⅲ期和Ⅳ期的患者,需要进行同步放化疗(concurrent chemoradiotherapy,CCRT)。

美国的宫颈癌治疗指南,ⅠA2期以上的患者,进行(次全-全)子宫切除术和单独放疗,ⅠB2期以上则推荐同步放化疗(CCRT)[4]。另外,ⅠB期以下的浸润性癌症患者,作为生育力保存手术,大部分医疗机构会进行宫颈切除术,其有效性和安全性都逐渐得以确立(CQ1)。

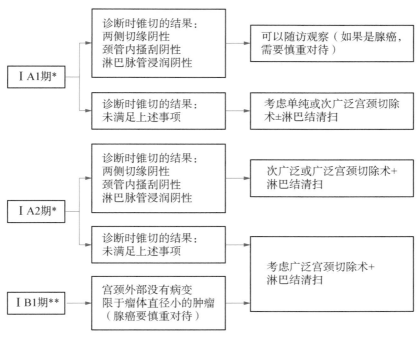

● 图 3-1 ● 宫颈癌的生育力保存的流程（CQ2）

* 以宫颈锥切术诊断为前提。
*＊也包括仅阴道壁少量浸润的ⅡA1期的情况。

2. 子宫体癌

2-1 流行病学[1,2]

欧美发达国家的子宫癌中，子宫体癌（内膜癌）的占比很高。日本以往所指的子宫癌，大部分是指宫颈癌，随着饮食生活中的高脂/高蛋白饮食和低生育少子化伴随的生育年龄上升等因素，子宫体癌的发生率正在增加。子宫体癌经年龄调整的发病率从1975年的1.8人/10万人增至2012年的12.1人/10万人，与宫颈癌的发病率相似。值得注意的是，30～39岁的前半年龄段的女性，近年来子宫体癌的发病率迅速增加。见表3-2。

● 表 3-2 ● 不同年龄子宫体癌的发病率

0～19 岁	20～29 岁	30～39 岁	40～49 岁	50 岁以上	总数
4 （0.1%以下）	123 （0.9%）	699 （5.1%）	1972 （14.5%）	10808 （79.4%）	13606 （100%）

（国立癌症研究中心癌症信息服务部，《癌症登记和统计》，2012年）

2-2 病情[2]

子宫体发生的恶性肿瘤有子宫内膜癌和子宫肉瘤。子宫内膜癌有雌激素（unopposed estrogen）原因引起的Ⅰ型和与雌激素暴露无关的Ⅱ型。Ⅰ型的发生率较高，中老年（50～60岁是好发年龄）、初潮早、绝经晚、无分娩经历、肥胖以及糖尿病等雌激素影响较大的女性，发病风险高。以前，根据日本妇产科1995年分类，子宫内膜不典型增生一直作为0期登记，但FIGO2008分类中删除了0期的分类，改成了其他的登记类型。子宫内膜不典型增生病例中，有20%左右多进展为内膜癌。

2-3 治疗[5]

根据疾病分期和有无生育需求的不同，选择不同的治疗方案，但基本是手术治疗。可参见图3-2。
病灶局限于子宫体且没有生育需要的，行全子宫切除的"单纯（次广泛）全子宫切除术"即可，通常同时

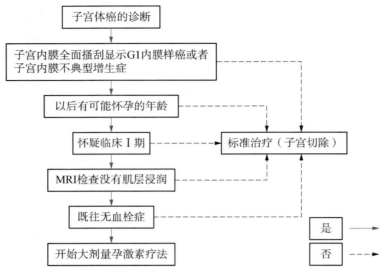

●图 3-2 ●子宫体癌患者大剂量孕激素疗法的流程（CQ3）

切除双侧输卵管卵巢（双侧附件切除术），也有行盆腔以及腹主动脉淋巴结清扫的。术前考虑是Ⅱ期时，除子宫、卵巢、输卵管以外，也要广泛切除宫颈周围组织（广泛全子宫切除术）。即使是Ⅰ和Ⅱ期有高复发风险时，术后也要予以追加辅助化疗和放疗。术前被认为是Ⅲ期以上时，能手术的情况下，进行单纯全子宫切除术＋双侧附件切除术＋后腹膜淋巴结清扫，术后予以追加辅助化疗和放疗。ⅣB 期有远处转移的情况下，也可进行姑息性手术，但主要是进行姑息化疗和放疗等。

极早期（癌细胞仅限于子宫内膜层）且为高分化性癌但有生育需求的年轻女性患者，可以使用大剂量的孕激素制剂抑制癌细胞增殖和转移（CQ3）。

3. 卵巢肿瘤

3-1 流行病学[1,2]

●表 3-3 ●不同年龄卵巢癌的发病率

0～19 岁	20～29 岁	30～39 岁	40～49 岁	50 岁以上	总数
91 （0.9%）	206 （2.2%）	422 （4.5%）	1413 （15.1%）	7252 （77.3%）	9384 （100%）

（国立癌症研究中心恶性肿瘤信息服务部，《癌症登记和统计》，2012 年）

根据 2012 年日本全国罹患卵巢癌的病例监测统计，经年龄调整的发病率是 8.3 人/10 万人，近年有上升趋势，但是并没有找到与发病率上升相关的确切的风险因子。上皮性肿瘤占卵巢肿瘤的 70%～80%，其中恶性肿瘤（卵巢癌，组织病理分型为浆液性囊腺癌、透明细胞癌、卵巢子宫内膜样癌、黏液性囊腺癌等）的发病率和死亡率均有上升趋势（表 3-3）。发病率增加最大的原因推测可能为排卵次数增加，排卵时卵巢表面上皮破损、炎症修复有可能使卵巢和输卵管恶性肿瘤发生的风险升高。排卵次数多的未婚者和怀孕、分娩次数少的人群发病率高，也有报道显示服用口服避孕药有保护作用，可降低卵巢癌的发病率。另外，有人指出内膜样癌和透明细胞癌可能与子宫内膜异位症有关，子宫内膜异位症的增加，有可能引起这些卵巢癌增加。

3-2 病情[2]

卵巢肿瘤是发生在卵巢的肿瘤，因卵巢组织由各种各样的细胞构成，所以有多种组织来源的肿瘤存在。

卵巢肿瘤常根据其细胞来源进行分类。①覆盖在卵巢表面的上皮和卵巢间质肿瘤化的为上皮性肿瘤；②卵泡或者黄体由来的为性索间质肿瘤；③卵细胞来源的为生殖细胞肿瘤。细胞来源决定后，可根据

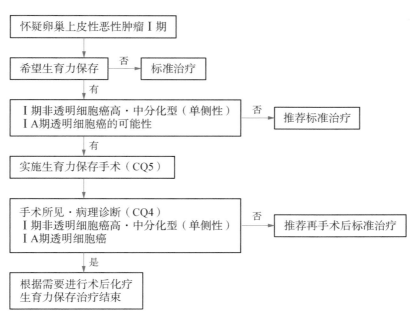

● 图 3-3 ● 卵巢上皮性恶性肿瘤患者的生育力保存法流程

良恶性度又可分为良性肿瘤、交界性肿瘤、恶性肿瘤。然而交界性肿瘤不是癌前病变,而是低恶性度的肿瘤。生殖细胞肿瘤也分为良性、交界和恶性,恶性的有生殖细胞瘤、卵黄囊瘤、未成熟畸胎瘤等。虽然在全部恶性卵巢肿瘤中只有不到 5％的罕见肿瘤,但其特征是在 10～29 岁年轻人中好发,是涉及生育力保存问题的重要疾病类型。

3-3 治疗[6]

初次治疗是外科手术切除,卵巢癌的基本手术方法如下:双侧附件切除术,子宫切除术,大网膜切除术,盆腔腹主动脉旁淋巴结清扫(或活检),腹水细胞病理诊断。

卵巢恶性肿瘤由于诊断时大多数已属于Ⅲ期以上,所以也可能有术后肿瘤残存的情况。手术中要尽可能地切除肿瘤,若能将残存的瘤径减至＜1 cm,能明显改善预后,实现理想的瘤体减灭手术(optimal surgery)。术后常规进行综合辅助化疗的标准治疗。

初次手术未达到 optimal surgery 时,也有在继续化疗过程中再次进行瘤体减灭术。患有卵巢上皮性恶性肿瘤,可以进行生育力保存手术的,只局限于单侧卵巢Ⅰ期的患者(CQ4、图 3-3)。患有交界性肿瘤、生殖细胞肿瘤、性索间质肿瘤的患者可行卵巢癌的常规标准手术,但淋巴结清扫可以省略。表 3-4 是对妇科肿瘤治疗引起性腺毒性的风险分类。

● 表 3-4 ● 对妇科肿瘤治疗引起性腺毒性的风险分类(ASCO2013)

(ASCO 网站上于 2014 年进行了部分修订)

风险	疾病	治疗法
高风险(＞70)	宫颈癌	盆腔放射性照射
中风险(30％～70％)	卵巢癌 宫颈癌	贝伐单抗(Avastin)＃＃ 含顺铂的方案
低风险(＜30％)		无

http://www.asco.org/sites/www.asco.org/files/fp_data_supplement_012914.pdf
＃＃贝伐单抗:当初 ASCO 2013 指南上,贝伐单抗的风险被定为"不明"。但是由于 NSABP C - 08 试验(结肠癌的术后辅助疗法在化疗基础上加上贝伐单抗的Ⅲ期临床试验)中,mFOLFOX6 + 贝伐单抗组与 mFOLFOX6 组比较,显示出其具有统计学意义的高发卵巢功能不全(定义:停经 3 个月,FSH 30mU/mL 以上)(RR,14;95％ CI 4～53),FDA 2011 年发布公告"针对女性患者使用贝伐单抗前,要告知产生卵巢功能不全的可能性"(http://www.cancer.gov/about-cancer/treatment/drugs/fda-bevacizumab)。ASCO 在网站上对化疗以及放疗造成性腺毒性的分类于 2013 年进行了修订,其结果对贝伐单抗的风险分类定为"中度风险"。但是发现 mFOLFOX6 + 贝伐单抗组的卵巢功能不全病例有 86.2％最终都恢复了功能,该试验的受试者中的 70.2％是 40 岁以上(其中 50 岁以上的占 13.1％)的患者,从试验开始时 6 个月的时间点的评价为卵巢功能不全,在判断"贝伐单抗属于对性腺毒性有中度风险的药物"时需要充分的注意。

LIVESTRONG 基金会生育希望计划(www.livestrong.org/fertilehope)

基金会不直接或间接地从事医学实践。此处提供的信息既不是有意也不是暗示构成医疗建议、诊断或治疗。所提供的任何信息都不应被视为完整的,并且不得用于代替您的医生或其他医疗保健提供者的就诊、电话、咨询或建议。在开始新的治疗之前,或在你可能有任何关于医疗状况的问题之前,一定要亲自拜访或与合格的医疗服务提供者交谈。不要因为你在这里读到的东西而忽视或延迟寻求医疗建议。

参考文献

［1］（日本）国立癌症研究中心癌症对策信息中心癌症信息服务部.癌症登录•统计［EB/OL］. http://ganjoho. jp/reg_stat/index. html

［2］Disaia PJ, Creasman WT, Mannel RS, et al. Clinical Gynecologic Oncology［M］. 8th ed. Amsterdam：Elsevier, 2012

［3］日本婦人科腫瘍学会 編.子宫頸癌治療ガイドライン2011 年版［M］.東京：金原出版,2011

［4］NCCN. NCCN Clinical Practice Guidelines in Oncology［EB/OL］. Version 1. 2016

［5］日本婦人科腫瘍学会 編.子宫体がん治療ガイドライン2013 年版［M］.東京：金原出版,2013

［6］日本婦人科腫瘍学会 編.卵巣がん治療ガイドライン2015 年版［M］.東京：金原出版,2015

女性生殖系统 CQ1

哪些宫颈癌患者有生育力保存治疗的指征?

推荐

1. 鳞状细胞癌和腺癌的患者为主要指征对象。 **推荐等级** C1

2. 原则上肿瘤直径为 2 cm 以下并局限在子宫颈部的患者。 **推荐等级** C1

背景和目的

近年来,在宫颈癌患者年轻化和晚婚晚育趋势的背景下,需要考虑生育力保存的年轻宫颈癌患者逐渐增多。根据日本妇产科学会妇科肿瘤委员会报告(2014 年度患者年报),ⅠA1～ⅠB1 期的 39 岁以下的宫颈癌患者数为 1 105 人,占同时期全部宫颈癌患者总数的 33%[1]。在此,在准确的病理诊断和临床分期诊断的前提条件下,探讨针对宫颈癌患者的生育力保存指征的范围。

另外,临床分期以"宫颈癌处理规范第 3 版"[2]显示的分类(日本妇产科学会,2011;FIGO 2008)为准。

说明

一般来说,生育力保存的对象是进行宫颈锥切术或宫颈切除术的手术治疗患者。仅实施宫颈锥切术,能随访观察的生育力保存条件在以后的 CQ 中详述,在此只阐述与广泛性宫颈切除术(radical trachelectomy,RT)患者的生育力保存可能的指征范围。

1. 有关组织分型

美国国立癌症研究所(National Cancer Institute,NCI)的指南中指出 RT 的对象是鳞状细胞癌、腺癌(含腺鳞癌),腺癌也适用 RT 的报道有很多。但是腺癌在行 RT 时,即使宫颈部切断面呈阴性,宫颈内口仍有残留病灶的风险(skip lesion,跳跃式病灶),因此需要慎重掌握指征。对于其他组织类型的 RT 指征,National Comprehensive Cancer Network(NCCN)指南[4]中指出:"针对ⅠB1 期的生育力保存手术,最适用的是肿瘤直径<2 cm 的病变。小细胞神经内分泌癌以及微偏腺癌,被认为是不适用生育力保存手术的肿瘤。"而包括适用 RT 的透明细胞癌[5]、毛玻璃细胞癌[6-8]、葡萄状肉瘤[9]的报告时有所见,但目前,上述的高恶性度的特殊类型的肿瘤是被排除在外的。

2. 有关瘤径

1986 年有专家报道开展了经阴道根治性宫颈切除术(Vaginal RT,VRT)与腹腔镜下进行盆腔淋巴结清扫术联合的手术方式。此报道[10]指出,在已被报道的符合 RT 适用标准的超过 1 000 例的患者中,有约八成的患者主要为瘤径 2 cm 以下的ⅠB 期患者。与 VRT 密切相关的 Piver class Ⅱ主韧带切除患者相比,1997 年报道[11]的腹式根治性宫颈切除术(abdominal RT,ART)切除了相当于 class Ⅲ的主韧带,意味着能够将瘤径更大的肿瘤纳入生育力保存指征范围[12]。Bentivegna 等的多例综述[13]报道了针对瘤径超过 2 cm 的ⅠB1 期患者,与一般 VRT 后复发率为 17%(14/84 例)相比,行 ART 后的复发率低至 7%(15/209 例)。Wethington 等的综述对文献报道的 147 例瘤径超过 2 cm 的宫颈癌患者的术后总结提示,该类患者行 ART 后的复发率近 9%(6/69),明显低于一般患者 VRT 的复发率近 16%(12/77)[14]。Cao 等进行的多中心共同研究的 VRT 71 例与 ART 51 例直接对比的结果显示复发的 7 例都是 VRT 病例,瘤径 2 cm 上下显示有差异:2 cm 以下的复发率为 4.2%,2 cm 以上的复发率为 21.7%[15]。

综上所述,ART 可能要比 VRT 更适用于肿瘤直径大的宫颈癌患者,肿瘤直径超过 2 cm 的,有必要针对每个患者的不同情况进行慎重的是否有生育力保存指征的讨论。

3. 有关子宫外转移

有较多的报告报道 ⅡA1 期宫颈鳞状细胞癌中,仅有极少浸润阴道壁的患者实施 ART,怀疑有淋巴结转移和子宫旁结缔组织浸润的患者,不适用 RT 治疗。

术前淋巴结转移诊断,由 Magnetic resonance imaging(MRI)和 computed tomography(CT)进行检查的医疗机构较多,但最近也有使用 Positron emission tomography(PET)检查的报道[15,16]。大多数医疗机构通常进行淋巴结清扫,术中进行快速病理诊断,一旦淋巴结转移阳性的话,RT 不适用,而变更为采用广泛子宫切除术的方式,这一判断需要医疗机构具有可以进行术中淋巴结活检检查的条件。

宫颈癌在 ⅠB1 期以前的鳞状细胞癌的患者卵巢转移风险较低,而腺癌病例有关卵巢的保存需要注意。文献综述报道(26 篇):ⅠA 期腺癌 155 例中,没有发现有卵巢转移[18];3741 例的 ⅠB 和 ⅡB 期手术病例的回顾性研究报道[19],其中 ⅠB 期病例的卵巢转移率为:鳞状细胞癌的 0.2% 发生率显著低于腺癌的 4% 转移率。但是,这些病例中,由于包括了不适用 RT 的含巨大型腺癌在内的病例,推测作为 RT 对象的腺癌病例的卵巢转移率更低。总之,如果有卵巢转移要将 RT 变更为广泛子宫切除术,因此如果术前的影像学检查和术中的观察发现有卵巢肿瘤的话,术中必须迅速进行冰冻病理诊断,以确定手术方式。

4. 关于年龄

有关年龄,也有不设上限的医疗机构,但限定在 40 岁[14,20]和 45 岁[9]以下的报告较多。NCI 指南[3]也将 40 岁以下作为适合的标准。随着生殖医学技术的进步,其标准也在不断变化,但 RT 后怀孕成功时,由于考虑到 40～49 岁的孕妇胎儿染色体异常、妊高症、妊娠糖尿病等的并发症增加,在向患者进行术前说明时,有必要充分告知 RT 后的妊娠管理困难性和由高龄引起的妊娠、分娩的相关风险。

二次参考文献

[1] NCCN. Cervical Cancer [EB/OL]//NCCN Clinical Practice Guidelines in Oncology. Version 1:2016
[2] 日本婦人科腫瘍学会 編. 子宮頸癌治療ガイドライン2011 年版[M]. 東京:金原出版,2011

参考文献
()证据水平

[1] 日本産科婦人科学会婦人科腫瘍委員会報告. 2010 年度患者年報[J]. 日産婦誌,2012;64:1029-1141　　　　　(其他)
[2] 日本産科婦人科学会,日本病理学会,日本医学放射線学会,日本放射線腫瘍学会 編. 子宮頸癌取扱い規約[M]. 3 版. 東京:金原出版,2012　　　　　(其他)
[3] NIH. Cervical Cancer Treatment (PDQ^R)- Health Professional Version [EB/OL]. 2016　　　　　(指南)
[4] NCCN. Cervical Cancer [EB/OL]// NCCN Clinical Practice Guidelines in Oncology. Version 1. 2016　　　　　(指南)
[5] Wethington SL, Cibula D, Duska LR, et al. An international series on abdominal radical trachelectomy:101 patients and 28 pregnancies [J]. *Gynecol Oncol*. 2012;125(suppl1):S4　　　　　(V)
[6] Lintner B, Saso S, Tarnai L, et al. Use of abdominal radical trachelectomy to treat cervical cancer greater than 2 cm in diameter [J]. *Int J Gynecol Cancer*. 2013;23(6):1065-1070　　　　　(V)
[7] Saso S, Ghaem-Maghami S, Chatterjee J, et al. Abdominal radical trachelectomy in West London [J]. *BJOG*. 2015;119(2):187-193　　　　　(V)
[8] Ungar L, Palfalvi L, Hogg R, et al. Abdominal radical trachelectomy:a fertility-preserving option for women with early cervical cancer [J]. *BJOG*. 2005;112(3):366-369　　　　　(V)
[9] Li J, Li Z, Wang H, et al. Radical abdominal trachelectomy for cervical malignancies:surgical, oncological and fertility outcomes in 62 patients [J]. *Gynecol Oncol*. 2011;121(3):565-570　　　　　(V)
[10] Dargent D, Martin X, Sacchetoni A, et al. Laparoscopic vaginal radical trachelectomy:a treatment to preserve the

fertility of cervical carcinoma patients [J]. *Cancer*. 2000;88(8):1877-1882　　　　　　　　　　　　（Ⅴ）

[11] Smith JR, Boyle DC, Corless DJ, et al. Abdominal radical trachelectomy: a new surgical technique for the conservative management of cervical carcinoma [J]. *Br J Obstet Gynaecol*. 1997;104(10):1196-1200　　　　　　（Ⅴ）

[12] Li J, Wu X, Li X, et al. Abdominal radical trachelectomy: Is it safe for ⅠB1 cervical cancer with tumors≥2 cm? [J]. *Gynecol Oncol*. 2013;131(1):87-92　　　　　　　　　　　　　　　　　　　　　　　　　（Ⅴ）

[13] Bentivegna E, Gouy S, Maulard A, et al. Oncological outcomes after fertility-sparing surgery for cervical cancer: a systematic review [J]. *Lancet Oncol*. 2016;17(16):e240-e253　　　　　　　　　　　　　（Ⅳb）

[14] Wethington SL, Sonoda Y, Park KJ, et al. Expanding the indications for radical trachelectomy: a report on 29 patients with stage ⅠB1 tumors measuring 2 to 4 centimeters [J]. *Int J Gynecol Cancer*. 2013;23(6):1092-1098　　（Ⅴ）

[15] Cao DY, Yang JX, Wu XH, et al. Comparisons of vaginal and abdominal radical trachelectomy for early-stage cervical cancer: preliminary results of a multi-center research in China [J]. *Br J Cancer*. 2013;109(11):2778-2782　　（Ⅳb）

[16] Maneo A, Chiari S, Bonazzi C, et al. Neoadjuvant chemotherapy and conservative surgery for stage ⅠB1 cervical cancer [J]. *Gynecol Oncol*. 2008;111(3):438-443　　　　　　　　　　　　　　　　　　　　　（Ⅴ）

[17] Du XL, Sheng XG, Jiang T, et al. Sentinel lymph node biopsy as guidance for radical trachelectomy in young patients with early stage cervical cancer [J]. *BMC Cancer*. 2011;11(1):157-163　　　　　　　　　　　（Ⅴ）

[18] Ostor AG. Early invasive adenocarcinoma of the uterine cervix [J]. *Int J Gynecol Pathol*. 2000;19(1):29-38

（综述）

[19] Shimada M, Kigawa J, Nishimura R, et al. Ovarian metastasis in carcinoma of the uterine cervix [J]. *Gynecol Oncol*. 2006;101(2):234-237　　　　　　　　　　　　　　　　　　　　　　　　　　　　　（Ⅳb）

[20] Tokunaga H, Watanabe Y, Niikura H, et al. Outcomes of abdominal radical trachelectomy: results of a multi-center prospective cohort study in a Tohoku Gynecologic Cancer Unit [J]. *Int J Clin Oncol*. 2015;20(4):776-780　　（Ⅳb）

女性生殖系统

女性生殖系统 CQ2

针对宫颈癌患者的生育力保存可采取怎样的手术方法？

推荐

1. 进行宫颈锥切术的病例，如果确认无淋巴脉管浸润，以及双侧切缘、颈管内搔刮病理全部阴性的 ⅠA1 期以下时，不需要追加治疗。　　　　　　　　　　　　　　　　　　　**推荐等级 C1**

2. 根据间质浸润程度、脉管侵袭的有无、瘤径大小，考虑进行次广泛宫颈切除术 + 盆腔淋巴结清扫或者根治性宫颈切除术。　　　　　　　　　　　　　　　　　　　**推荐等级 C1**

背景和目的

探讨宫颈癌分期以及不同组织类型的宫颈癌患者的生育力保存手术方式。

说明

1. CINⅢ

进行宫颈锥切术，如果确认鳞状上皮病变为 CINⅢ，双侧切缘阴性，就此随访观察可以维持生育力。但是由于妊娠时的早产风险高[1,2]，在进行宫颈锥切时要向患者告知相关风险，有必要在术前获得签署的知情同意书。如果切缘阳性，需要考虑再次进行锥形切除术等的追加治疗。阴道镜检查显示相当于 CINⅢ 的病变，鳞状上皮-柱状上皮（squamo-columnar junction）的交界能确认暴露完整的话，可选择进行激光消融术和冷冻凝固疗法。但是由于有隐匿性的微小浸润癌以上的病变情况，需要注意这些术后无法进行病理检查的情况是否适合生育力保存疗法[3,4]。

原位腺癌（adenocarcinoma in situ，AIS）的情况下，因为有跳跃性病灶存在，1 278 例病例的荟萃分析显示：宫颈锥切术内外双侧切缘即使阴性，也有 20% 的病例有病灶残存，3% 的病例确认有复发[5]。因此，切缘即使阴性也推荐单纯全子宫切除术作为标准治疗，但有生育力保存需求时，如果锥切术时的颈管内组织搔刮检查显示阴性结果[6]，在向患者说明复发风险的基础上，可以选择不追加治疗，但须进行慎重的随访观察[7]。

2. ⅠA1 期

鳞状细胞上皮 ⅠA1 期的宫颈癌，日本妇产科学会《宫颈癌治疗指南 2011 年版》[8]中指出："对于有生育力保存需求的病例，如果没有淋巴脉管浸润、切缘阴性、颈管内搔刮病理检查阴性的话，可以只进行颈管锥切术而保存子宫（推荐等级 B）。"满足这些条件的宫颈癌患者，可以只行锥切术，然后随访观察。对于确认淋巴脉管浸润的病例，治疗方案是次广泛子宫切除术和盆腔淋巴结清扫（推荐等级 C1）。如果为了生育力保存的目的进行宫颈切除术时，要考虑采取次广泛切除以上的手术方案。

ⅠA1 期腺癌（也包括腺鳞癌）的情况下，极少有盆腔淋巴结转移，不少人认为标准治疗是单纯全子宫切除术或者是宫颈锥切术而不需要进行淋巴结清扫[9,10]。所以对于有生育力保存需求的病例，尽管《宫颈癌治疗指南 2011 年版》[8]指出，"如果患者选择行锥切术可以保留子宫（推荐等级 C1）"，但腺癌病变有跳跃性病灶（skip lesion）的可能，还是需要慎重考虑选用这一手术方法。如果考虑到只行锥切术不充分的话，可以提出进行宫颈切除术，试着采用单纯或者次广泛手术方式（同时进行盆腔淋巴结清扫和前哨淋巴结活检）。还有，NCCN 的指南[11]中，有关生育力保存的手术方法，鳞状细胞癌和腺癌是没有区别的。

3. ⅠA2 期

有报告报道，即使宫颈锥切术判明是微小浸润型鳞状细胞癌，两侧切缘、脉管侵袭、颈管内搔刮病理诊断全部阴性时，可以不追加治疗进行随访观察[12]，但选用此法必须非常慎重。《宫颈癌治疗指南 2011 年版》[8]中，尽管提出"推荐包括盆腔淋巴结清扫在内的次广泛子宫切除术以上的手术（推荐等级 C1）"，但浸润子宫旁结缔组织非常少见，盆腔淋巴结转移的也仅在 10％ 以下[13]。所以，对于有生育力保存需求的患者，可以适用次广泛或广泛子宫颈切除术。NCCN 的指南[11]也指出，ⅠA2 期（与腺癌没有区别）的患者，作为生育力保存疗法，要有充分的切缘阴性区域的锥切术 + 淋巴结清扫的方针，推荐还要加上"锥切术更换为广泛子宫颈切除术，淋巴结清扫更换为前哨淋巴结的术中活检"的可选择项。

有关ⅠA2 期的腺癌，《宫颈癌治疗指南 2011 年版》[8]指出，在标准治疗"希望是包括盆腔淋巴结清扫在内的次广泛子宫切除术以上的手术（推荐等级 C1）"的基础上，生育力保存时，要考虑进行广泛子宫颈切除术。文献综述报道：ⅠA2 期腺癌 506 例的盆腔淋巴结转移率仅 1％[14]，NCCN 的指南[11]指出：手术方式与鳞状上皮癌没有区别，但推荐术中按照宫颈癌 2B 进行前哨淋巴结活检（基于稍低证据水平的推荐，NCCN 内部意见也并没有统一，但没有大的分歧）。

4. ⅠB1 期

对于比较早期的ⅠB1 期患者的生育力保存，主要是进行广泛宫颈切除术。但在日本经腹腔手术方式明显多于经阴道手术，约占 3/4[15]。《宫颈癌治疗指南 2011 年版》[8]指出，"对于癌症的根治手术、术后管理、妊娠时的围产期管理等很多方面，还缺乏统一意见，因此有必要慎重决定恰当的手术方式。"目前的状况是不仅需要妇科肿瘤专科医师，还要选择有与生殖专科医师、围产期专科医师紧密合作可能的医院，有集中各医疗科室的综合医疗机构进行必要的治疗[16]。

5. ⅡA1 期

有报道对阴道壁浸润极少并且宫颈部病变也较小较浅的鳞状上皮癌的病例试行广泛宫颈切除术，但阴道壁浸润较多和腺癌的话，此类报道就非常稀少了。

如上所述，在只进行宫颈锥切术不能进行随访观察的情况下，应实施宫颈切除术来进行生育力保存，但术后出现的不孕倾向和妊娠中的流产和早产等大量问题亟待解决。准确的病理诊断和临床分期诊断，给予患者和家属充分的信息和知情同意，术后长期的严密随访观察以及对于妊娠和分娩的多学科诊疗等多方面内容均有待于进一步完善，还要考虑病情发展阶段的手术方式。

二次参考文献

［1］NCCN. Cervical Cancer［EB/OL］//NCCN Clinical Practice Guidelines in Oncology. Version 1. 2016
［2］日本婦人科腫瘍学会 編. 子宫颈治療ガイドライン2011 年版［M］. 東京：金原出版，2011

参考文献

(): 证据水平

［1］Kyrglou M，Kohpoulos G，Martin-Hirsch P. et al. Obstetric outcomes after conservative treatment for intraepithelial or early invasive cervical lesions：systematic review and meta-analysis［J］. *Lancet*. 2006；367(9509)：489-498 （Ⅳb）
［2］Arbyn M，Kyrgiou M，Simoens C，et al. Perinatal mortality and other severe adverse pregnancy outcomes associated with treatment of cervical intraepithelial neoplasia：meta-analysis［J］. *BMJ*. 2008；337(9)：a1284 （Ⅳb）
［3］Ueda M，Ueki K，Kanemura M，et al. Diagnostic and therapeutic laser conization for cervical intraepithelial neoplasia ［J］. *Gynecol Oncol*. 2006；101(1)：143-146 （Ⅴ）
［4］Yamaguchi H，Ueda M，Kanemura M，et al. Clinical efficacy of conservative laser therapy for early-stage cervical cancer［J］. *Int J Gynecol Cancer*. 2007；17(2)：455-459 （Ⅴ）

［5］ Salani R，Puri I，Bristow RE. Adenocarcinoma in situ of the uterine cervix：a meta-analysis of 1278 patients evaluating the predictive value of conization margin status［J］. *Am I Obstet Gynecol*. 2009;200(2)：182. e1-182. e5　　　　　　（Ⅳb）

［6］ Lea JS，Shin CH，Sheets EE，et al. Endocervical curettage at conization to predict residual cervical adenocarcinoma in situ［J］. *Gynecol Oncol*. 2002;87(1)：129-132　　　　　　（Ⅴ）

［7］ Akiba Y，Kubushiro K，Fukuchi T，et al. Is laser conization adequate for therapeutic excision of adenocarcinoma in situ of the uterine cervix?［J］. *J Obstet Gynecol Res*. 2005;31(3)：252-256　　　　　　（Ⅴ）

［8］ 日本婦人科腫瘍学会. 子宮頸癌治療ガイドライン2011 年版[M]. 東京：金原出版，2011　　　　　　（指南）

［9］ Ceballos KM，Shaw D，Daya D. Microinvasive cervical adenocarcinoma(FIGO Stage 1A Tumors). Results of surgical staging and outcome analysis. *Am J Surg Pathol*. 2006;30(3)：370-374　　　　　　（Ⅴ）

［10］ Hirai Y，Takeshima N，Tate S，et al. Early invasive cervical adenocarcinoma：its potential for nodal metastasis or recurrence［J］. *Br J Obstet Gynecol*. 2003;110(3)：241-246　　　　　　（Ⅴ）

［11］ NCCN. Cervical Cancer［EB/OL］//NCCN Clinical Practice Guidelines in Oncology. Version 1. 2016　　　　　　（指南）

［12］ Milliken DA，Shepherd JH. Fertility preserving surgery for carcinoma of the cervix［J］. *Curr Opin Oncol*. 2008;20(5)：575-580　　　　　　（综述）

［13］ van Meurs H，Visser O，Buist MR，et al. Frequency of pelvic lymph node metastases and parametrial involvement in stage Ⅰ A2 cervical cancer：a population-based study and literature review［J］. *Int J Gynecol Cancer*. 2009;19(1)：21-26　　　　　　（Ⅳb）

［14］ Bisseling KC，Bekkers RL，Rome RM，et al. Treatment of microinvasive adenocarcinoma of the uterine cervix：a retrospective study and review of the literature［J］. *Gynecol Oncol*. 2007;107(3)：424-430　　　　　　（Ⅴ）

［15］ Sato S，Aoki D，Kobayashi H，et al. Questionnaire survey of the current status of radical trachelectomy in Japan［J］. *Int J Clin Oncol*. 2011;16(2)：141-144　　　　　　（Ⅴ）

［16］ Kasuga Y，Nishio H，Miyakoshi K，et al. Pregnancy outcomes after abdominal radical trachelectomy for early-stage cervical cancer：A 13-year experience in a single tertiary-care center［J］. *Int J Gynecol Cancer*. 2016. 26(1). 163-168　　　　　　（Ⅴ）

女 性 生 殖 系 统 CQ3

哪些子宫体癌患者有生育力保存治疗的指征(大剂量孕激素疗法)?

推荐

判断为局限于子宫内膜的高分化型(G1)内膜样癌或者子宫内膜不典型增生症的患者。 **推荐等级** C1

背景和目的

在日本未满 40 岁的年轻子宫体癌患者约占全体的 5.1％,但随着子宫体癌病例的显著增加,年轻子宫体癌患者的数量也在同时增加。子宫体癌的标准治疗是子宫切除,但需要进行生育力保存的病例也在增加,目前正在探讨有关其生育力保存治疗指征范围的共识。

说明

有报道显示许多的病例使用大剂量孕激素进行了生育力保存治疗,有关其指征范围多数与文献推荐的内容一致[1-6]。1990～2001 的 54 篇文献中,从 34 个研究 559 例的荟萃分析显示,上述病例的生育力保存治疗后的病灶消失率达 76.2％,复发率为 40.6％[7]。2004～2011 年的 45 篇论文中的 391 例的荟萃分析也显示有 77.7％消失率,G1 期腺癌的复发率为 35.4％[3]。

有关给药的种类和剂量,醋酸甲羟孕酮(medroxyprogesterone acetate,MPA)的给药剂量有 100～800 mg/d 的各种报道,其中大多数使用 600 mg/d[1-7]。

肿瘤的分化程度(分级)与激素疗法的有效率有密切的关系,G1 期病例使用 MPA 的有效率要显著高于 G3[8]。因此,分化程度的判断是极重要的因素,但由于内膜活检的病理诊断也并非完全准确,已发现有 G2～G3 期混合存在的腺癌和子宫内膜不典型增生症与腺癌混合存在的情况[6,9]。根据活检较容易误诊为高分化型[10],内膜抽吸术的病理诊断和全面刮宫的诊断不一致率达 20％。因此,选择生育力保存治疗的病例,必须尽可能在麻醉下对子宫内膜进行全面搔刮,获取丰富的活检组织,并由经验丰富的病理科医生进行诊断[11]。

在确定是否有子宫体肌层浸润时,常采用与动力学检查(dynamic study)联用的 MRI 检查。即使 MRI 检查诊断的真阴性率达到 60％～90％,也并不能完全排除肌层浸润[12,13]。实际上经 MRI 检查排除了肌层浸润的病例中,在切除子宫的 19 例中有 7 例子宫切除后确认有轻微的肌层浸润[6]。但是目前这一方法的准确率,要明显高于经阴道超声波检查和 CT 检查。

有关针对无肌层浸润的 G2、G3 期病例的生育力保存治疗,有报道一过性病灶消失率与 G1 病例几乎相同,但其报道的所有例数汇总起来仅 28 例,所以无法确保其安全性[9,14-18]。另外,有关 G1 期肌层 1/2 以内浅表浸润的病例,其病灶消失率也与无肌层浸润的病例相当,但复发率稍高。更有报道指出,在仅有的 7 例 G2、G3 期确认了 1/2 以内的肌层浸润的病例研究中,发现即使一次消失率相同,但其复发率也更高(71.4％),所以目前并不推荐[18]。

有关明确规定年龄上限的报道很少,极少数报道到 45 岁为止。患者年龄越大,其后的妊娠率越低,因此还是希望考虑未满 40 岁的患者[19,20]。在日本已有子宫体癌用 MPA 治疗的不良反应为血栓栓塞症的发生,因此既往有血栓栓塞症的患者禁忌使用 MPA。对于高龄的晚期复发病例给药,有 5％的血栓发生率[8],但未见有生育力保存治疗过程中发生的报道。作为血栓栓塞症的风险因素,有报告设定了 body mass index(BMI)的上限(BMI<25),但并没有明确的依据,海外没有特别的限制[6]。虽然肥胖与子宫体癌的发生有风险相关,但肥胖患者和有效性的相关则有不同结果的报告。而且肥胖患者的病例复发率高,其妊娠的可能性也低[21,22]。

使用大剂量孕激素对子宫体癌患者进行生育力保存治疗,并不是子宫体癌的标准治疗,且治疗后也不能保证以后的妊娠可能。因此即使是适用于上述方法,也有必要考虑患者的年龄和并发症等综合因素来判断和决定其是否适用。

二次参考文献

［1］ NCCN. Endeometrial carcinoma ［EB/OL］. Ver. 2. 2016
［2］ 日本婦人科腫瘍学会 編.子宮体がん治療ガイドライン2013年版［M］.東京：金原出版,2013
［3］ 日本産科婦人科学会婦人科腫瘍委員会報告. 2014年患者年報［J］.日産婦誌.2012;64:1029-1041

参考文献   （ ）：证据水平

［1］ Ramirez PT, Frumovitz M, Bodurka DC, et al. Hormone therapy for the management of grade I endometrial adenocarcinoma: a literature review ［J］. *Gynecol Oncol*. 2004;95(1): 133-138　　　　　（综述）

［2］ Erkanli S, Ayhan A. Fertility-sparing therapy in young women with EC: 2010 update ［J］. *Int J Gynecol Cancer*. 2010;20(7): 1170-1187　　　　　（综述）

［3］ Gundelson CC, Fader AN, Carson KA, et al. Oncologic and reproductive outcomes with progestin therapy in women with endometrial hyperplasia and grade 1 adencarcinoma: A systematic review ［J］. *Gynecol Oncol*. 2012;125(2): 477-482　　　　　（Ⅳb）

［4］ Bovicelli A, D'Andrilli G, Giordano A, et al. Conservative treatment of early EC ［J］. *J Cell Physiol*. 2013;228(6): 1154-1158　　　　　（综述）

［5］ Rodolakis A, Biliatis I, Moris P, et al. European Society of Gynecological Oncololgy task force for fertility preservation clinical recommendation for fertility-sparing management in young endometrial cancer patients ［J］. *Int J Gynecol cancer*. 2015;25(7): 1258-1265　　　　　（综述）

［6］ Ushijima K, Yahata H, Yoshikawa H, et al. Multicenter phase Ⅱ study of fertility-sparing treatment with medrxypogesterone acetate for endometrial carcinoma and atypical hyperplasia in young women ［J］. *J Clin Oncol*. 2007;25(19): 2798-2803　　　　　（Ⅳa）

［7］ Gallos ID, Yap J, Rajkhowa M, et al. Regression, relapse, and live birth rates with fertility-sparing therapy for endometrial cancer and atypical complex endometrial hyperplasia: a systematic review and meta-analysis ［J］. *Am J Obstet Gynecol*. 2012;207(4): 266. el - 266. e12　　　　　（Ⅳa）

［8］ Thigpen JT, Brady MF, Alvarez RE, et al. Oral medroxyptrogesterone acetate in the treatment of advanced or recurrent endometrial carcinoma: a dose-response study by the Gynecologic Oncology Group ［J］. *J Clin Oncol*. 1999: 17(6): 1736-1744　　　　　（Ⅱ）

［9］ Kaku T, Yoshikawa H, Tsuda H, et al. Conservative therapy for adenocarcinoma and atypical endometrial hyperplasia of the endometrium in young women: central pathologic review and treatment outcome ［J］. *Cancer Lett*. 2001;167(1): 39-48　　　　　（Ⅳb）

［10］ Daniel AG, Peters WA. 3rd Accuracy of office and operating room curettage in the grading of endometrial carcinoma ［J］. *Obstet Gynecol*. 1988;7l(4): 612-614　　　　　（Ⅳb）

［11］ Leitao M, Kehoe S, Barakat R, et al. Comparison of D&C and office endometrial biopsy accuracy in patients with FIGO grade 1 endometrial adenocarcinoma ［J］. *Gynecol Oncol*. 2009;113(1): 105-108　　　　　（Ⅳb）

［12］ Kinkel K, Kaji Y, Yu K, et al. Radiologic Staging in patients with endometrial cancer: A meta-analysis ［J］. *Radiology*, 1999;212(3): 711-718　　　　　（Ⅲ）

［13］ Nakao Y, Yokoyama M, Iwasaka T, et al. MR imaging in endometrial carcinoma as a diagnostic tool for the absence of myometrial invasion ［J］. *Gynecol Oncol*. 2006;102(2): 343-347　　　　　（Ⅳb）

［14］ Koskas M, Yazbeck C, Walker F, et al. Fertility-sparing management of grade 2 and 3 endometrial adenocarcinomas ［J］. *Anticancer Res*. 2011;31(9): 3047-3049　　　　　（Ⅴ）

［15］ Gotlieb WH, Beiner ME, Shalmon B, et al. Outcome of fertility-sparing treatment with progestins in young patients with endometrial cancer ［J］. *Obstet Gynecol*. 2003;102(4): 718-725　　　　　（Ⅴ）

［16］ Brown AJ, Westin SN, Broaddus RR, et al. Progestin intrauterine device in an adolescent with grade 2 endometrial cancer [J]. *Obstet Gynecol*. 2012;119(Partz): 423-426 (Ⅴ)

[17] Imai M, Jobo T, Sato R, et al. Medroxyprogesterone acetate therapy for patients with adenocarcinoma of endometrium who wish to preserve the uterus-usefulness and limitations [J]. *Eur J Gynaecol Oncol*. 2001;22(3): 217-220 (Ⅴ)

[18] Park JY, Kim DY, Kim TJ, et al. Hormonal therapy to women with stage 1A endometrial cancer of all grades [J]. *Obstet Gynecol*. 2013;122(1): 7-14 (Ⅳb)

[19] Koskas M, Uzan J, Luton D, et al. Prognostic factors of oncologic and reproductive outcomes in fertility-sparing management of endometrial atypical hyperplasia and adenocarcinoma: systematic review and meta-analysis [J]. *Feritle Sterile*. 2014;101(3): 785-794 (Ⅳb)

[20] Simpson AN, Feigenberg T, Clarke BA, et al. Fertility sparing treatment of complex atypical hyperplasia and low grade endometrial cancer using oral progestin [J]. *Gynecol Oncol*. 2014;133(2): 229-233 (Ⅳb)

[21] Gonthier C, Walker F, Luton D, et al. Impact of obesity on the results of fertility-sparing management for atypical hyperplasia and grade 1 endometrial cancer [J]. *Gynecol Oncol*. 2014;133(1): 33-39 (Ⅳa)

[22] Park JY, Kim DY, Kim JH, et al. Long-term oncologic outcomes after fertility-sparing management using oral progestin for young women with endometrial cancer (KGOG 2002)[J]. *Eur J Cancer*. 2013;49(4): 868-874 (Ⅳb)

女性生殖系统

女性生殖系统 CQ4

哪些卵巢恶性肿瘤患者有生育力保存治疗的指征？

推荐

1. ⅠA期上皮性恶性肿瘤、ⅠC期(单侧)非透明细胞癌、G1/2 和ⅠA期的透明细胞癌可以考虑。 推荐等级 C1

2. Ⅰ～Ⅲ期上皮性交界恶性肿瘤可以考虑。 推荐等级 C1

3. Ⅰ～Ⅳ期生殖细胞瘤可以推荐。 推荐等级 B

4. ⅠA期性索间质肿瘤可以考虑。 推荐等级 C1

背景和目的

在日本,新增诊断的卵巢恶性肿瘤患者数呈直线增加,不久将突破 10 000 人/年。另一方面,由于女性的晚婚,高龄生产者不断增多,因此可以预计希望生育力保存的卵巢癌恶性肿瘤患者数也将增加。在此,将探讨卵巢恶性肿瘤患者的生育力保存方法的指征。

说明

上皮性恶性肿瘤约占卵巢恶性肿瘤的 90%,一般称为"卵巢癌"。如果是Ⅰ期患者,有两种不同的意见,即不问分期和病理分类(含组织学的异型度)都可进行生育力保存手术的见解[1,2]和Ⅰ期患者中也要根据分期和病理分类来考虑的见解[3-5]。前者认为只要生育力保存手术的有效性与进行标准手术的情况相同,就可以推荐;后者则认为只有在一定程度上确信绝对预后良好的患者,才可推荐。有人指出,非透明细胞癌 G3 期患者的生育力保存手术的预后可能要比进行标准手术的患者差[5,6],因此认为目前不能采用前者的意见。也有关于透明细胞癌ⅠC1 期的报道[5]指出,包括透明细胞癌的ⅠA/ⅠB/ⅠC1 期患者进行生育力保存手术的预后与进行标准手术的相当,所以,有关是否可以推荐生育力保存手术还存在不同的意见。

有报道[7-9]指出,上皮性交界恶性肿瘤,Ⅰ～Ⅲ期的患者行生育力保存手术要比标准手术的复发率高,因为对于复发的患者,治疗后生存预后良好,所以允许进行生育力保存手术。Ⅳ期患者则没有相关的证据报道。

有报道[10-12]指出,生殖细胞瘤患者是不问分期和病理分类都能推荐进行生育力保存手术的,但这些报道主要是一些回顾性总结,目前尚无前瞻性试验等的确切证据,各国、各组织的指南[13-15]都一致认同,推荐等级定为 B。

有关性索间质肿瘤患者的生育力保存手术的报告很少,但Ⅰ期患者行生育力保存手术的 5 年生存率为 98%,可达到子宫切除术的 97%(5 年生存率)同样良好的结局[16],因此Ⅰ期患者是可以推荐行生育力保存手术的。但是,21 名卵巢支持-间质细胞瘤患者(ⅠA 期 G1:5 名;ⅠA 期 G2:8 名;ⅠA 期 G3:4 名;ⅠC 期 G2:1 名;ⅡB 期 G2:1 名;ⅢC 期 G3:2 名)中有 11 名接受了生育力保存手术,其中 4 名(ⅠA 期 G1:1 名;ⅠA 期 G2:3 名)复发,2 名因肿瘤死亡。另一方面,ⅠA 期进行标准手术的患者则没有复发者。

也许对卵巢支持-间质细胞瘤患者实施生育力保存手术还需慎重考虑[17]。颗粒细胞瘤Ⅰ期的患者较多,由于有关生育力保存手术的分析对象几乎九成都是Ⅰ期,所以Ⅱ期以上的患者能否推荐生育力保存手术并不清楚。

另外,也有报道指出手术后使用含铂类制剂化疗的患者有5%发生继发性闭经[3],但是对于所有的患者,为了防止预后的恶化,必要时要按根治术时同样的标准来判断是否进行标准化疗。

二次参考文献

[1] NCCN. Ovarian Cancer Including Fallopian Tube Cancer and Primary Peritoneal Cancer [EB/OL]. Ver 1. 2016
[2] 日本婦人科腫瘍学会 編. 卵巣がん治療ガイドライン2015年版[M]. 東京:金原出版,2015

参考文献　　　　　　　　　　　　　　　　　　　　　　　　　　　　　　　　（）:证据水平

[1] Fruscio R, Corso S, Ceppi L, et al. Conservative management of early-stage epithelial ovarian cancer: results of a large retrospective series [J]. *Ann Oncol*. 2013;24(1):138-144　　　　　　　　　　（Ⅳb）

[2] Zapardiel I, Diestro MD, Aletti G. Conservative treatment of early stage ovarian cancer: oncological and fertility outcomes [J]. *Eur J Surg Oncol*. 2014;40(4):387-393　　　　　　　　（综述）

[3] Satoh T, Hatae M, Watanabe Y, et al. Outcomes of fertility-sparing surgery for stage I epithelial ovarian cancer: a proposal for patient selection [J]. *J Clin Oncol*. 2010;28(10):1727-1732　　　　（Ⅳb）

[4] Nam JH, Park JY. Fertility-sparing surgery for young women with early-stage epithelial ovarian cancer [J]. *Gynecol Obstet Invest*. 2013;76(1):14-24　　　　　　　　　　　　　　　　（综述）

[5] Kajiyama H, Shibata K, Mizuno M, et al. Long-term survival of young women receiving fertility-sparing surgery for ovarian cancer in comparison with those undergoing radical surgery [J]. *Br J Cancer*. 2011;105(19):1288-1294
　　　　　　　　　　　　　　　　　　　　　　　　　　　　　　　　　　　　　（Ⅳb）

[6] Satoh T, Yoshikawa H. Fertility-sparing surgery for early stage epithelial ovarian cancer [J]. *J pn J Clin Oncol*. 2016;46(8):703-710　　　　　　　　　　　　　　　　　　　　　（综述）

[7] Vasconcelos I, de Sousa Mendes M. Conservative surgery in ovarian borderline tumours: a meta-analysis with emphasis on recurrence risk [J]. *Eur J Cancer*. 2015;51(5):620-631　　　　　　（综述）

[8] Vigano R, Petrone M, Pella F, et al. Surgery in advanced borderline tumors [J]. *Fertil Steril*. 2010;94(3):1163-1165　　　　　　　　　　　　　　　　　　　　　　　　　　　　（Ⅳb）

[9] Uzan C, Kane A, Rey A, et al. Outcomes after conservative treatment of advanced-stage serous borderline tumors of the ovary [J]. *Ann Oncol*. 2010;21(1):55-60　　　　　　　　　　　（Ⅴ）

[10] Ertas IE, Taskin S, Goklu R, et al. Long-term oncological and reproductive outcomes of fertility-sparing cytoreductive surgery in females aged 25 years and younger with malignant ovarian germ cell tumors [J]. *J Obstet Gynaecol Res*. 2014;40(3):797-805　　　　　　　　　　　　（Ⅳb）

[11] Chan JK, Tewari KS, Waller S, et al. The influence of conservative surgical practices for malignant ovarian germ cell tumors [J]. *J Surg Oncol*. 2008;98(2):111-116　　　　　　　　　（Ⅳb）

[12] Gershenson DM, Miller AM, Champion VL, et al. Reproductive and sexual function after platinum-based chemotherapy in long-term ovarian germ cell tumor survivors: a Gynecologic Oncology Group Study [J]. *J Clin Oncol*. 2007;25(19):2792-2797　　　　　　　　　　　　　　　　　（Ⅳb）

[13] NCCN. Ovarian Cancer Including Fallopian Tube Cancer and Primary Peritoneal Cancer [EB/OL]. Ver 1. 2016
　　　　　　　　　　　　　　　　　　　　　　　　　　　　　　　　　　　（指南）

[14] NIH. Ovarian Germ Cell Tumors Treatment (PDQ^R): Health Professional Version [EB/OL]. 2016　　（指南）

[15] 日本婦人科腫瘍学会. 卵巣がん治療ガイドライン2015年版[M]. 東京:金原出版,2015　　（指南）

[16] Zhang M, Cheung MK, Shin JY, et al. Prognostic factors responsible for survival in sex cord stromal tumors of the ovary — an analysis of 376 women [J]. *Gynecol Oncol*. 2007;104(2):396-400　　　（Ⅳb）

[17] Sigismondi C, Gadducci A, Lorusso D, et al. Ovarian Sertoli-Leydig cell tumors. A retrospective MITO study [J]. *Gynecol Oncol*. 2012;125(3):673-676　　　　　　　　　　　　　（Ⅴ）

[18] Bryk S, Färrkkila A, Bützow R, et al. Clinical Characteristics and Survival of Patients With an Adult-Type Ovarian Granulosa Cell Tumor. A 56-Year Single-Center Experience [J]. *Int J Gynecol Cancer*. 2015;25(1):33-41　（Ⅳb）

[19] Chan JK, Zhang M, Kaleb V, et al. Prognostic factors responsible for survival in sex cord stromal tumors of the ovary-A multivariate analysis [J]. *Gynecol Oncol*. 2005;96(1):204-209　　　　　　（Ⅳb）

卵巢恶性肿瘤患者选择生育力保存可采取哪些手术方式？

推荐

1. 上皮性恶性肿瘤,考虑采取患侧附件切除术 + 大网膜切除术 + 腹腔内细胞诊断 + 盆腔和腹主动脉旁淋巴结清扫(活检) ± 对侧卵巢活检 ± 腹腔内多点活检。 推荐等级 C1

2. 上皮性交界性肿瘤,考虑采取患侧附件切除术 + 大网膜切除术 + 腹腔内细胞诊断 + 腹腔内仔细探查。 推荐等级 C1

3. 生殖细胞肿瘤,推荐患侧附件切除术 + 大网膜切除术 + 腹腔内细胞诊断 + 腹腔内仔细探查。 推荐等级 B

4. 性索间质肿瘤,考虑采取患侧附件切除术 + 大网膜切除术 + 腹腔内细胞诊断 + 腹腔内仔细探查。 推荐等级 C1

背景和目的

探讨卵巢恶性肿瘤患者生育力保存手术方式。

说明

对于所有的经组织学分类的卵巢恶性肿瘤患者,生育力保存治疗的手术方式与标准手术方式不同点就在于,至少子宫和单侧的附件(卵巢 + 输卵管)是保留下来的。

上皮性恶性肿瘤占卵巢恶性肿瘤的 90%,即一般所说的"卵巢癌"。因为保留生育力的对象只是 I 期患者,腹腔内各部分活检有疑似病变时,对于大网膜切除术,可以选择横结肠下的大网膜部分切除术。pT1 的所属淋巴结转移的比例,根据病理分类而不同。有报道,黏液性癌是 0%～4.2%[1-5];浆液性癌是 30% 左右[2-4]。另外,透明细胞癌是从个位百分数到近 30%,不同的报道提示了差别较大的结果[2-5]。有不少报告显示,内膜样癌是 0%～2.8%,但没有高可信度的淋巴结转移比例的报告[2-5]。因此,对很少有淋巴结转移的 I 期黏液性高分化型癌症患者,在术中进行充分的淋巴结触诊或淋巴结活检就可以了。其他病理类型的卵巢癌患者,原则上一期手术中要进行淋巴结清扫和活检,如果不确定的话,可以不行淋巴结清扫和活检,等待最终的病理诊断,病理确诊为卵巢癌后,考虑进行再次手术实施淋巴结清扫和活检。

上皮性交界性肿瘤,根据 Arbeitsgemeinschaft Gynäkologische Onkologie(AGO)进行的 950 例交界性肿瘤患者的大规模回顾性调查研究[6]发现,对未满 40 岁的病例进行盆腔淋巴结和腹主动脉旁淋巴结检查的比例为 17.5% 和 10.4%。交界性肿瘤患者因为有良好的生存预后,有关淋巴结术前的影像诊断和术中触诊,只在有淋巴结肿大时,才推荐进行活检。

生殖细胞瘤,有报道显示后腹膜淋巴结清扫并不影响预后,可以省略[7]。虽然没有前瞻性试验等的高可信度证据,但各国各组织的指南都是一致的[8-10],故推荐等级定为 B。有报道指出,生殖细胞瘤的预后因素与手术时的有无残存肿瘤有相关性[11,12]。另外,BEP 疗法(博来霉素、依托泊苷、顺铂)效果显著,有大量残存肿瘤存在时,有可能会发生肿瘤崩溃综合征[13]。为此,对于晚期患者,为了使可能范围内的肿瘤缩小,应快速及时开始化疗，避免脏器损伤和合并切除。

性索间质肿瘤，已知颗粒细胞瘤的后腹膜淋巴结转移率低（0％～5.1％）[14-16]，可以省略后腹膜淋巴结清扫。未发现有探讨卵巢支持-间质细胞瘤患者行后腹膜淋巴结清扫的相关报道。

二次参考文献

［1］NCCN. Ovarian Cancer Including Fallopian Tube Cancer and Primary Peritoneal Cancer ［EB/OL］. Ver 1. 2016
［2］日本婦人科腫瘍学会 編. 卵巣がん治療ガイドライン2015 年版［M］.東京：金原出版，2015

参考文献

（）：证据水平

［1］Cho YH，Kim DY，Kim JH，et al. Is complete surgical staging necessary in patients with stage I mucinous epithelial ovarian cancer ［J］. *Gynecol Oncol*. 2006;103(3)：878-882　　　　　　　　　　　　　　　（Ⅳb）

［2］Baiocchi G，Raspagliesi F，Grosso G，et al. Early ovarian cancer：Is there a role for systematic pelvic and para-aoric lymphadenectomy? ［J］. *Int J Gynecol Cancer*. 1998;8(2)：103-108　　　　　　　　　　　（Ⅳb）

［3］Morice P，Joulie F，Camatte S，et al. Lymph node involvement in epithelial ovarian cancer：Analysis of 276 pelvic and paraaortic lymphadenectomies and surgical implications ［J］. *J Am Coll Surg*. 2003;197(2)：198-205　　　（Ⅳb）

［4］Suzuki M，Ohwada M，Yamada T，et al. Lymph node metastasis in stage I epithelial ovarian cancer ［J］. *Gynecol Oncol*. 2000;79(2)：305-308　　　　　　　　　　　　　　　　　　　　（Ⅳb）

［5］Negishi H，Takeda M，Fujimoto T，et al. Lymphatic mapping and sentinel node identification as related to the primary sites of lymph node metastasis in early stage ovarian cancer ［J］. *Gynecol Oncol*. 2004;94(1)：161-166　　（Ⅳb）

［6］Trillsch F，Mahner S，Woelber L，et al. Age-dependent differences in borderline ovarian tumours（BOT）regarding clinical characteristics and outcome：Results from a subanalysis of the Arbeitsgemeinschaft Gynaekologische Onkologie （AGO）ROBOT Study ［J］. *Ann Oncol*. 2014;25(7)：1320-1327　　　　　　　　　　（Ⅳb）

［7］Mahdi H，Swensen RE，Hanna R，et al. Prognostic impact of lymphadenectomy in clinically early stage malignant germ cell tumour of the ovary ［J］. *Br J Cancer*. 2011;105(4)：493-497　　　　　　　　　（Ⅳb）

［8］NCCN. Ovarian Cancer Including Fallopian Tube Cancer and Primary Peritoneal Cancer ［EB/OL］. Ver 1,2016　　　　　　　　　　　　　　　　　　　　　　　　　　　　　　　　　（指南）

［9］NIH. Ovarian Germ Cell Tumors Treatment（PDQ^R）：Health Professional Version ［EB/OL］. 2016　　（指南）

［10］日本婦人科腫瘍学会 編.卵巣がん治療ガイドライン2015 年版［M］.東京：金原出版，2015　　（指南）

［11］Gershenson DM. Management of ovarian germ cell tumors ［J］. *J Clin Oncol*. 2007;25(20)：2938-2943　　（综述）

［12］Satoh T，Aoki Y，Kasamatsu T，et al. Administration of standard-dose BEP regimen（bleomycin + etoposide + cisplatin）is essential for treatment of ovarian yolk sac tumour ［J］. *Eur J Cancer*. 2015;51(3)：340-351　　（Ⅳb）

［13］Doi M，Okamoto Y，Yamauchi M，et al. Bleomycin-induced pulmonary fibrosis after tumor lysis syndrome in a case of advanced yolk sac tumor treated with bleomycin，etoposide and cisplatin（BEP）chemotherapy ［J］. *Int J Clin Oncol*. 2012;17(5)：528-531　　　　　　　　　　　　　　　　　　　　　　　　　　　（Ⅴ）

［14］Karalok A，Turan T，Ureyen I，et al. Prognostic Factors in Adult Granulosa Cell Tumor：A Long Follow-Up at a Single Center ［J］. *Int J Gynecol Cancer*. 2016;26(4)：619-625　　　　　　　　　　（Ⅳb）

［15］Ertas IE，Gungorduk K，Taskin S，et al. Prognostic predictors and spread patterns in adult ovarian granulosa cell tumors：a multicenter long-term follow-up study of 108 patients ［J］. *Int J Clin Oncol*. 2014;19(5)：912-920　（Ⅳb）

［16］Park JY，Jin KL，Kim DY，et al. Surgical staging and adjuvant chemotherapy in the management of patients with adult granulosa cell tumors of the ovary ［J］. *Gynecol Oncol*. 2012;125(1)：80-86　　　　　　　　（Ⅳb）

女性生殖系统

生育力保存治疗后应该如何实施妊娠支持?

推荐

1. 宫颈癌患者的生育力保存：行广泛宫颈切除术的患者，其妊娠支持是考虑人工授精或者是体外受精。

   推荐等级 C1

2. 子宫内膜癌患者的生育力保存：为了尽早妊娠成功，考虑人工授精或者是体外受精。

   推荐等级 C1

3. 卵巢癌患者的生育力保存：需要在向患者充足提供有关取卵手术会造成病灶组织扩散和转移风险信息基础上，考虑体外受精。

   推荐等级 C1

背景和目的

　　妇科肿瘤的生育力保存，有手术治疗和药物疗法，但这些疗法对生殖系统的影响仍然蕴含着诸多问题。具体来说，会产生诸如"针对宫颈癌的手术，因为改变了子宫本身的构造，辅助生殖技术的介入是否有必要"，或者"子宫内膜癌进行药物治疗后，为了尽早妊娠，辅助生殖技术的介入是否有必要"的疑问。对这些疑问的回答不明晰，反而会让人对生育力保存的意义产生疑问。本 CQ 针对这些疑问，基于目前已经有的知识和见解进行探讨。同时，本 CQ 中的"妊娠支持"定义为"包括从不孕治疗前阶段的开始自我排卵监测、一般不孕治疗、ART 等的不孕治疗在内的广义概念"。

说明

　　1. 行宫颈锥切术后的患者进行生育力保存后，受孕方法积极采取体外受精合适吗?

　　对于 CIN 实施的宫颈部锥切术等的生育力保存病例，并没有明确的必须积极进行体外受精的见解。尽管有几个报告的病例[1,2]，但并未明显支持体外受精有效性，而是要考虑基本的年龄、是否存在输卵管因素、男性因素、不孕时间等综合因素后再来探讨诊疗方案。

　　2. 行广泛宫颈切除术后的患者，可以推荐实施体外受精吗?

　　针对宫颈癌的生育力保存，对实施了广泛宫颈切除术的病例，尽管没有明确的报告可以积极进行体外受精，但人工授精或者体外受精得以妊娠的报告很多，而自然受孕的病例则很少[3,4]。要考虑基本的年龄、输卵管因素的有无、男性因素的有无、不孕时间等因素，在充分知情同意的基础上，实施人工授精或者体外受精才是合适的。另外，允许妊娠的时期，以术后 3 个月为妥[3]。怀孕成功后，一定要充分认识这是高风险妊娠，要经常进行预防感染的阴道内环境的 pH 检测，要严格管理包括工作和性生活在内的生活环境，分娩必须在有围产医学中心的医疗机构进行[3]。

　　3. 子宫体癌患者行生育力保存后的受孕方法，积极实施体外受精合适吗?

　　尽管针对子宫体癌使用 MPA 疗法有较高的缓解率，但另一方面，缓解后复发的危险性也较高，因此，希望能够更迅速地成功怀孕。为此，可以考虑有更高怀孕率的体外受精，这是能够获得婴儿可能性较高的方法，但已知体外受精的成功率因年龄不同，成功率并不高。有必要在充足提供有关辅助生殖医疗详细信息的基础上来决定受孕方案。涉及子宫体癌患者辅助生殖技术（assisted reproductive technology，ART）实施状况的报告有一些，Gallos 等的荟萃回归分析指出，ART 实施人群比未实施 ART 人群的怀孕率要高[5]。有涉及促排卵和子宫体癌相关联的报告，结论是不孕症所产生的风险程度要高于促排卵所致的风险[6]。另外，促排卵与子宫体癌的复发风险相关的报告几乎没有，因此认为诱发排卵成为复发风险因素是没有根据的[5-8]。从以上的观点来看，为了实现尽早怀孕成功的目的，有必要在向患者提供充足信息基础上探讨实施体外受精。

4. 作为卵巢癌患者行生育力保存术后的受孕方法，实施体外受精合适吗？

基于针对卵巢癌的标准治疗再实施生育力保存治疗的病例，在探讨实施体外受精时，单侧卵巢有癌变的话，会担心实施对侧卵巢取卵时会有穿过癌组织或在阴道壁扩散的危险性。根据组织分型，保存的卵巢组织癌肿复发率有差异，但没有一种是 0％。尽管也有对保存的对侧卵巢实施取卵，但对其预后并没有进行充分的研究，所以无法确保其安全性[9-12]。由此，对于保存的对侧卵巢取卵，并没有明确的证据，有必要向患者转达其潜在风险的基础上，慎重探讨诊疗方案。有关已使用抗癌药病例的治疗开始时间，尽管没有明确的标准，如果考虑从原始卵泡发育到排卵为止的卵泡形成期间，3～6 个月的避孕期后才允许怀孕。

二次参考文献

日本婦人科腫瘍学会 編. 子宮体がん治療ガイドライン2013 版[M]. 東京：金原出版，2013

参考文献

（）：证据水平

［1］ Plante M，Roy M. Fertility-preserving options for cervical cancer. *Oncology*（Williston Park）[J]. 2006；20（5）：479-488 　　　　（综述）

［2］ Fagotti A，Gagliardi ML，Moruzzi C，et al. Excisional cone as fertility-sparing treatment in early-stage cervical cancer [J]. *Fertil Steril*. 2011；95（3）：1109-1112 　　　　（Ⅴ）

［3］ Speiser D，Kohler C，Schneider A，et al. Radical vaginal trachelectomy：a fertility-preserving procedure in early cervical cancer in young women [J]. *Dtsch Arztebl Int*. 2013；110（17）：289-295 　　　　（综述）

［4］ Tokunaga H，Watanabe Y，Nikura H，et al. Outcomes of abdominal radical trachelectomy：results of a multi-center prospective cohort study in a Tohoku Gynecologic Cancer Unit [J]. *Int J Clin Oncol*. 2015；20（4）：776-780 　　　　（Ⅳb）

［5］ Gallos ID，Yap J，Rajkhowa M，et al. Regression，relapse，and live birth rates with fertility-sparing therapy for endometrial cancer and atypical complex endometrial hyperplasia：a systematic review and meta-analysis [J]. *Obstet Gynecol*. 2012；207（4）：266. e1－266. e12 　　　　（Ⅳa）

［6］ Sallam HN，Abdel-Bak，Sallam HN. Does ovulation induction increase the risk of gynecological cancer？[J]. *FVV IN Obgyn*. 2013；5（4）：265-273 　　　　（综述）

［7］ Burke WM，Orr J，Leitao M，et al. Endometrial cancer：a review and current management strategies：part Ⅱ [J]. *Gynecol Oncol*. 2014；134（2）：393-402 　　　　（综述）

［8］ Koskas M，Uzan J，Luton D，et al. Prognostic factors of oncologic and reproductive outcomes in fertility-sparing management of endometrial atypical hyperplasia and adenocarcinoma：systematic review and meta-analysis [J]. *Fertil Steril*. 2014；101（3）：785-794 　　　　（Ⅳb）

［9］ Morice P，Camatte S，El Hassan J，et al. Clinical outcomes and fertility after conservative treatment of ovarian borderline tumors [J]. *Fertil Steril*. 2001；75（1）：92-96 　　　　（Ⅳb）

［10］ Palomba S，Falbo A，Del Negro S，et al. Ultra-conservative fertility-sparing strategy for bilateral borderline ovarian tumours：an 11-year follow-up [J]. *Hum Reprod*. 2010；25（8）：1966-1972 　　　　（Ⅱ）

［11］ Zhu HL，Wang Y，Li XP，et al. Gonadotropin-releasing hormone agonists cotreatment during chemotherapy in borderline ovarian tumor and ovarian cancer patients [J]. *Chin Med J*（Engl）. 2013；126（4）：688-691 　　　　（Ⅱ）

［12］ du Bois A，Heitz F，Harter. Fertility-sparing surgery in ovarian cancer：a systematic review [J]. *Onkologie*. 2013，36（7-8）：436-443 　　　　（Ⅳb）

乳腺总论

晚育的影响，使得确诊发现乳腺癌时有生育需求的年轻患者越来越多。由于乳腺癌患者早期发现的增加、药物治疗效果的改善，使乳腺癌患者治疗后可长期生存的同时，也发现由于肿瘤的激素依赖性、化疗引起的卵巢功能低下，以及长期使用激素治疗后的年龄增加等因素造成了乳腺癌患者的生育障碍。本章在讨论乳腺癌患者的生育力保存和妊娠时，主要探讨肿瘤治疗时肿瘤科医师及生殖专科医师必须留意的事项（CQ1～CQ5）。

1. 流行病学

在日本，成年女性罹患肿瘤第一位的是乳腺癌，其发病数量每年上升，2016 年推测约有 9 万人被新诊断为乳腺癌的发病者[1]。如果根据日本乳腺癌协会 2014 年登记的数据，未满 35 岁的年轻患者占比不超过全体乳腺癌的 2.0%，但未满 45 岁的就上升到占全体的 14.7%[2]，每年育龄期的乳腺癌发病人数超过 1 万人。

2. 病情

导管原位癌（ductal carcinoma *in situ*，DCIS）等的非浸润癌（0 期）原则上只要进行局部手术治疗即可治愈。病灶仅限于乳房及其周围淋巴结转移。且可进行根治性手术的 I～IIIA 期的乳腺癌，通过手术以及加上需要进行的综合治疗可以得到临床治愈。病变浸润到胸壁和皮肤的 IIIB 期乳腺癌，确认同侧的锁骨上淋巴结和胸骨旁淋巴结有转移的 IIIC 期的乳腺癌，只要早期综合治疗中没有恶化和远处转移，通过综合治疗也可以达到临床治愈。诊断时确认有远处转移的 IV 期和远处转移复发的乳腺癌，由于综合治疗方法的进步，治疗效果已得以改善，但一般难以根治。转移频率较高的组织和脏器，有皮肤及软组织、骨、肺和胸膜、肝脏等。

3. 治疗和预后

乳腺癌治疗中对生育力影响较大的是药物治疗。可根据肿瘤分期、激素受体和 HER2 等的生物标志物的表达情况、月经情况，推荐乳腺癌的药物治疗方案。所谓"标准治疗"，就是根据比较试验研究，确证无复发和有生存优势的治疗，但对乳腺癌的治疗，药物的效果还是有相对和局限性的。在决定药物治疗方案时，要考虑复发风险、药物的治疗效果、药物引起的副作用等的不利因素，在向患者提供充足信息的基础上，推荐与患者一起协商制订治疗方案（shared decision making）。

I 期和 II 期的乳腺癌 5 年生存率超过 90%，目前处于此分期的患者可能存在过度治疗的情况。Oncotype DX 等多基因检测[3]，正在积累预测复发和化疗效果的数据，有利于今后药物个体化治疗的更进一步发展。

4. 乳腺癌患者生育力相关问题

对于育龄期的乳腺癌患者，手术前后实施的化疗和激素疗法有造成生育力降低或丧失的风险。不同药物化疗造成的卵巢毒性也令人担忧[4]。雌激素受体阳性的乳腺癌患者的标准术后激素疗法为5～10年,由于可能造成致畸性等的因素,在内分泌药物等激素治疗期间禁止妊娠。为此,以他莫昔芬为代表的激素治疗药物尽管对卵巢的直接毒性较小,但因年龄不同,有的患者在激素治疗结束时已经很难自然受孕。进一步对于激素受体阳性的乳腺癌,由妊娠和诱发排卵造成的激素环境变化给乳腺癌的预后带来的可能影响也尚未明确。

在本章中,肿瘤科和生殖专科的医师在与患者商量有关生育力保存和妊娠时,要特别就以下5个重要的CQ进行探讨。首先,CQ1中探讨"哪些乳腺癌患者有生育力保存治疗的指征",同时也探讨乳腺癌术后的妊娠安全性。另外,实施生育力保存时,要考虑是否为了取卵而延迟开始药物治疗。CQ2探讨了"乳腺癌患者希望生育力保存时,可以允许延迟化疗开始吗"。CQ3讨论"若乳腺癌患者希望生育,从肿瘤预后的角度考虑,治疗结束后何时可以怀孕"以及CQ4中"若乳腺癌患者希望生育,由于使用过有致畸性等的药物治疗和放疗,从安全性观点来看,治疗结束后多久可以怀孕",进一步探讨有关妊娠和分娩可能的时段。最后CQ5就"有生育需求的乳腺癌患者选择生育力保存有哪些推荐方法"从生育力保存的效果和实施可能性角度,向乳腺癌患者推荐生育力保存方法。乳腺癌患者的生育力保存,有关妊娠和分娩相关的更详细CQ,日本肿瘤生殖医学会编写的《乳腺癌患者的妊娠和分娩与生殖医学相关的诊疗指南2017版》中有详细的说明,可参照该指南[5]。

乳腺癌患者若考虑生育力保存,从乳腺癌的确诊到开始药物治疗之前的有限期间内,要完成知情同意、决定是否实施生育力保存和开始药物治疗前的所有手续及评估,各相关诊疗科室之间的知识共享、有关患者个体状况的信息共享、进一步各专业科室间的密切协作都是非常重要的。参见图4-1、表4-1。

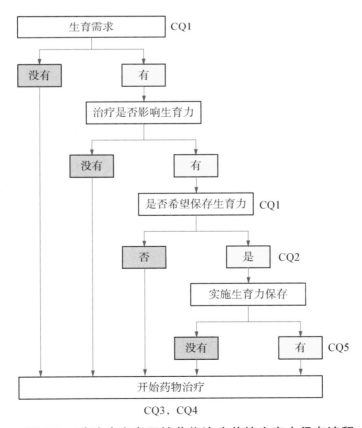

● 图 4-1 ● 乳腺癌患者开始药物治疗前的生育力保存流程

(2014 年 1 月网站上有部分修订)

风险程度	治疗方案	患者年龄及给药总量等的因素
高风险（＞70％）	环磷酰胺总量	5 g/m² (＞40 岁)；7.5 g/m² (＜20 岁)
中风险（30％～70％）	环磷酰胺总量	5 g/m² (30～40 岁)
	针对乳腺癌的 AC 疗法	×4 个周期＋紫杉醇/多西他赛(＜40 岁)
	贝伐单抗(Avastin)##	
低风险（＜30％）	用于乳腺癌的包括环磷酰胺在内的治疗方案	CMF、CEF、CAF(＜30 岁)
超低风险,或者无风险	含有长春新碱的联合用药	
不明	单克隆抗体(曲妥珠单抗)	

http://www.asco.org/sites/www.asco.org/files/fp_data_supplement_012914.pdf

＃＃贝伐单抗：起初 ASCO 2013 指南中,贝伐单抗的风险被定为"不明"。但是由于 NSABP C-08 试验(结肠癌的术后辅助疗法在化疗基础上加上贝伐单抗的Ⅲ期临床试验)中,mFOLFOX6＋贝伐单抗组与 mFOLFOX6 组比较,显示出具有统计学意义的高发卵巢功能不全(定义：停经 3 个月,FSH 30mU/mL 以上)(RR, 14；95％ CI 4～53),FDA 2011 年发布公告"针对女性患者使用贝伐单抗前,要告知产生卵巢功能不全的可能性"(http://www.cancer.gov/about-cancer/treatment/drugs/fda-bevacizumab)。ASCO 在网站上对化疗以及放疗造成性腺毒性的分类于 2013 年进行了修订,其结果对贝伐单抗的风险分类定为"中度风险"。但是发现 mFOLFOX6＋贝伐单抗组的卵巢功能不全病例有 86.2％最终都恢复了功能,该试验的受试者中的 70.2％是 40 岁以上(其中 50 岁以上的占 13.1％)的患者,从试验开始后 6 个月的时间点的评价(卵巢功能不全),在判断"贝伐单抗属于对性腺毒性有中度风险的药物"时需要充分的注意。

LIVESTRONG 基金会生育希望计划(www.livestrong.org/fertilehope)

基金会不直接或间接地从事医学实践。此处提供的信息既不是有意也不是暗示构成医疗建议、诊断或治疗。所提供的任何信息都不应被视为完整的,并且不得用于代替您的医生或其他医疗保健提供者的就诊、电话、咨询或建议。在开始新的治疗之前,或在你可能有任何关于医疗状况的问题之前,一定要亲自拜访或与合格的医疗服务提供者交谈。不要因为你在这里读到的东西而忽视或延迟寻求医疗建议。

参考文献

［1］国立がん研究センターがん対策情報センター. がん統計予測 2016 年［EB/OL］. 2016

［2］日本乳癌学会. 全国乳癌患者登録調査報告［EB/OL］. 2014

［3］Palk S，rang G，Shak S，et al. Gene expression and benefit of chemotherapy in women with node-negative estrogen receptor-positive breast cancer［J］. *J Clin Oncol*. 2006；24(23)：3726-3734

［4］ASCO. 化学療法および放射線療法の性腺毒性によるリスク分類(女性)［EB/OL］. 2013(日本かん・生殖医療学会 WEBサイト参照 http://www.j-sfp.org/public_patient/fertility_treatment.html)

［5］日本かん・生殖医療学会. 乳がん患者の妊娠・出産と生殖医療に関する診療の手引き2017 年版［M］. 東京：金原出版,2017

乳腺 CQ1

哪些乳腺癌患者有生育力保存治疗的指征？

推荐

1. 进行标准治疗，能够期待长期预后的 0～Ⅲ 期的乳腺癌患者可以考虑。　　**推荐等级 C1**

2. 伴有远处转移的 Ⅳ 期或者乳腺癌复发患者没有指征。　　**推荐等级 D**

背景和目的

乳腺癌的治疗因人而异，考虑到治疗引起的不良反应，要根据临床分期（stage）、亚型（subtype）、复发风险、治疗效果（药物敏感性）等制订计划和实施治疗方案，但原发性乳腺癌的约 70% 的患者属于雌激素受体阳性的激素敏感型肿瘤，只是乳腺癌术后的妊娠和生育力保存引起激素环境的变化会影响乳腺癌的预后。本 CQ 针对将来希望生育的乳腺癌患者，从生育力保存治疗对乳腺癌患者的预后影响的角度，探讨乳腺癌治疗后为实现妊娠行生育力保存疗法的指征，以避免因为治疗前提供或了解信息不足，导致不必要地放弃了将来有可能的妊娠，或者是对妊娠有过度的期待。

说明

目前，乳腺癌的治疗方案大致根据临床分期和亚型来决定。乳腺癌从非浸润性原位癌到浸润性癌，向远处转移进展，根据其临床分期选择局部治疗（手术、放疗），全身药物治疗（化疗、激素疗法、分子靶向治疗）。乳腺癌临床分期使用国际通用的 TNM 分类。

非浸润性原位癌（Stage 0）：由于术后的药物治疗没有改善生存比例的效果，术后的激素治疗也非必需[3]，如果术后不进行激素治疗时，局部治疗结束后可以迅速妊娠和分娩。另一方面，Ⅳ 期的乳腺癌或者伴有远处转移的复发乳腺癌患者，一般长期预后不可期待。Ⅳ 期或者复发乳腺癌患者常常需要进行持续的药物治疗，不仅没有足够的生育所需时间，而且也不能保证妊娠和分娩对母体的安全，所以不推荐这些患者怀孕。

Ⅰ～Ⅲ 期的浸润性癌症，要根据复发风险联合进行术后辅助或术前全身药物治疗。目前临床上，从使用原来的药物敏感性标志物——根据雌激素受体（estrogen receptor，ER）、孕激素受体（progesterone receptor，PgR）、HER2，到目前进一步增加了增殖活性标志物 Ki-67 的免疫组化染色结果，将乳腺癌分为"Luminal A 型""Luminal B 型（HER2 negative）""Luminal B 型（HER2 positive）""HER2 positive（non-luminal）""三阴性乳腺癌 triple negative（ductal）"[1]。

患者以 ER(+)/HER2(−) 即 Luminal 型为多数，约占到七成。针对这些患者，作为术后的辅助药物治疗，使用激素疗法有抑制复发的效果，但追加化疗也有改善预后的患者群，所以有必要个性化地探讨哪些病例需要实施化疗。HER2 阳性的乳腺癌以及三阴性（Triple negative）乳腺癌，推荐抗 HER2 治疗和化疗。实施标准的术后辅助药物疗法，并不一定能保证长期预后，但患者希望生育时，可以考虑在提供充足的关于复发风险信息的基础上推荐妊娠。

关于乳腺癌治疗后的妊娠对患者预后的影响，有许多回顾性病例对照研究、群体研究的报告。Azim 等从中抽出了 14 个质量可靠的可评价研究，进行了荟萃分析[4]。乳腺癌治疗后怀孕的 1244 例和未怀孕的 18 145 例进行比较后的结果显示，怀孕组的预后得以改善[Pooled RR = 0.59（99% CI：0.5～0.7）]。考虑到有称为"healthy mother effect（没有复发，自觉健康的女性怀孕、分娩，而受到疾病影响的女性则不妊娠）"的心理暗示存在选择偏差的情况，病例比较研究的亚组分析结果显示，怀孕组与未怀孕组之间的总生存期的差异无统计学意义[PRR = 0.85（95% CI：0.53～1.350）]。而且没能坚持到分娩的妊娠（包括流产）和坚持到分娩的病例比较，两者的预后也无差别。另外，对不同的雌激素受体表达的乳腺癌术后妊娠对预后的影响，由多机构共同进行的配对病例对照研究（$n = 1207$，其中激素受体阳性患者 686 例）显示，妊娠组与非妊娠组的生存期与激素受体表达无关，且不存在统计学差异[5]。

如上所述，从目前研究获得的证据看，对于乳腺癌治疗后妊娠的病例，没有明显的根据劝说患者妊娠会使乳腺癌预后恶化而避免怀孕或者劝说其人工流产。但需要留意的是，这些研究并不包括转移性乳腺癌患者的病例，而且也没有说明是自然怀孕还是实施辅助生殖治疗（assisted reproductive technology，ART）受孕。

其次，有关治疗前对生育力保存的担忧，是因为生育力保存延迟了化疗等治疗的开始时间（参照CQ2）、长期的激素治疗和年龄增加对妊娠和分娩时期的影响（参照CQ4）以及 Luminal 型的患者因诱发排卵等伴随雌激素一过性上升的影响。

对于激素受体阳性的乳腺癌患者实施的诱发排卵，对乳腺癌预后的影响尚不清楚。Goldrat 等[6]比较了自然妊娠组（173 例）与 ART 实施组（25 例），平均观察时间是 63 个月和 50 个月，报告结果显示作为乳腺癌的预后并没有明显差别，但该研究的病例数较少且是回顾性研究，ART 实施例中包括了接受供卵的ART 实施例，从手术开始的观察时间也比较短，所以说实施 ART 是安全的结论还是困难的。

对于接受 ART 的患者，有乳腺癌发病风险上升的否定性报告的同时，也有体外受精（in vitro Fertilization，IVF）治疗后一年以内有乳腺癌发病风险一过性上升的报告，所以结论并不一致。为了缓和雌激素一过性上升，进行有效的诱发排卵，在给予促性腺激素时，可以联合使用芳香化酶抑制剂（参照CQ5）。有必要注意的是，像这样的针对雌激素受体阳性的乳腺癌患者，尚无有关卵巢刺激安全性的充分证据，对于激素受体阳性的病例，实施生育力保存必须慎重。尤其是对于预定进行术前化疗的患者，由于尚无在乳腺癌状态下的卵巢刺激的安全性数据且会延迟开始治疗的时间，因此不推荐进行生育力保存，如果希望进行生育力保存的话，必须先进行手术，再探讨治疗策略。

综上，对于能够期待长期预后的 0～Ⅲ期的术后乳腺癌患者，可以推荐其术后一定时间后妊娠以及综合治疗前进行生育力保存。但要注意对于还未明确选择生育力保存是否安全的患者人群，有必要慎重探讨有无生育力保存的指征条件。

二次参考文献

1. ASCO 指南
   ［1］Lee SJ, Schover LR, Partridge AH, et al. ASCO Recommendations on Fertility Preservation in Cancer Patients ［J］. *J Clin Oncol*. 2006;24(18)：2917-2931
   ［2］Loren AW, Mangu PB, Beck LN, et al. Fertility Preservation for Patients With Cancer：ASCO Clinical Practice Guideline Update ［J］. *J Clin Oncol*. 2013;31(19)：2500-2510
   ［3］ASCO. Fertility Preservation for Patients with Cancer：American Society of Clinical Oncology Clinical Practice Guideline Update (2013)［EB/OL］. ASCO Guidelines Data Supplement
2. Wolff MV, et al. Fertility preservation in women — a practical guide to preservation techniques and therapeutic strategies in breast cancer, Hodgkin's lymphoma and borderline ovarian tumours by the fertility preservation network FertiPROTEKT ［J］. *Arch Gynecol Obstet*. 2011;284：427-435
3. ISFP 的方针（JARG 杂志）
   ［1］ISFP. Practice Committee, et al. Recommendations for fertility preservation in patients with lymphoma, leukemia, and breast cancer ［J］. *J Assis Reprod Genet*. 2012;29(6)：465-468
   ［2］Schmidt KT, Andersen CY, et al. Recommendations for fertility preservation in patients with lymphomas ［J］. *J Assist Reprod Genet*. 2012;29(6)：473-477
   ［3］Klemp JR, Kim SS. Fertility preservation in young women with breast cancer ［J］. *J Assist Reprod Genet*. 2012;29(6)：469-472

［4］ NCCN. Adolescent and Young Adult Oncology［EB/OL］. ver. 2. 2014. Featured Updates to the NCCN Guidelines

参考文献

（ ）：证据水平

［1］ Coates AS，Winer EP，Goldhirsch A，et al；Panel members. Tailoring therapies — improving the management of early breast cancer：St Gallen International Expert Consensus on the Primary Therapy of Early Breast Cancer 2015［J］. *Ann Oncol*. 2015；26（8）：1533-1546 （综述）

［2］ 日本乳癌学会. 臨床・病理乳癌取扱い規約［M］. 17 版. 東京：金原出版，2012 （其他）

［3］ Wapnir IL，Dignam JJ，Fisher B，et al. Long-term outcomes of invasive ipsilateral breast tumor recurrences after lumpectomy in NSABP B-17 and B-24 randomized clinical trials for DCIS［J］. *J Natl Cancer Inst*. 2011；103（6）：478-488 （Ⅱ）

［4］ Azim HA Jr，Santoro L，Pavlidis N，et al. Safety of pregnancy following breast cancer diagnosis：a meta-analysis of 14 studies［J］. *Eur J Cancer*. 2011；47（4）：74-83 （Ⅳb）

［5］ Azim HA，Kroman N，Paesmans M，et al. Prognostic Impact of Pregnancy After Breast Cancer According to Estrogen Receptor Status：A Multicenter Retrospective Study［J］. *J Clin Oncol*. 2013；31（1）：73-79 （Ⅳb）

［6］ Goldrat O，Kroman N，Peccatori FA，et al. Pregnancy following breast cancer using assisted reproduction and its effect on long-term outcome［J］. *Eur J Cancer*. 2015；64（12）：1490-1496 （Ⅳb）

乳
腺

乳腺癌患者希望保存生育力时，可以允许延迟化疗开始吗？

1. 因生育力保存使得术后化疗延迟开始的时间可以容许到术后 12 周为止。但也有术后超过 5 周的延迟化疗就会影响预后的报告，所以实施生育力保存时，必须迅速及时实施。　　　　推荐等级 C1

2. 术前化疗的情况下，由于生育力保存而延迟开始治疗的安全性尚无确切的研究结果，因此不被允许。不要延迟预定化疗的开始时间，实施生育力保存时，必须及时迅速实施。　　　　推荐等级 C2

3. 乳腺癌患者术前化疗时不允许因生育力保存而延迟开始治疗。实施生育力保存时，必须及时迅速实施，推荐遵守化疗开始时间。　　　　推荐等级 C2

背景和目的

乳腺癌患者为了生育力保存进行辅助生殖技术（ART）时，由于促排卵和取卵可能要适当延迟开始药物治疗的时间。在此探讨延迟开始药物治疗的可允许时间范围。

说明

术后化疗的主要目的是杜绝微小转移，改善预后。为此，从理论上来说，术后必须迅速及时地尽早开始化疗。目前的研究尚未完全明确术后药物治疗可以延迟多久仍能不影响改善预后及治疗效果。其主要的原因是没有进行过术后化疗的开始时期随机化比较的前瞻性临床试验。

至今为止，有对术后化疗的开始时期与预后的关系进行的回顾性研究[1-11]，或者是前瞻性队列研究[12]的探索。这些研究由于没有预先在化疗开始时就进行随机化，在事实上是"化疗延迟开始"的背后，必须留意有很多的交叉因子互相影响。大量的研究，根据已知的预后因子进行了补正，所以不能完全排除交互影响。另外，需要注意的是这些研究不是仅限于年轻人的研究探讨，而且几乎都是在现在所使用的含紫杉醇的标准化辅助化疗以前的研究。

以往的研究中，将手术后早期开始化疗的组作为对照组，与化疗开始时间超过对照组的两组之间，就无病生存期和总生存期有关的风险比（hazard ratio，HR），探讨了不同化疗开始时期对预后的影响[1-4,6,7,12]。其中，有一个前瞻性队列研究（$n = 229$），显示与对照组（未满 35 d 开始化疗）相比，延迟治疗组（35 d 以上开始化疗）的总生存期有统计学差异的劣势[12]。但这一研究结果与其说是个例外，不如说在其他的报告中，显示只要在术后 12 周以内开始化疗，与对照组相比，预后并不差[1-4,6,7]。另一方面，有三个回顾性研究，报道了超过 12 周开始化疗组，与 4 周以内开始化疗组相比，总生存期显示有统计学意义的劣势[3-5]。

系统性综述中，对参考文献 1～6 和 12 的研究进行了分析[13]。该分析从手术到化疗为止的期间和总生存期与无病生存的风险比（HR），进行了以后者对数化后的线性关系为基础的推测。结果显示，参照延迟 4 周的术后化疗、总生存事件、无病生存事件的不同风险，计算出有 1.15 倍（95% CI：1.03～1.28）、1.16 倍（95% CI：1.01～1.33）的增加。进一步用该研究结果，计算了延迟 8 周化疗的总生存事件，即死亡的风险增加了 32.25%（$1.15 \times 1.15 = 1.3225$ 倍）。Yu 和他的同事们在 Early Breast Cancer Trialists'

Collaborative Group（EBCTCG）报告中指出，由于术后辅助化疗，10 年间的乳腺癌患者死亡率减少了36％[14]，主张化疗延迟以 8 周以内为妥[13]。

如上所述，术后化疗的延迟时间必须尽可能短，如果可能的话，术后 4 周以内，最迟按个人情况在 8～12 周以内开始为妥。有关术后内分泌疗法的开始延迟对预后的影响，几乎没有高质量的研究，但认为应该与术后化疗同样，尽可能将延迟时间缩短。

另外，有关延迟术前化疗开始对预后的研究并没有开展，目前尚没有证据。但是，对于需要术前化疗的病例，大多要比先进行手术的病例即术后进行化疗的病例复发风险要高，所以治疗也必须要比术后化疗病例更快开始。而且，患癌状态下（尤其是雌激素受体阳性的乳腺癌）ART 的安全性也没有得到验证。

二次参考文献

1. ASCO 指南
   ［1］ Lee SJ, Schover LR, Partridge AH, et al. ASCO Recommendations on Fertility Preservation in Cancer Patients ［J］. *J Clin Oncol*. 2006;24(18)：2917-2931
   ［2］ Loren AW, Mangu PB, Beck LN, et al. Fertility Preservation for Patients With Cancer：ASCO Clinical Practice Guideline Update ［J］. *J Clin Oncol*. 2013;31(19)：2500-2510
   ［3］ ASCO. Fertility Preservation for Patients with Cancer：American Society of Clinical Oncology Clinical Practice Guideline Update (2013)［EB/OL］. ASCO Guidelines Data Supplement
2. Wolff MV, et al. Fertility preservation in women — a practical guide to preservation techniques and therapeutic strategies in breast cancer, Hodgkin's lymphoma and borderline ovarian tumours by the fertility preservation network FertiPROTEKT ［J］. *Arch Gynecol Obstet*. 2011;284：427-435
3. ISFP 的方针（JARG 杂志）
   ［1］ ISFP. Practice Committee, et al. Recommendations for fertility preservation in patients with lymphoma, leukemia, and breast cancer ［J］. *J Assis Reprod Genet*. 2012;29(6)：465-468
   ［2］ Schmidt KT, Andersen CY, et al. Recommendations for fertility preservation in patients with lymphomas ［J］. *J Assist Reprod Genet*. 2012;29(6)：473-477
   ［3］ Klemp JR, Kim SS. Fertility preservation in young women with breast cancer ［J］. *J Assist Reprod Genet*. 2012;29(6)：469-472
   ［4］ NCCN. Adolescent and Young Adult Oncology ［EB/OL］. ver. 2. 2014. Featured Updates to the NCCN Guidelines

参考文献

（）：证据水平

［1］ Colleoni M, Bonetti M, Coates AS, et al. Early start of adjuvant chemotherapy may improve treatment outcome for premenopausal breast cancer patients with tumors not expressing estrogen receptors ［J］. *J Clin Oncol*. 2000;18(3)：584-590 （Ⅳb）
［2］ Cold S, Düring M, Ewertz M, et al. Does timing of adjuvant chemotherapy influence the prognosis after early breast cancer? Results of the Danish Breast Cancer Cooperative Group (DBCG)［J］. *Br J Cancer*. 2005;93(6)：627-632 （Ⅳb）
［3］ Hershman DL, Wang X, McBride R, et al. Delay of adjuvant chemotherapy initiation following breast cancer surgery among elderly women ［J］. *Breast Cancer Res Treat*. 2006;99(3)：313-321 （Ⅳb）
［4］ Lohrisch C, Paltiel C, Gelmon K, et al. Impact on survival of time from definitive surgery to initiation of adjuvant chemotherapy for early-stage breast cancer ［J］. *J Clin Oncol*. 2006;24(30)：4888-4894 （Ⅳb）
［5］ Nurgalieva ZZ, Franzini L, Morgan RO, et al. Impact of timing of adjuvant chemotherapy initiation and completion after surgery on racial disparities in survival among women with breast cancer ［J］. *Med Oncol*. 2013;30(1)：419 （Ⅳb）
［6］ Kerbrat P, Roche H, Fumoleau P, et al. Does time interval between surgery and adjuvant chemotherapy initiation modify treatment efficacy in operable, breast cancer patients? French Adjuvant Study Group (FASG) Results ［J］. *J Clin Oncol*. 2005;23(16)：660 （Ⅳb）
［7］ Samur M, Bozcuk HS, Dalmez G, et al. Treatment delay in breast cancer：does it really have an impact on prognosis? ［J］ *Turk J Canc*. 2002;32(4)：138-147 （Ⅳb）
［8］ Shannon C, Ashley S, Smith IE. Does timing of adjuvant chemotherapy for early breast cancer influence survival? ［J］

乳腺

J Clin Oncol. 2003;21(20): 3792-3797 (Ⅳb)

[9] Jara Sanchez C, Ruiz A, Martin M, et al. Influence of timing of initiation of adjuvant chemotherapy over survival in breast cancer: a negative outcome study by the Spanish Breast Cancer Research Group (GEICAM)[J]. *Breast Cancer Res Treat*. 2007;101(2): 215-223 (Ⅳb)

[10] AIKIS N, Durnali AG, Arslan UY, et al. Optimal timing of adjuvant treatment in patients with early breast cancer [J]. *Med Oncol*. 2011;28(4): 1255-1259 (Ⅳb)

[11] Buzdar AU, Smith TL, Powell KC, et al. Effect of timing of initiation of adjuvant chemotherapy on disease-free survival in breast cancer [J]. *Breast Cancer Res Treat*. 1982;2(2): 163-169 (Ⅳb)

[12] Pronzato P, Campora E, Amoroso D, et al. Impact of administration-related factors on outcome of adjuvant chemotherapy for primary breast cancer [J]. *Am J Clin Oncol*. 1989;12(6): 481-485 (Ⅳb)

[13] Yu KD, Huang S, Zhang JX, et al. Association between delayed initiation of adjuvant CMF or anthracycline-based chemotherapy and survival in breast cancer: a systematic review and meta-analysis [J]. *BMC Cancer*. 2013;13(1): 240 (Ⅲ)

[14] Early Breast Cancer Trialists' Collaborative Group (EBCTCG), Peto R, Davies C, Godwin J, et al. Comparisons between different polychemotherapy regimens for early breast cancer: meta-analyses of long-term outcome among 100,000 women in 123 randomised trials [J]. *Lancet*. 2012;379(9814): 432-444 (Ⅰ)

乳腺 CQ3

若乳腺癌患者希望生育，从肿瘤预后的角度考虑，治疗结束后何时可以怀孕？

推荐

> 手术、放疗、化疗和激素治疗等的标准治疗完成后的患者，由于妊娠对乳腺癌的预后有不良影响的可能性较小，可以考虑妊娠。开始时机要基于亚型和复发风险进行个别判断。　　**推荐等级 C1**

背景和目的

有生育需求的Ⅰ～Ⅲ期的乳腺癌患者，治疗结束后，判断从何时开始可以怀孕，有必要从妊娠是否对复发乳腺癌的预后有影响、肿瘤治疗引起的致畸等的安全性两方面来考虑。本 CQ 就是针对妊娠对乳腺癌预后影响的观点为对象来进行探讨。另一方面，将针对担心内分泌治疗时间太长后随着年龄的增长造成受孕能力降低，尝试中断内分泌疗法试图怀孕是否可能等这些问题进行探讨。

说明

乳腺癌治疗的内容因人而异，可根据分期和亚型为基准来预测每个患者复发的风险，再进行必要的治疗以减少风险。因此，仅局部治疗就能够完成治疗的非浸润癌症在治疗结束后，可以尽早准备怀孕。然而根据浸润性癌症的复发风险，其治疗内容和治疗时间各不相同，每一个病例都要根据各自的情况进行判断。

从被确诊乳腺癌开始至妊娠为止的期间，或者是有关妊娠可能的时期，并没有明确的依据。Valachis 等[1]的系统性综述认为，从被确诊乳腺癌到妊娠为止，至少间隔 10 个月以上也没有发现预后恶化的情况。但是，该研究没有论及术后是否用药物疗法，所以并不能说明从诊断后观察 10 个月所有的病例其妊娠都是安全的，不同的病例进行相应的标准治疗还是很重要的。激素受体阳性的乳腺癌，由于怀孕造成的激素环境变化，会担心影响预后，有研究分析了在雌激素受体表达状况不同的妊娠和非妊娠病例组的比较报告[2]，结果显示，ER 阳性病例（686 例）、ER 阴性病例（521 例）各自根据有无妊娠，并没有观察到预后（总生存比）恶化（HR = 0.91，0.75）。由此认为，激素受体阳性的乳腺癌患者经相应的治疗后，可以考虑妊娠。

有关标准治疗结束后，需要等候多久才能怀孕，激素受体表达的有无可以作为指标之一。多数复发都发生在激素受体阳性的乳腺癌诊断后 5 年、激素受体阴性的乳腺癌诊断后 2 年左右[3,4]。从复发风险的观点来看，如果激素受体阳性的乳腺癌经过 5 年的激素治疗后、激素受体阴性的乳腺癌术后 2 年以后，经过后述（CQ4）的药物代谢清除期后，可以考虑妊娠。

关于激素治疗的时间，EBCTCG 的荟萃分析显示，术后 5 年口服他莫昔芬与不使用他莫昔芬的相比，ER 阳性乳腺癌的复发率与死亡率明显减少[5,6]。进一步还有与未满 5 年治疗期间的数据比较，与没有口服他莫昔芬的"复发率比"相比，口服他莫昔芬 1～2 年和 5 年分别为 0.74 和 0.59，"乳腺癌死亡率比"分别为 0.82 和 0.66，显示出口服 1～2 年的效果要明显差于口服 5 年的[5]。他莫昔芬口服 5 年与口服 10 年相比的 2 个大规模临床试验（ATLAS 试验，aTTom 试验）显示，口服 10 年的复发风险和死亡风险进一步降低[7,8]。针对绝经前激素受体阳性的乳腺癌患者，考虑作为术后激素疗法，他莫昔芬给药 10 年也是可供选择的方法之一。

综上，乳腺癌降低复发率和减少致死亡风险是第一要务，术后内分泌激素治疗如他莫昔芬推荐给药 5

年,或者更长时间治疗。术后中断激素治疗,或者早期中断以图妊娠有使复发风险和死亡风险上升的可能,所以不予推荐。为了生育考虑中断或早期结束口服他莫昔芬时,有必要考虑最初的复发风险、标准治疗完成降低复发风险的效果,还需考虑停止用药对复发风险的影响,以及中止激素治疗时的妊娠和分娩的可能性来慎重判断。有关暂时中断内分泌治疗尝试怀孕对乳腺癌预后的影响,以 International Breast Cancer Study Group(IBCSG)为中心的全球前瞻性研究正在进行中(POSITIVE 试验)[9]。医务工作者必须帮助患者在充分理解风险和获益的基础上,决定自己的意愿。

如上所述,乳腺癌患者在希望妊娠时,在标准治疗完成后可以考虑,但基于亚型和复发风险,需要个别对待。针对乳腺癌的治疗计划,应与妊娠和分娩计划一起,期望患者、乳腺癌治疗医师、生殖专科医师之间进行密切的联系和合作来共同制订。

二次参考文献

1. ASCO 指南
   [1] Lee SJ, Schover LR, Partridge AH, et al. ASCO Recommendations on Fertility Preservation in Cancer Patients [J]. *J Clin Oncol*. 2006;24(18):2917-2931
   [2] Loren AW, Mangu PB, Beck LN, et al. Fertility Preservation for Patients With Cancer:ASCO Clinical Practice Guideline Update [J]. *J Clin Oncol*. 2013;31(19):2500-2510
   [3] ASCO. Fertility Preservation for Patients with Cancer:American Society of Clinical Oncology Clinical Practice Guideline Update (2013)[EB/OL]. ASCO Guidelines Data Supplement
2. Wolff MV, et al. Fertility preservation in women — a practical guide to preservation techniques and therapeutic strategies in breast cancer, Hodgkin's lymphoma and borderline ovarian tumours by the fertility preservation network FertiPROTEKT [J]. *Arch Gynecol Obstet*. 2011;284:427-435
3. ISFP 的方针(JARG 杂志)
   [1] ISFP. Practice Committee, et al. Recommendations for fertility preservation in patients with lymphoma, leukemia, and breast cancer [J]. *J Assis Reprod Genet*. 2012;29(6):465-468
   [2] Schmidt KT, Andersen CY, et al. Recommendations for fertility preservation in patients with lymphomas [J]. *J Assist Reprod Genet*. 2012;29(6):473-477
   [3] Klemp JR, Kim SS. Fertility preservation in young women with breast cancer [J]. *J Assist Reprod Genet*. 2012;29 (6):469-472
   [4] NCCN. Adolescent and Young Adult Oncology [EB/OL]. ver. 2. 2014. Featured Updates to the NCCN Guidelines

参考文献

():证据水平

[1] Valachis A, Tsali L, Pesce LL, et al. Safety of pregnancy after primary breast carcinoma in young women:a meta-analysis to overcome bias of healthy mother effect studies [J]. *Obstet Gynecol Surv*. 2010;65(12):786-793　　(Ⅳb)
[2] Azim HA Jr, Kroman N, Paesmans M, et al. Prognostic impact of pregnancy after breast cancer according to estrogen receptor status:a multicenter retrospective study [J]. *J Clin Oncol*. 2013;31(1):73-79　　(Ⅴ)
[3] Ismail Jatoi, William F. Anderson, Jong-Hyeon Jeong and Carol K. Redmond. Breast Cancer Adjuvant Therapy:Time to Consider Its Time-Dependent Effects [J]. *J Clin Oncol*. 2011;29(17):2301-2304　　(Ⅴ)
[4] Sorlie T, Tibshirani R, Parker J, et al. Repeated observation of breast tumor subtypes in independent gene expression data sets [J]. *Proc Natl Acad Sci U S A*. 2003;100(14):8418-8423　　(其他)
[5] Early Breast Cancer Trialists' Collaborative Group (EBCTCG). Effects of chemotherapy and hormonal therapy for early breast cancer on recurrence and 15-year survival:an overview of the randomised trials [J]. *Lancet*. 2005;365(9472): 1687-1717　　(Ⅱ)
[6] Early Breast Cancer Trialists' Collaborative Group (EBCTCG), Davies C, Godwin J, Gray R, et al. Relevance of breast cancer hormone receptors and other factors to the efficacy of adjuvant tamoxifen:patient-level meta-analysis of randomised trials [J]. *Lancet*. 2011;378(9793):771-884　　(Ⅰ)
[7] Davies C, Pan H, Godwin J, et al. Adjuvant lamoxiren:Longer Against Shorter (ATLAS) Collaborative Group. Long-term effects of continuing adjuvant tamoxifen to 10 years versus stopping at 5 years after diagnosis of oestrogen receptor-positive breast cancer:ATLAS, a randomised trial [J]. *Lancet*. 2013;381(9869):805-816　　(Ⅱ)
[8] Gray RG, Rea D, Handley K, et al. aTTom:on behalf of the aTTom Collaborative Group. Long-term effects of

continuing adjuvant tamoxifen to 10 years versus stopping at 5 years in 6 953 women with early breast cancer [J]. *J Clin Oncol*. 2013;31(18s): 5, [ASCO Annual Meeting 2013]　　　　　　　　　　　　　　　　　　　　　　（Ⅱ）

[9] Pagani O, Ruggeri M, Manunta S, et al. Pregnancy after breast cancer: Are young patients willing to participate in clinical studies? [J] *Breast*. 2015;24(3): 201-207　　　　　　　　　　　　　　　　　　　　　　（Ⅴ）

乳腺

71

若乳腺癌患者希望生育,由于使用过有致畸性等的药物治疗和放疗,从安全性观点来看治疗结束后多久可以怀孕?

推荐

从治疗药物的致畸性来看,药物治疗结束后根据使用药物的代谢特点,必须经过适当的清除期(wash out)和避孕期。有关放疗后的妊娠时机,可以基于复发风险和药物治疗计划进行探讨。 **推荐等级 C1**

背景和目的

本 CQ 中,对于有生育需求的乳腺癌患者,在有关治疗结束后多久可以怀孕的判断,可从肿瘤治疗药物的有无致畸性等的安全性观点来进行探讨。乳腺癌的标准治疗中,应对有致畸性等可能影响胎儿和婴儿的激素治疗、放疗、抗 HER2 靶向治疗等,分别进行说明。

说明

1. 激素治疗

由于会造成胎儿畸形,严禁口服他莫昔芬期间的妊娠。他莫昔芬口服结束后,其代谢产物需要 2 个月的时间才能在体内清除[1],所以一般建议他莫昔芬等内分泌药物停药后必须避孕 2 个月。

2. 化疗

化疗(抗肿瘤药)时,考虑原始卵泡至排卵为止的这一段时间,化疗结束后希望有 4~6 个月的避孕期。啮齿类动物实验显示,环磷酰胺给药后,至排卵的时间为 9 周以内时,造成先天异常的可能性有统计学意义的升高,12 周以后有所减少,有这样影响的药物,可能随药物种类不同也有不同[2]。另外,化疗或放疗后 1 年以内的妊娠,并没有见到由生殖细胞异常造成的异常增加,但有因为治疗的原因造成子宫和激素环境的恶化,伴随出现的异常(早产、低体重儿)增加的报告[3]。因此,对化疗结束后立即妊娠出生的婴儿以及围产期预后的影响尚不明,还是希望化疗结束后至妊娠之间要有 4~6 个月的避孕期,且妊娠时有必要进行慎重的围产期管理。

3. 曲妥珠单抗(赫赛汀)

术后曲妥珠单抗的有效性验证 HERA 试验,对意外妊娠患者曲妥珠单抗给药中或者是给药后妊娠的情况做了调查研究[4]。该研究报告了 16 例给药中或给药结束后 3 个月以内确认怀孕的情况。其中,对希望继续妊娠的病例终止了给药,有 5 例分娩。有关终止曲妥珠单抗 3 个月以后确认的 33 例 45 次的妊娠(有 4 次妊娠没有相关的信息),明确怀孕的时期是曲妥珠单抗给药结束后,平均是 32 个月(5~70 个月)。7 次(16%)自然流产,4 次(9%)人工流产,30 次(3 组双胎)直至分娩。曲妥珠单抗给药结束后的妊娠,未见羊水减少以及无羊水症,33 例新生儿全部都是健康的。

妊娠期乳腺癌使用曲妥珠单抗的 17 例报告(妊娠 18 人,新生儿 19 人)的系统性综述[5]中,显示孕中期或者晚期曲妥珠单抗给药的病例 73.3% 有羊水减少症。而只有孕早期给药的病例无羊水减少症的报告。出生婴儿中的 52.6% 出生时未见异常。从不同的曲妥珠单抗暴露时期来看,孕中期或者晚期给药的病例,新生儿的 56.2% 出生时可见异常,25% 出生后死亡(观察期间出生~5.25 个月),但是仅孕早期给药的病例未见有新生儿出生时的异常和死亡的报告。

曲妥珠单抗在人体内的半衰期约为 16 d,考虑到给药结束后,母体内仍然有曲妥珠单抗的残留。有人认为怀孕初期曲妥珠单抗不会通过胎盘进入胎儿体内,给药结束后直接怀孕对胎儿影响的可能性较低,但并没有保证的临床数据报告,所以不予推荐。赫赛汀的药品说明书中指出,给药结束后最少 7 个月之内严禁怀孕。有关曲妥珠单抗给药结束后的妊娠安全性的临床数据的综合分析才刚开始,认为尚缺乏覆盖药品说明书内容的科学证据。因此,为了安全曲妥珠单抗给药结束后,应该避孕 7 个月。

4. 放疗

有关放射性对妊娠的影响,国际放射防护委员会（International Commission on Radiological Protection,ICRP)发布的"ICRP 84 妊娠与医疗放射线"中已有详述[6]。一般地说,至今尚无生殖腺接受照射后妊娠及分娩出生的婴儿罹患癌症和先天异常的频率有所增加的报告。另外,针对原子弹爆炸后的生存者子女为对象的研究和针对接受放疗的有儿童肿瘤病史患者的研究,均显示未见对后代有遗传影响。

有报告指出,接受乳腺癌保乳术后照射的患者,照射侧的乳房由于照射导致的组织变化而多数不可能再进行哺乳,但从对侧乳房的哺乳则是安全的[7]。另外,尚没有因哺乳导致乳腺癌复发风险上升的报告,也没有对婴儿有不良影响的报告[8]。

综上所述,乳腺癌术后放疗结束后的妊娠,没有见到对胎儿的遗传影响和怀孕期间异常的报告。放疗后,考虑乳腺癌的复发风险和其他辅助疗法必要性的基础上,不用特别设置清除（wash out）期等就可以考虑妊娠。

二次参考文献

1. ASCO 指南
   [1] Lee SJ，Schover LR，Partridge AH，et al．ASCO Recommendations on Fertility Preservation in Cancer Patients [J]．*J Clin Oncol*．2006;24(18)：2917-2931
   [2] Loren AW，Mangu PB，Beck LN，et al．Fertility Preservation for Patients With Cancer：ASCO Clinical Practice Guideline Update [J]．*J Clin Oncol*．2013;31(19)：2500-2510
   [3] ASCO．Fertility Preservation for Patients with Cancer：American Society of Clinical Oncology Clinical Practice Guideline Update（2013)[EB/OL]．ASCO Guidelines Data Supplement
2. Wolff MV，et al．Fertility preservation in women — a practical guide to preservation techniques and therapeutic strategies in breast cancer，Hodgkin's lymphoma and borderline ovarian tumours by the fertility preservation network FertiPROTEKT [J]．*Arch Gynecol Obstet*．2011;284：427-435
3. ISFP 的方针（JARG 杂志)
   [1] ISFP．Practice Committee，et al．Recommendations for fertility preservation in patients with lymphoma，leukemia，and breast cancer [J]．*J Assis Reprod Genet*．2012;29(6)：465-468
   [2] Schmidt KT，Andersen CY，et al．Recommendations for fertility preservation in patients with lymphomas [J]．*J Assist Reprod Genet*．2012;29(6)：473-477
   [3] Klemp JR，Kim SS．Fertility preservation in young women with breast cancer [J]．*J Assist Reprod Genet*．2012;29(6)：469-472
   [4] NCCN．Adolescent and Young Adult Oncology [EB/OL]．ver. 2. 2014. Featured Updates to the NCCN Guidelines

参考文献

（）：证据水平

[1] Barthelmes L，Gateley CA．Tamoxifen and pregnancy [J]．*Breast*．2004；13(6)：446-451　　　　（综述)
[2] Cardoso F，Loibl S，Pagani O，et al．European Society of Breast Cancer Specialists．The European society of Breast Cancer specialists recommendations for the management of young women with breast cancer [J]．*Eur J cancer*．2012；48(18)：3355-3377　　　　（综述)
[3] Mulvihill JJ，McKeen EA，Rosner F，et al．Pregnancy outcome in cancer patients．Experience in a large cooperative group．*Cancer*．1987;60(5)：1143-1150　　　　（Ⅴ)
[4] Azim HA Jr，Metzger-Filho O，de Azambuja E，et al．Pregnancy occurring during or following adjuvant trastuzumab in patients enrolled in the HERA trial（BIG 01-01)[J]．*Breast Cancer Res Treat*．2012;133(1)：387-391　　　　（Ⅴ)

［5］ Zagouri F，Sergentanis TN，Chrysikos D，et al. Trastuzumab administration during pregnancy：a systematic review and meta-analysis［J］. *Breast Cancer Res Treat.* 2013;137(12)：349-357　　　　　　　　　　　　　　　　　（Ⅴ）

［6］ 日本アイソトープ協会. 妊娠と医療放射線［M］. ICRP publication 84. 東京：丸善書店，2002　　　　　　　　　（其他）

［7］ Higgins S，Haffty BG. Pregnancy and lactation after breast-conserving therapy for early stage breast cancer［J］. *Cancer.* 1994;73(8)：2175-2180　　　　　　　　　　　　　　　　　　　　　　　　　　　　　　（Ⅴ）

［8］ Azim HA Jr，Bellettini G，Gelber S，et al. Breast-feeding after breast cancer：if you wish madam［J］. *Breast Cancer Res Treat.* 2009;114(1)：7-12　　　　　　　　　　　　　　　　　　　　　　　　　　（Ⅴ）

乳腺 CQ5

有生育需求的乳腺癌患者选择生育力保存有哪些推荐方法？

推荐

1. 有配偶的情况下，推荐胚胎(受精卵)冷冻。　　　　　　　　　　　　　推荐等级 B

2. 无配偶的情况下，考虑卵子冷冻。　　　　　　　　　　　　　　　　　推荐等级 C1

3. 无论有无配偶，卵巢组织冷冻尚处于研究阶段，但在没有进行胚胎(受精卵)或者卵子冷冻的考虑时机和青春期前排卵困难的情况下，可以考虑在有资质的医疗机构进行卵巢组织冻存。　　　推荐等级 C1

4. 不推荐把促性腺素释放素(GnRH)激动剂用于生育力保存的目的。　　　推荐等级 C2

背景和目的

女性恶性肿瘤患者的治疗以烷化剂为首的化疗药物的给药，会伴发卵巢毒性引起卵巢储备功能的减退已经明确。有报道显示[1]，针对乳腺癌的治疗，根据使用的药物和疗程的不同，治疗后 1 年以内有 20%～100% 的患者会发生 3 个月以上的持续性闭经。

2013 年美国临床肿瘤学会(American Society of Clinical Oncology，ASCO)的指南指出，未满 40 岁的乳腺癌患者，由于采取 4 个周期的 AC 疗法(阿霉素、环磷酰胺) + 紫杉醇类药物的给药，30%～70% 会发生中度风险的化疗性闭经(chemotherapy induced amenorrhea，CIA)[2]。由此可以预计，肿瘤治疗后马上引起的早发闭经可以造成难治性不孕症的发病，从恶性肿瘤治疗后到允许怀孕为止，或者再加上考虑，妊娠到真正妊娠为止的时间间隔使年龄增加是导致生育力低下的风险[3,4]，对于有生育需求的乳腺癌患者，向她们提供与生育力低下风险及选择的对策相关的信息就显得极其重要。

乳腺癌治疗前的生育力保存的选择，有胚胎(受精卵)、卵子、卵巢组织的冷冻，以及由 GnRH 激动剂进行的卵巢休眠疗法，医务工作者有必要根据现状向患者提供相关的信息。

说明

有关胚胎(受精卵)、卵子冻存，为了确保一定数量的卵子和胚胎，常常有必要进行促排卵刺激(controlled ovarian stimulation，COS)。问题是伴随 COS 会造成恶性肿瘤治疗的延迟、卵巢过度刺激综合征(ovarian hyperstimulation syndrome，OHSS)、伴随取卵的出血感染等的合并症等。进一步对于雌激素依赖性肿瘤，有必要考虑一过性雌激素升高的影响。为了缩短延迟恶性肿瘤治疗的时间，提出与月经周期无关的 COS 随机启动法[5]，与原来的方法比较，刺激期间的微增和使用促性腺激素的剂量增加以外，未见获卵数、成熟卵子数、受精率的差别，因此对于恶性肿瘤治疗前的患者来说，该方法的有效性是可期待的。另一方面，COS 时主要使用的克罗米芬和促性腺激素类药物等，由于这些药物的给药会引起患者的血中雌激素浓度非生理性上升，所以对于雌激素依赖性肿瘤，严禁使用这些药物。为此，关于这些药物的使用应当遵循"关于以人为对象的医学研究的伦理方针"，有必要经过办理申请临床研究的许可手续后才可实施。

实际上，对于激素受体阳性的乳腺癌患者实施 COS，目前并不清楚其对预后的影响。接受辅助生殖技

乳腺

75

术治疗（ART）的患者，对将来乳腺癌发病风险的上升持否定态度的报道较多[6-14]。另外，也有 IVF 治疗后 1 年以内，乳腺癌风险一过性上升的报道[12]。不确定是否存在治疗前潜在的乳腺癌，由于激素环境的变化有发生发展的可能。有报道指出，为了缓和雌激素一过性升高从而进行有效的 COS，在给予促性腺激素时，同时联合应用芳香化酶抑制剂是有效的[15]。而且，为了使诱发排卵的时间缩短，2013 年有报告报道了随机启动法进行胚胎（受精卵）和卵子的冷冻，即在月经周期的任何时间开始诱发排卵，其获卵数、成熟卵子数、受精率均无统计学差别[16]。该方法被认为对提高恶性肿瘤患者的促排采卵的有效性很好。

1. 胚胎（受精卵）冷冻

根据 ASCO 的指南，由于当初已经将其置于标准治疗方法中，是有配偶的女性生育力保存的第一选择。另一方面，就如前述的与卵子冷冻一样，由于在 COS 后采卵会引起癌症治疗延迟、血中雌激素浓度一过性升高和出现并发症，所以要充分考虑患者的卵巢功能，肿瘤科与生殖科的专科医师有必要在进行充分的沟通和交流的基础上，再来探讨其指征。

2. 卵子冷冻

2012 年，美国生殖医学会（American Society for Reproductive Medicine，ASRM）的 4 个随机对照试验（randomized controlled trial，RCT）显示，使用冷冻卵子复苏后体外受精的受精率、妊娠率与使用新鲜卵子的结果相同，因此卵子冷冻已变更成了目前的标准方法[17-21]。ASCO 的指南也随之更改卵子的冷冻保存为标准治疗。但是，复苏 1 个卵子的妊娠率仅为 4.5%～12%[22]，并不能说可以等同于胚胎冻存，考虑到应用于肿瘤和生殖医学的情况，有必要考虑前述的临床试验中，不孕症患者使用第三者或/和同胞提供的良好卵子。另一方面，有配偶的情况下，原则上是冷冻胚胎（受精卵），但因各种原因而不能采集精子的情况下，有配偶者也可以选择卵子的冷冻。

3. 卵巢组织冻存

2013 年的 ASCO 指南中，该方法尚属于研究阶段。该方法可以保存更多的原始卵泡数，且可以尽可能地缩短延迟肿瘤治疗的开始时间，可用于无配偶的女性，尤其是尚未发育的儿童也可适用等优点。另外，冷冻的卵巢组织（以后自我移植）内不可完全排除有癌细胞的混入风险，虽然技术的改良进步日新月异，至 2015 年为止获得出生的孩子还不多，仅 60 例，还有获取卵巢组织和自我移植需要两次腹腔镜下手术等问题，目前仍有必要慎重选择适用病例。

4. 使用 GnRH 激动剂的卵巢休眠疗法

2013 年的 ASCO 指南中，该方法尚属于研究阶段，而《基于科学根据的乳腺癌诊疗指南 1（2013 年版）·治疗篇》中，指出"有可能减少化疗性闭经的发生率，可以进行探讨（推荐等级 C1）""有关维持生育力的证据不足，不予推荐（推荐等级 C2）"。另外，《乳腺癌患者的生育与生殖医疗相关的诊疗手册（2014 年版）》中，指出"有抑制闭经发生率的可能，但没有维持生育力的证据，不予推荐（推荐等级 C2）"。

该方法正在进行多个 RCT 和基础研究中[25,26]，既有肯定也有否定的互相矛盾的报道[27-37]，ASCO 的指南也将其定为研究阶段[2]。但是，根据最近的 RCT 报告，该方法作为治疗后维持生育力目的的使用，显示出否定性的结果[38]。

参考文献

（）：证据水平

[1] Bines J, Oleske DM, Cobleigh MA. Ovarian function in premenopausal women treated with adjuvant chemotherapy for breast cancer [J]. *J Clin Oncol*. 1996;14(5): 1718-1729 （Ⅳb）

[2] Loren AW, Mangu PB, Beck LN, et al. Fertility preservation for patients with cancer: American Society of Clinical Oncology clinical practice guideline update [J]. *J Clin Oncol*. 2013;31(19): 2500-2510 （指南）

［3］ Gerber B, Dieterich M, Muler H, et al. Controversies in preservation of ovary function and fertility in patients with breast cancer ［J］. *Breast Cancer Res Treat*. 2008;108(1): 1-7 （综述）

［4］ Wallace WH, Kelsey TW. Human ovarian reserve from conception to the menopause ［J］. *PLoS One*. 2010;5(1): e8772 （Ⅳb）

［5］ Cakmak H, Katz A, Cedars MI, et al. Effective method for emergency fertility preservation: random-start controlled ovarian stimulation ［J］. *Fertil Steril*. 2013;100(6): 1673-1680 （Ⅳa）

［6］ Li LL, Zhou J, Qian XJ, et al. Meta-analysis on the possible association between in vitro fertilization and cancer risk ［J］. *Int J Gynecol Cancer*. 2013;23(1): 16-24 （Ⅰ）

［7］ Salhab M, Al Sarakbi W, Mokbel K. In vitro fertilization and breast cancer risk: a review ［J］. *Int J Fertil Women's Med*. 2005;50(6): 259-266 （综述）

［8］ Dor J, Lerner-Geva L, Rabinovici J, et al. Cancer incidence in a cohort of infertile women who underwent in vitro fertilization ［J］. *Fertil Steril*. 2;77(2): 324-327 （Ⅳa）

［9］ Brinton LA, Trabert B, Shalev V, et al. In vitro fertilization and risk of breast and gynecologic cancers: a retrospective cohort study within the Israeli Maccabi Healthcare Services ［J］. *Fertil Steril*. 2013;99(5): 1189-1196 （Ⅳa）

［10］ Kristiansson P, Bjor O, Wramsby H. Tumour incidence in Swedish women who gave birth following IVF treatment ［J］. *Hum Reprod*. 2007;22(2): 421-426 （Ⅳa）

［11］ Kallen B, Finnstrom O, Lindam A, et al. Malignancies among women who gave birth after in vitro fertilization ［J］. *Hum Reprod*. 2011;26(1): 253-258 （Ⅳa）

［12］ Venn A, Watson L, Bruinsma F, et al. Risk of cancer after use of fertility drugs with in-vitro fertilisation ［J］. *Lancet*. 1999;354(9190): 1586-1590 （Ⅳa）

［13］ Stewart LM, Holman CD, Hart R, et al. In vitro fertilization and breast cancer: is there cause for concern? ［J］ *Fertil Steril*. 2012;98(2): 334-340 （Ⅳa）

［14］ Katz D, Paltiel O, Peretz T, et al. Beginning IVF treatments after age 30 increases the risk of breast cancer: results of a case-control study ［J］. *Breast J*. 2008;14(6): 517-522 （Ⅳb）

［15］ Reddy J, Oktay K. Ovarian stimulation and fertility preservation with the use of aromatase inhibitors in women with breast cancer ［J］. *Fertil Steril*. 2012;98(6): 1363-1369 （综述）

［16］ Cakmak H, Katz A, Cedars MI, et al. Effective method for emergency fertility preservation: random-start controlled ovarian stimulation ［J］. *Fertil Steril*. 2013;100(6): 1673-1680 （Ⅳa）

［17］ Cobo A, Garrido N, Pellicer A, et al. Six years' experience in ovum donation using vitrified oocytes: report of cumulative outcomes, impact of storage time, and development of a predictive model for oocyte survival rate ［J］. *Fertil Steril*. 2015;104(6): 1426-1434. e1 – e8 （Ⅳa）

［18］ Cobo A, Kuwayama M, Perez S, et al. Comparison of concomitant outcome achieved with fresh and cryopreserved donor oocytes vitrified by the Cryotop method ［J］. *Fertil Steril*. 2008;89(6): 1657-1664 （Ⅳa）

［19］ Cobo A, Meseguer M, Remohi J, et al. Use of cryo-banked oocytes in an ovum donation programme: a prospective, randomized, controlled, clinical trial ［J］. *Hum Reprod*. 2010;25(9): 2239-2246 （Ⅳa）

［20］ Parmegiani L, Cognigni GE, Bernardi S, et al. Efficiency of aseptic open vitrification and hermetical cryostorage of human oocytes ［J］. *Reprod Biomed Online*. 2011;23(4): 505-512 （Ⅳa）

［21］ Rienzi L, Romano S, Albricci L, et al. Embryo development of fresh 'versus' vitrified metaphase II oocytes after ICSI: a prospective randomized sibling-oocyte study ［J］. *Hum Reprod*. 2010;25(1): 66-73 （Ⅳa）

［22］ Practice Committees of American Society for Reproductive M, Society for Assisted Reproductive T. Mature oocyte cryopreservation: a guideline ［J］. *Fertil Steril*. 2013;99(1): 37-43 （指南）

［23］ Donnez J, Dolmans MM. Ovarian cortex transplantation: 60 reported live births brings the success and world-wide expansion of the technique towards routine clinical practice ［J］. *J Assist Reprod Genet*. 2015;32(8): 1167-1170 （Ⅳb）

［24］ Donnez J, Dolmans MM, Diaz C, et al. Ovarian cortex transplantation: time to move on from experimental studies to open clinical application ［J］. *Fertil Steril*. 201;104(5): 1097-1098 （Ⅴ）

［25］ Imai A, Furui T. Chemotherapy-induced female infertility and protective action of gonadotropin-releasing hormone analogues ［J］. *J Obstet Gynaecol*. 2007;27(1): 20-24 （Ⅴ）

［26］ Imai A, Sugiyama M, Furui T, et al. Direct protection by a gonadotropin-releasing hormone analog from doxorubicin-induced granulosa cell damage ［J］. Gynecol Obstet Invest. 2007;63(2): 102-106 （Ⅴ）

［27］ Badawy A, Elnashar A, El-Ashry M, et al. Gonadotropin-releasing hormone agonists for prevention or chemotherapy-induced ovarian damage: prospective randomized study ［J］. *Fertil Steril*. 2009;91(3): 694-697 （Ⅱ）

乳腺

[28] Beck-Fruchter R, Weiss A. Shalev E. GnRH agonist therapy as ovarian protectants in female patients undergoing chemotherapy: a review of the clinical data [J]. *Hum Reprod Update*. 2008;14(6): 553-561 （综述）

[29] Blumenteld Z, Patel B, Leiba R, et al. Gonadotronin-releasing hormone agonist may minimize premature ovarian failure in young women undergoing autologous stem cell transplantation [J]. *Fertil Steril*. 2012;98(5): 1266-1270,e1 （Ⅳa）

[30] Del Mastro L, Boni L, Michelotti A, et al. Effect of the gonadotropin-releasing hormone analogue triptorelin on the occurrence of chemotherapy-induced early menopause in premenopausal women with breast cancer: a randomized trial [J]. *JAMA*. 2011;306(3): 269-276 （Ⅱ）

[31] Demeestere I, Brice P, Peccatori FA, et al. Gonadotropin-releasing hormone agonist for the prevention of chemotherapy-induced ovarian failure in patients with lymphoma: 1-year follow-up of a prospective randomized trial [J]. *J Clin Oncol*. 2013;31(7): 903-909 （Ⅱ）

[32] Gerber B, von Minckwitz G, Stehle H, et al. Effect of luteinizing hormone-releasing hormone agonist on ovarian function after modern adjuvant breast cancer chemotherapy: the GBG 37 ZORO study [J]. *J Clin Oncol*. 2011;29(17): 2334-2341 （Ⅱ）

[33] Leonard RC, Adamson D, Anderson R, et al. The OPTION trial of adjuvant ovarian protection by goserelin in adjuvant chemotherapy for early breast cancer [J]. *J Clin Oncol*. 2010;28(15): 590 （Ⅱ）

[34] Moore HCF, Unger JM, Phillips KA, et al. Goserelin for ovarian protection during breast-cancer adjuvant chemotherapy [J]. *N Engl J Med*. 2015;372(10): 923-932 （Ⅱ）

[35] Munster PN, Moore AP, Ismail-Khan R, et al. Randomized trial using gonadotropin-releasing hormone agonist triptorelin for the preservation of ovarian function during (neo) adjuvant chemotherapy for breast cancer [J]. *J Clin Oncol*. 2012;30(5): 533-538 （Ⅱ）

[36] Roberts J, Ronn R, Tallon N, et al. Fertility preservation in reproductive-age women facing gonadotoxic treatments [J]. *Curr Oncol*. 2015;22(4): e294 – e304 （综述）

[37] Lambertini M, Boni L, Michelotti A, et al. GIM Study Group. Ovarian Suppression With Triptorelin During Adjuvant Breast Cancer Chemotherapy and Long-term Ovarian Function, Pregnancies, and Disease-Free Survival: A Randomized Clinical Trial [J]. *JAMA*. 2015;314(24): 2632-2640 （Ⅱ）

[38] Demeestere I, Brice P, Peccatori FA, et al. No Evidence for the Benefit of Gonadotropin-Releasing Hormone Agonist in Preserving Ovarian Function and Fertility in Lymphoma Survivors Treated With Chemotherapy: Final Long-Term Report of a Prospective Randomized Trial [J]. *J Clin Oncol*. 2016;34(22): 2568-2574 （Ⅱ）

有生育力保存指征的泌尿系统恶性肿瘤

泌尿系统和男性生殖系统恶性肿瘤,代表性的有肾癌、尿路上皮癌、前列腺癌、睾丸肿瘤。其中,20～49 岁好发的睾丸肿瘤是最需要考虑进行生育力保存的。另外,肾癌、前列腺癌、尿路上皮癌的发病率要高于睾丸癌,但一般好发于 60 岁以上的高龄者。但是,男性即使 50 岁以上也会有生育需求,有必要进行生育力保存的应对。20～49 岁的女性肾癌和尿路上皮癌的发病率低。以下就各肿瘤的有关发病情况和治疗方法、预后进行概述。

1. 睾丸肿瘤

1-1 流行病学

睾丸肿瘤每年的发病率为 1～2 人/10 万人,属少见肿瘤。好发年龄为 20～49 岁,多数需要考虑生育力保存(CQ1～CQ4)。已知睾丸肿瘤患者从治疗开始前,其精液浓度和精子数量就比健康成人男子低[1]。睾丸肿瘤的病理组织学分类为精原细胞瘤和非精原细胞瘤两大类。睾丸肿瘤可以是发生在单侧,也可以有同时或先后在对侧睾丸发生的情况。

1-2 标准治疗与预后

肿瘤局限于睾丸时(病期Ⅰ),进行患侧睾丸切除。为了预防复发,精原细胞瘤要进行后腹膜预防性放疗和给予卡铂治疗,但非精原细胞瘤则在术后要进行辅助化疗。另外有转移灶时,需要使用包括顺铂的联合化疗作为标准治疗。化疗后有残存肿瘤灶时要进行外科切除。睾丸肿瘤即使有转移,在进行化疗以及后腹膜淋巴结清扫等的综合治疗后,90％以上的病例可以得到治愈[2]。

1-3 损害生育力的病情

睾丸肿瘤化疗的主要药物是顺铂,其可以造成剂量依赖性生精功能障碍,总给药量达 $500\,mg/m^2$ 以上即可增加持续性无精子症的风险(表 5-1)。为此,生精功能障碍是睾丸肿瘤长期生存者重要的晚期合并症之一。睾丸肿瘤的所属淋巴结为后腹膜淋巴结,实施后腹膜淋巴结清扫的合并症之一是射精障碍(逆行性

● 表 5-1 ● 泌尿系统恶性肿瘤治疗引起的性腺毒性风险分类(ASCO 2013)

(根据引用文献 7 修改)

危险性	治疗
高风险:持续性无精子症	$500\,mg/m^2$ 以上的顺铂
中风险:通常不出现持续性无精子症*	未满 $400\,mg/m^2$ 的顺铂 未满 $2\,g/m^2$ 的卡铂
超低风险或无风险:对生精功能没有影响	干扰素-α

＊ 有必要考虑睾丸肿瘤在治疗前已存在生精功能障碍。

LIVESTRONG 基金会生育希望计划(www.livestrong.org/fertilehope)

基金会不直接或间接地从事医学实践。此处提供的信息既不是有意也不是暗示构成医疗建议、诊断或治疗。所提供的任何信息都不应被视为完整的,并且不得用于代替您的医生或其他医疗保健提供者的就诊、电话、咨询或建议。在开始新的治疗之前,或在你可能有任何关于医疗状况的问题之前,一定要亲自拜访或与合格的医疗服务提供者交谈。不要因为你在这里读到的东西而忽视或延迟寻求医疗建议。

射精)。还有如前所述,睾丸肿瘤有同时或先后在对侧发生的情况,这时需要进行双侧睾丸切除或睾丸部分切除术。临床上在睾丸切除后化疗开始前常进行精子冷冻保存,但是特别在双侧睾丸肿瘤等的特殊状况下,由于手术会造成生精功能丧失的情况,所以术前或术中进行冷冻精子就显得尤为重要。即使实施睾丸部分切除术,残留的睾丸也要进行放射线照射,这时尽管保留了男性激素的分泌功能,但会引起生精功能障碍。为此,要在放疗前进行精子冷冻。睾丸肿瘤化疗开始前的生育力保存相关的流程如图 5-1 所示。

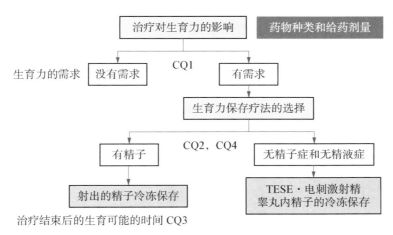

● 图 5-1 ● 睾丸肿瘤患者在化疗开始前的生育力保存疗法流程

2. 尿路上皮癌

2-1 流行病学

尿路上皮癌发生于肾盂、输尿管、膀胱和尿道的移行上皮,但膀胱癌最多,其次是肾盂以及输尿管的上尿路癌。膀胱以及上尿路癌的好发年龄为 70 岁左右,男女比例前者约为 3.9:1,后者约为 2.2:1[3,4]。尿路上皮癌的特征是同时或多发,治疗后的尿路内腔复发风险很高。

2-2 标准治疗与预后

对于没有转移的尿路上皮癌,标准治疗就是外科切除。手术方式根据发生部位和浸润深度不同而不同。针对上尿路癌症,进行肾脏输尿管全切除术,但未浸润肌层的膀胱癌可经尿道切除,而浸润到肌层的膀胱癌则标准的手术方式是膀胱全切除术。男性膀胱全切除术时,膀胱以及前列腺、尿道要一起切除。女性则有两种方法,即将膀胱、尿道与子宫和阴道前壁一起合并切除的方法和只切除膀胱和尿道保留子宫和阴道的方法,根据肿瘤的部位选择手术方式。有转移时,常规的标准治疗是全身化疗。目前,最常用的是吉西他滨+顺铂的联合化疗。生存预后根据病期不同而不同。没有浸润肌层的膀胱癌不进行复发预防时,膀胱内复发率约为 50%,但生存预后良好。而浸润到肌层的膀胱癌以及肌层浸润性上尿路癌的情况下,即使进行外科切除其 5 年生存率也只有 60%～80%。转移性尿路上皮癌的预后不良,2 年生存率仅为 10%～20%。

2-3 损害生育力的病情

上尿路癌和非肌层浸润性膀胱癌,对生育力的损害较少。但肌层浸润性膀胱癌因为需要进行膀胱全切除,男性会产生勃起障碍和射精困难。而年轻女性需要膀胱全切除时,有必要考虑是否进行子宫合并切除和尿路重建术后可否妊娠等的生育力相关问题(CQ1)。

3. 前列腺癌

3-1 流行病学

前列腺癌是泌尿系统恶性肿瘤中罹患率最高的疾病,约占男性全部癌症的 14%,是典型的高龄者癌症,壮年期的患者则相对较少[5](CQ1)。前列腺是雄激素依赖性器官,前列腺癌基本上也是雄激素依赖性肿瘤。

3-2 标准治疗和预后

针对局限性前列腺癌,标准治疗为进行前列腺全切除术和放疗。也有联用内分泌疗法的。针对转移性前列腺癌的标准治疗则为内分泌治疗。前列腺癌对雄激素敏感,内分泌疗法采用促黄体素释放素(luteinizing hormone-releasing hormone,LH-RH)类似物和LH-RH拮抗剂、抗雄激素制剂的药物去势和双侧睾丸切除的外科去势方法。如果是去势抵抗性(CRPC)前列腺癌的话,使用紫杉醇类抗癌药和新的抗雄激素药、放疗等。局限性前列腺癌的预后一般良好,如果进行前列腺全切除术和放疗,则5年生存率达90%以上。而转移性前列腺癌,预后根据转移情况而定,5年疾患特异生存率为50%～60%。

3-3 损害生育力的病情

由于一般前列腺癌好发于高龄男性,所以不需要考虑生育力的情况较多。但是,男性即使40～50岁以上也还有生育能力,所以根据不同病例,还是有必要考虑生育力保存问题。局限性前列腺癌实施前列腺全切除术以及放疗会造成勃起射精障碍。进行神经保留手术时,可以保存勃起功能,但由于切除了前列腺,则不能再射精了。内分泌疗法由于抑制雄激素,可见到性欲低下的同时也有生精功能障碍。

4. 肾癌

4-1 流行病学、标准治疗和预后

肾癌的发病情况占所有癌症病例的2%,男女比例约为2.4∶1,男性为多[6]。好发年龄为60岁以上。组织类型以透明细胞癌为最多见。没有转移的病期Ⅰ～Ⅲ的病例进行肾脏部分切除或肾切除术。针对有转移的病例,药物疗法则以酪氨酸激酶抑制剂或哺乳动物雷帕霉素靶蛋白(mammalian target rapamycin,mTOR)抑制剂等分子靶向药物为主。预后根据病期不同而异,5年疾病特异生存率大致如下:病期Ⅰ,98%;病期Ⅱ,93%;病期Ⅲ,84%;病期Ⅳ,44%[6]。

4-2 损害生育力的病情

针对肾癌的标准治疗药物为分子靶向药物,有关其对卵巢功能和生精功能的损害尚不清楚。另外,以前的标准治疗,目前也有病例在使用的α-干扰素(interferon,IFN)对生精功能损害的风险非常低。

参考文献

[1] Petersen PM, Skakkebaek NE, Vistisen K, et al. Semen quality and reproductive hormones before orchiectomy in men with testicular cancer [J]. *J Clin Oncol*. 1999;17(3): 941-947

[2] Miki T, Kamoi K, Fujimoto H, et al. Clinical characteristics and oncological outcomes of testicular cancer patients registered in 2005 and 2008: the first large-scale study from the Cancer Registration Committee of the Japanese Urological Association [J]. *Int J Urol*. 2014;21(8): S1-S6

[3] Hinotsu S, Akaza H, Miki T, et al. Bladder cancer develops 6 years earlier in current smokers: analysis of bladder cancer registry data collected by the cancer registration committee of the Japanese Urological Association [J]. *Int J Urol*. 2009;16(1): 64-69

[4] Fujimoto H, Nakanishi H, Miki T, et al. Oncological outcomes of renal pelvic and ureteral cancer patients registered in 2005: the first large population report from the Cancer Registration Committee of the Japanese Urological Association [J]. *Int J Urol*. 2014;21(5): 527-534

[5] Fujimoto H, Nakanishi H, Miki T, et al. Oncological outcomes of the prostate cancer patients registered in 2004: report from the Cancer Registration Committee of the JUA [J]. *Int J Urol*. 2011;18(12): 876-881

[6] Kanayama HO, Fukumori T, Fujimoto H, et al. Clinicopathological characteristics and oncological outcomes in patients with renal cell carcinoma registered in 2007: The first large-scale multicenter study from the Cancer Registration Committee of the Japanese Urological Association [J]. *Int J Urol*. 2015;22(9): S1-S7

[7] Levine J, Canada A, Stern CJ. Fertility preservation in adolescents and young adults with cancer [J]. *J Clin Oncol*. 2010;28(32): 4831-4841

泌尿系统 CQ1

哪些泌尿系统恶性肿瘤患者需要进行生育力保存的说明？

推荐

> 预计治疗会引起不育高风险时，对于有生育需求的患者，在考虑病情的基础上，推荐在治疗开始前对其进行有关生育力保存的说明。
>
> 推荐等级 B

背景和目的

随着肿瘤治疗方法的进步，年轻的泌尿系统恶性肿瘤患者的治疗效果也在不断得以改善。尤其是睾丸肿瘤，经过化疗以及手术治疗，大多数患者可以期待治愈。因此，治疗后的生育力保存对于提高这些患者的生活质量（Quality of life，QOL）极其重要。然而，临床上实际缺乏生育力保存相关的说明和对策。而且，像肾癌和膀胱癌等在年轻人中有一定发病比例，有关生育力保存的对策要比睾丸肿瘤的患者做得逊色。重要的是，首先实际实施治疗的肿瘤科医师要认识到哪些泌尿系统恶性肿瘤有生育力保存的指征，然后对患者进行说明。而且，另一重要的工作是建立包括冷冻保存精子在内的生育力保存不会造成延迟治疗的全国性体制。本 CQ 将就有生育力保存指征的泌尿系统恶性肿瘤进行介绍。

说明

泌尿系统恶性肿瘤中，年轻患者发病最具代表性的就是睾丸肿瘤。睾丸肿瘤发病原因之一就是隐睾和男性不育症。而且睾丸肿瘤中男性不育症患者，从治疗开始前正常侧睾丸就有生精功能障碍占一定比例的存在。但大多数情况是由于有转移的患者进行顺铂联合化疗引起的生精功能障碍进而造成生育问题。接受标准化疗 BEP 方案（博来霉素、依托泊苷、顺铂）治疗的患者，治疗后 $1\sim2$ 年以上精液正常比率为 $41\%\sim57\%$；少精子症为 $23\%\sim24\%$；无精子症为 $20\%\sim35\%$[1-5]。治疗后生精功能障碍的风险因子有：治疗前的精液检测结果、年龄和顺铂的总给药量等[6]。而且，化疗后有残存病灶时，要实施后腹膜淋巴结清扫术，但如果不能保留神经就会并发逆行性射精等射精障碍。因此，至少对于需进行全身化疗的患者，要在治疗前尽可能进行精液保存等生育力保存疗法相关的告知，对有生育需求时必须考虑相应的对策。

另一方面，即使是肾癌和尿路上皮癌，考虑到因近年来的晚婚晚育和不育症治疗技术的进步等，尤其是男性，实际上仍有许多各年龄层进行生育力保存的患者。日本泌尿科学会（The Japanese urological Association，JUA）统计的登记数据显示，肾癌患者中 13%（475 例/3 663 例）未满 50 岁[7]。另外，伴有染色体易位的肾癌好发于年轻人和女性且恶性程度高。包括染色体易位的肾癌，有转移的肾癌广泛使用分子靶向药物治疗，但也有指责这些靶向药物对女性有损害卵巢功能和致畸性的问题。而由分子靶向药物引起生精功能障碍相关的认识尚不十分明确。酪氨酸激酶抑制剂的动物实验显示，有舒尼替尼（Sunitinib）不影响生精功能的报告[8]，也有索拉非尼使小鼠的精子数量减少的报告[9]。因此，对于希望生育力保存并且有必要进行分子靶向治疗的肾癌患者，有必要在治疗开始前进行有关生育力保存疗法的探讨。另外，上尿路上皮癌登记数据（JUA）显示，7.2%（108 例/1509 例）的病例是 54 岁以下的[10]。膀胱癌参考 Hinotsu 等的统计，推测男性患者约 14% 为 54 岁以下，女性患者约 3% 为 44 岁以下[11]。尿路上皮癌的标准治疗为顺铂联合化疗，基本上对希望生育力保存患者的处置与睾丸肿瘤相同。尿路上皮癌的术前和术后辅助化疗，或者对有转移病例的化疗等适用不同的治疗，但是对转移病例进行生育力保存说明时，有必要告知长期生存率不佳。肌层浸润性膀胱癌有必要进行膀胱全切除和尿路重建术。男性会造成输精管结扎，将来可经睾丸穿刺取精结合显微授精，有获得婴儿的可能。为了避免从睾丸内取精，有必要探讨手术前进行精子冷冻保存。女性也有同样情况，由于病例数有限，但为了生育力保存的目的也有采取膀胱全切除和尿路重建术的报告[12]。泌尿系统恶性肿瘤发病率最高的前列腺癌属于高龄者癌症，前列腺癌登记数据（JUA）显示，54 岁以下的病例仅占 1.8%（154 例/8 424 例），比较罕见[13]。另一方面，局限性前列腺癌行前列腺全切除术和放疗、进展性前列腺癌的内分泌疗法等的标准治疗，大部分患者会并发射精和勃起障碍。因此，对于青壮年期的前列腺癌患者，治疗开始前就要告知这些并发症，有生育力保存需求时，要对精子冷冻保存进行说明，如果有意愿就有必要实施精子冷冻保存[14]。

二次参考文献

1. ASCO 指南
   Loren AW, Mangu PB, Beck LN, et al. Fertility Preservation for Patients With Cancer：ASCO Clinical Practice Guideline Update [J]. *J Clin Oncol*. 2013;31(19)：2500-2510

2. 西山博之，宗田武，市岡健太郎，他. 長期精子凍結保存の実施状況に関する全国アンケート調査[J]. *泌尿器科紀要*. 2008;54：593-598

3. 日本泌尿器科学会. 精巣腫瘍診療ガイドライン 2015 年版[M]. 東京：金原出版, 2015.

4. Magelssen H, Haugen TB, von During V, et al. Twenty years experience with semen cryopreservation in testicular cancer patients：who needs it? [J] *Eur Urol*. 2005;48(5)：779-785

5. Pacey A, Merrick H, Arden-Close E, et al. Implications of sperm banking for health-related quality of life up to 1 year after cancer diagnosis [J]. *Br J Cancer*. 2013;108(5)：1004-1011

6. Zákova J, Lousova E, Ventruba P, et al. Sperm cryopreservation before testicular cancer treatment and its subsequent utilization for the treatment of infertility [J]. *Scientific World Journal*. 2014;2014：575978

参考文献

() 证据水平

[1] Petersen PM, Hansen SW, Giwercman A, et al. Dose-dependent impairment of testicular function in patients treated with cisplatin-based chemotherapy for germ cell cancer [J]. *Ann Oncol*. 1994;5(4)：355-358　　（V）

[2] Stephenson WT, Poirier SM, Rubin L, et al. Evaluation of reproductive capacity in germ cell tumor patients following treatment with cisplatin, etoposide and bleomycin [J]. *J Clin Oncol*. 1995;13：2278-2280　　（V）

[3] Lampe H, Horwich A, Norman A, et al. Fertility after chemotherapy for testicular germ cell cancers [J]. *J Clin Oncol*. 1997;15(1)：239-245　　（V）

[4] Pectasides D, Pectasides M, Farmakis D, et al. Testicular function in patients with testicular cancer treated with bleomycin-etoposide-carboplatin (BEC90) combination chemotherapy [J]. *Eur Urol*. 2004;45(2)：187-193　　（V）

[5] Gandini L, Sgro P, Lombardo F, et al. Effect of chemo-or radiotherapy on sperm parameters of testicular cancer patients [J]. *Hum Reprod*. 2006;21(1)：2882-2889　　（V）

[6] Meistrich M, Vassilopoulou-sellin R, Lipshultz Li. Gonadal dysfunction. In DeVita VT, Hellman S, Rosenberg SA (eds). Cancer-Principles and practice of oncology [M]. (6th edition). Philadelphia：JB Lippincott, 1997：2923-2939　　（VI）

[7] Kanayama HO, Fukumori T, Fujimoto H, et al. Clinicopathological characteristics and oncological outcomes in patients with renal cell carcinoma registered in 2007：The first large-scale multicenter study from the Cancer Registration Committee of the Japanese Urological Association [J]. *Int J Urol*. 2015;22(9)：S1 – S7　　（IVb）

[8] Coburn AM, Cappon GD, Bowman CJ, et al. Reproductive toxicity assessment of sunitinib, a multitargeted receptor tyrosine kinase inhibitor, in male and female rats [J]. *Birth Defects Res & Dev Reprod Toxicol*. 2012;95(4)：267-275　　（VI）

[9] Shetty SD, Bairy LK. Effect of sorafenib on sperm count and sperm motility in male Swiss albino mice [J]. *J Adv Pharm Technol Res*. 2015;6(4)：165-169　　（VI）

[10] Fujimoto H, Nakanishi H, Miki T, et al. Oncological outcomes of renal pelvic and ureteral cancer patients registered in 2005：the first large population report from the Cancer Registration Committee of the Japanese Urological Association [J]. *Int J Urol*. 2014;21(5)：527-534　　（IVb）

[11] Hinotsu S, Akaza H, Miki T, et al. Bladder cancer develops 6 years earlier in current smokers：analysis of bladder cancer registry data collected by the cancer registration committee of the Japanese Urological Association [J]. *Int J Urol*. 2009;16(1)：64-69　　（IVb）

［12］ Ali-EI-Dein B, Mosbah A, Osman Y, et al. Preservation of the internal genital organs during radical cystectomy in selected women with bladder cancer: a report on 15 cases with long term follow-up ［J］. *Eur J Surg Oncol*. 2013;39 (4): 358-364 （Ⅴ）

［13］ Fujimoto H, Nakanishi H, Miki T, et al. Oncological outcomes of the prostate cancer patients registered in 2004: report from the Cancer Registration Committee of the JUA ［J］. *Int J Urol*. 2011;18(12): 876-881 （Ⅴb）

［14］ Salonia A, Capogrosso P, Castiglione F, et al. Sperm banking is of key importance in patients with prostate cancer ［J］. *Fertil Steril*. 2013;100(2): 367-372 （Ⅴb）

泌尿系统

泌尿系统恶性肿瘤患者在治疗开始前，希望先行生育力保存的情况下，允许肿瘤治疗延迟开始吗？

推荐

在实施生育力保存同时，还是希望将肿瘤治疗延迟开始时间缩短到最短时间，而且进展性睾丸癌也有需要开始紧急治疗的病例，可否延迟治疗开始要根据每个个体的病情而定。　　**推荐等级** C1

背景和目的

睾丸肿瘤是青壮年男子好发的肿瘤，但即使是转移的晚期肿瘤，多数患者也可以通过化疗和手术期待得到治愈。睾丸肿瘤患者从治疗开始前就有生精功能障碍的高发生率，并且还会有顺铂剂量依赖性的生精功能障碍，本 CQ 以睾丸肿瘤为中心阐述有关精子保存的恰当时机以及延迟治疗开始的妥当性。

说明

1. 睾丸肿瘤

对于进行全身化疗的睾丸肿瘤患者，治疗前要说明尽可能保存精液等的生育力保存疗法，有需求时，应当推荐生育力保存法。大部分病例能认可因精子冷冻导致开始治疗的时间延迟。但是，也有需要进行紧急化疗的病例，这时就需要充分说明情况，获得同意后放弃生育力保存的想法，先进行化疗。以下是需要进行紧急化疗的病例：伴有神经症状的脑转移病例和 HCG（human chorionic gonadotropin）显著升高的；出现转移灶出血症状（血痰等）和 CT（computed tomography）等检查发现有从转移灶出血的病例（绒癌症候群）等[1]。已知睾丸肿瘤患者在高位睾丸切除术前，与恶性淋巴瘤和健康成人男性相比，精液浓度和精子数量都显示为低值[2]。尽管精子保存也可在睾丸切除后进行，但患侧睾丸切除后，精液检查的结果更差，所以多数还是推荐在睾丸切除前进行精子保存[3,4]。Rives 等的研究显示，320 例术前病例的平均精液浓度为 32.2×10^6/ml，而 674 例术后病例的平均浓度仅为 24.1×10^6/ml[4]。睾丸切除前诊断为无精子症时，可以探讨在睾丸切除的同时进行睾丸内取精术的可能性[4]。对于 I 期的精原细胞瘤，为了防止复发进行术后放疗时，照射后的精液检查，宜根据照射方法不同而异。例如，30 Gy 的剂量只照射大动脉旁领域（PA 法）和大动脉旁领域以及患侧的髂骨领域的照射（dogleg 法），18 个月以内精液浓度恢复到 10×10^6/ml 以上的比例前者为 59%，后者为 38%[5]。因此，睾丸切除前不进行精子保存，对于预定术后进行放疗的精原细胞瘤病例，要说明上述结果，希望保存生育力的话，放疗开始前进行精子保存。而且，根据照射方法，必要时进行阴囊部位的遮蔽。目前，睾丸肿瘤患者希望生育力保存时，尚没有能够允许延迟开始治疗时间相关的明确证据，但其大致的时间归纳见下页表 5-2。

2. 肾癌

目前肾癌使用的药物疗法主要是分子靶向治疗药物。尚没有给予分子靶向药物患者的精子怀孕成功率和致畸性相关的证据。所以预定分子靶向治疗而且希望保存生育力时，希望在治疗开始前进行精子保存。肾癌很少有需要紧急进行分子靶向治疗的病例，可以利用治疗开始前的时间进行精子保存，能够允许延迟开始治疗到什么程度，有必要根据病情进行医学判断。

●表 5-2 ● **希望生育力保存的睾丸肿瘤患者允许延迟开始治疗的时间**

预定治疗	允许延迟治疗开始的时间
针对精原细胞瘤的放疗 　病期Ⅰ病例 　病期Ⅱ病例	数周以内 1～2 周以内
术后辅助化疗	数周以内
转移病例的化疗	1～2 周以内 *

* 睾丸肿瘤有需要紧急化疗的病例,这时就需要充分说明情况,获得同意后,放弃生育力保存的想法,先行化疗。

3. 尿路上皮癌

尚没有尿路上皮癌化疗后的生育力相关的明确证据,但希望保存生育力且有必要进行化疗的病例,处置方法与睾丸肿瘤相同。肌层浸润性膀胱癌在预定进行膀胱全切除和尿路重建术时,适用精子冷冻保存。这时允许延迟开始治疗到什么程度,有必要根据病情进行医学判断。

二次参考文献

1. ASCO 指南
   [1] Patrizio P, Brennan LV, Lee SJ, et al. ASCO Recommendations on Fertility Preservation in Cancer Patients [J]. *J Clin Oncol*. 2006;24(18): 2917-2931
   [2] Loren AW, Mangu PB, Beck LN, et al. Fertlity Preservation for Patients With Cancer: ASCO Clinical Practice Guideline Update. *J Clin Oncol*. 2013;31(19): 2500-2510
2. Kenney LB, Cohen LE, Shnorhavorian M, et al. Male reproductive health after childhood, adolescent, and young adult cancers: a report from the Children's Oncology Group [J]. *J Clin Oncol*. 2012;30(27): 3408-3416

参考文献

( ): 证据水平

[1] Kandori S, Kawai K, Fukuhara Y, et al. A case of metastatic testicular cancer complicated by pulmonary hemorrhage due to choriocarcinoma syndrome [J]. *Int J Clin Oncol*. 2010;15(6): 611-614　　　　　　　　　　　　（Ⅴ）
[2] Petersen PM, Skakkebaek NE, Vistisen K, et al. Semen quality and reproductive hormones before orchiectomy in men with testicular cancer [J]. *J Clin Oncol*. 1999;17(3): 941-947　　　　　　　　　　　　（Ⅴ）
[3] Ostrowski KA, Walsh TJ. Infertility with Testicular Cancer [J]. *Urol Clin North Am*. 2015;42(3): 409-420　　　（Ⅵ）
[4] Rives N. Perdrix A, Hennebicq S, et al. The semen quality of 1158 men with testicular cancer at the time of cryopreservation: results of the French National CECOS Network [J]. *J Androl*. 2012;33(6): 1394-1401　　　（Ⅳb）
[5] Fossa SD. Horwich A, Russell JM, et al. Optimal planning target volume for stage I testicular seminoma: A Medical Research Council randomized trial. Medical Research Council Testicular Tumor Working Group [J]. *J Clin Oncol*. 1999;17(4): 1146　　　　　　　　　　　　（Ⅱ）

泌尿系统 CQ3

泌尿系统恶性肿瘤患者希望生育时,治疗结束后何时生育或者妊娠合适?

推荐

> 1. 男性患者的情况下,如果有冷冻保存的精子,患者希望生育时即可进行显微授精助孕。
> 　　　　　　　　　　　　　　　　　　　　　　　　　　　　　　　　　推荐等级 B

> 2. 如果使用了致畸的药物或对胎儿安全性不明的药物,需要有适当的避孕期。　推荐等级 C1

背景和目的

　　泌尿系统恶性肿瘤的治疗效果,由于早期发现和治疗的进步得以改善。尤其是睾丸肿瘤,经过化疗和手术治疗,大部分患者的治愈可以期待。因此,从提高肿瘤患者的生活质量(QOL)的观点来看,治疗后对于希望有孩子的患者来说,向其提供恰当的相关信息非常重要,本 CQ 将对此进行概述。

说明

1. 睾丸肿瘤

　　睾丸肿瘤患者希望生育时,原则上推荐治疗前行精子冷冻保存。如果治疗前进行了精子冷冻保存,治疗结束后,任何时间只要夫妇希望生育时,即可使用冻存的精子进行辅助生殖技术治疗(assisted reproductive technology,ART)。尤其是随着显微授精[卵细胞胞浆内精子注入法(intracytoplasmic sperm injection,ICSI)]技术的进步,使用化疗和全身放疗前冻存的精子获得孩子已成为可能[1,2]。另一方面,如果治疗开始前没有进行精子冻存时,则在治疗结束后需要进行一定时间的避孕。如果使用了有致畸作用的药物治疗时,推荐需要经过药物半衰期的 5 倍时间,另外女性需要增加 30 d,男性增加 90 d 的避孕期间比较合适。当然还需要考虑病情和预后情况。对于睾丸肿瘤的化疗,一般进行顺铂联合化疗,会引起生精功能障碍。如果顺铂联合化疗在 4 个周期以下的话,治疗结束后即使是无精子症,也可以长期观察,有生精功能恢复的可能性[3]。Brydoy 等进行的中间值为 12 年的长期观察研究显示,限定可以射精的患者,接受了 BEP 方案治疗 2 个疗程、3 个疗程以及 4 个疗程的,12 年以内的妊娠成功率分别为 100%、83%、76%[4]。有关这些在父母化疗后出生孩子的先天性异常的研究显示,睾丸肿瘤并无大样本数据,但儿童肿瘤的队列研究并未观察到风险的上升[5]。但是,BEP 方案治疗后的患者,其精子有高频率染色体异常的报告。De Mas 等报道,检查 BEP 方案治疗后 6～17 个月的精子,与健康成人对照组相比,染色体 16,18,XY 的非整倍体和二体呈现出有统计学意义的增加[6]。因此,确认了化疗和全身放疗后的精子生成恢复期(2 年)有精子的染色体异常。但是精子生成恢复期以及其后的配偶怀孕时,没有胎儿先天性异常发生频率增加的证据。为此,对生殖器官进行放射性照射时、使用致畸性药物或对胎儿安全性不明的药物治疗时,对希望生育的患者要尽可能提供遗传咨询。

2. 其他的泌尿系统恶性肿瘤

　　肾癌、尿路上皮癌、前列腺癌等患者,男性在治疗开始前进行了精子冷冻保存,在治疗结束后的任何时间,只要夫妇希望生育时,即可使用冻存的精子实施 ART。但是,使用了有致畸作用的药物或对致畸作用不明药物的治疗时,推荐经过药物半衰期的 5 倍时间,再加上女性 30 d,男性 90 d 的避孕期间比较合适。另外,女性患者的情况下,妊娠期间有肿瘤复发时会影响开始治疗的时间,所以希望把复发的可能性考虑在内,再来考虑避孕期。

参考文献

（）：证据水平

[1] Dohle GR. Male infertility in cancer patients：Review of the literature [J]. *Int J Urol*. 2010；17(4)：327-331 （综述）

[2] Tournaye H，Dohle GR，Barratt CL. Fertility preservation in men with cancer [J]. *Lancet*. 2014；384(9950)：1295-1301 （Ⅵ）

[3] Brydoy M，Fossa SD，Klepp O，et al. Paternity following treatment for testicular cancer [J]. *J Natl Cancer Inst*. 2005；97(21)：1580-1588 （Ⅵa）

[4] Brydoy M，Fossa SD，Klepp O，et al. Paternity and testicular function among testicular cancer survivors treated with two to four cycles of cisplatin-based chemotherapy [J]. *Eur Urol*. 2010；58(1)：134-140 （Ⅵa）

[5] Chow EJ，Kamineni A，Daling JR，et al. Reproductive outcomes in male childhood cancer survivors：a linked cancer-birth registry analysis [J]. *Arch Pediatr Adolesc Med*. 2009；163(10)：887-894 （Ⅳa）

[6] De Mas P. Daudin M，Vincent MC，et al. Increased aneuploidy in spermatozoa from testicular tumour patients after chemotherapy with cisplatin，etoposide and bleomycin [J]. *Hum Reprod*. 2001；16(6)：1204-1208 （Ⅳb）

泌尿系统

向有生育需求的泌尿系统恶性肿瘤患者推荐生育力保存时，可推荐哪些方法？

推荐

1. 男性患者，推荐精子冷冻保存。 推荐等级 B

2. 射出精液中没有精子时，也可考虑采集睾丸内精子进行冷冻保存。 推荐等级 C1

3. 对于睾丸肿瘤患者，不推荐把促性腺素释放素(GnRH)用于生育力保存治疗。 推荐等级 D

背景和目的

随着肿瘤综合治疗的进步，在育龄期泌尿系统恶性肿瘤患者的治愈率得到不断改善的同时，作为提高生活质量(QOL)的一个环节，生育力保存的要求也在不断增高。本 CQ 将就有关育龄期泌尿系统恶性肿瘤患者的生育力保存提出目前的方针。

说明

泌尿系统恶性肿瘤患者在进行根治治疗时，考虑对生育力影响的机制，有因治疗引起的性功能障碍、输精管阻塞、睾丸切除、生精功能障碍等不良反应。为了优先进行肿瘤治疗，要接受这些不可避免的不良反应。在此，对泌尿系统恶性肿瘤中以年轻人和 adolescent and young adult(AYA)年龄段(15～39 岁)好发的睾丸肿瘤为焦点进行说明。发生于单侧睾丸的睾丸癌和双侧睾丸癌患者的睾丸保存手术，因为要求有专业的指征手术决定权和手术技能，故推荐在限定的医疗机构进行[1]。不推荐给予 GnRH[2] 抑制下丘脑-垂体-睾丸内分泌轴，因为尚未明确其减轻由化疗和放疗引起的生精功能障碍的有效性。在尚未引起生精功能障碍的恶性肿瘤治疗前进行精子冷冻保存，是保留未来生育可能性的确切手段[3-5]。即使是无精子症时，只要睾丸内有精子，也可以采集睾丸内的精子进行冻存[6-7]。但是，在日本存在可以同时进行睾丸内精子采集术的肿瘤治疗机构还很有限的问题。恶性肿瘤治疗结束后引起生精功能障碍的无精子症时，也可以在显微镜下行睾丸取精子术，以确认精子的存在。在日本，有报告显示 47% 的患者可以取到精子，27% 的患者使用显微授精可以获得孩子[8]。然而，还存在冻存的精子利用率低至仅 4% 的问题[9]。治疗开始前是否进行精子冻存，从依赖于患者决定时的病情和对于医疗机构的治疗满意度来看，重要的是从事恶性肿瘤治疗的肿瘤科医师需要与生殖医疗机构医师共同协作来积极发挥作用[10]。

参考文献

( )证据水平

[1] Woo LL, Ross JH. The role of testis-sparing surgery in children and adolescents with testicular tumors [J]. *Uro J Oncol*. 2016;34(2)：76-83 （Ⅵ）

[2] Krause W, Pfluger KH. Treatment with the condotronin-releasing hormone agonist buserelin to protect spermatogenesis against cytotoxic treatment in young men [J]. *Andrologia*. 1989;21(3)：265-270 （Ⅳa）

[3] Fertility Preservation for Patients With Cancer. Clinical Practice Guideline Update [J]. *J Clin Oncol*. 2013;31(19)：2500-2510 （Ⅵ）

[4] ASCO. Fertility Preservation for Patients with Cancer：American Society of Clinical Oncology Clinical Practice Guideline Update (2013)[EB/OL]. *ASCO Guidelines Data Supplement* （Ⅵ）

［5］ Recommendations for fertility preservation in patients with lymphoma，leukemia and breast cancer ［J］. *J Assist Reprod Genet*. 2012;29(6)：465-468 （Ⅵ）

［6］ Haddad N，Al-Rabeeah K，Onerheim R，et al. Is ex vivo microdissection testicular sperm extraction indicated for infertile men undergoing radical orchiectomy for testicular cancer? Case report and literature review ［J］. *Fertil Steril*. 2014;101(4)：956-959 （Ⅴ）

［7］ Schrader M，Müller M，Sofikitis N，et al. "Onco-tese"：testicular sperm extraction in azoospermic cancer patients before chemotherapy-new guidelines? ［J］ *Urology*. 2003;61(2)：421-425 （Ⅴ）

［8］ Shin T，Kobayashi T，Shimomura Y，et al. Microdissection testicular sperm extraction in Japanese patients with persistent azoospermia after chemotherapy ［J］. *Int J Clin Oncol*. 2016;21(6)：1167-1171 （Ⅴ）

［9］ 鈴木康太郎，松崎純一，服部裕介，他. 精子凍結保存 shita 患者のその後の経過［J］. *泌尿器科紀要*. 2007：53：539-544 （Ⅴ）

［10］ Pacey A，Merrick H，Arden-Close E，et al. Implications or sperm banking tor health-related quality of life up to 1 year after cancer diagnosis ［J］. *Br J Cancer*. 2013;108(5)：1004-1011 （Ⅴ）

泌尿系统

儿童恶性肿瘤的治疗效果近数十年得到了迅速的改善。但是以生育力低下为首的长期并发症,成为获得治愈后幸存者的重大问题。本章就儿童肿瘤科医师从诊断后到开始治疗的短时间内,恰当评价患儿的生育力低下风险,与生殖专科医师协作,对生育力保存方法进行阐述(CQ1~CQ4)。

1. 流行病学

儿童恶性肿瘤作为儿童的死亡原因,是仅次于"意外事故"的高发事件,是儿童期因病死亡第一位的疾病。日本的每年发生数量为 2 000~2 500 人,发生率在未满 15 岁的人口中为 1~1.5 人/万人。所有儿童恶性肿瘤中,各种癌症的发生率:白血病约为 40%;脑肿瘤约为 20%;骨骼软组织肉瘤约为 10%;神经母细胞瘤为 8%~10%,肾母细胞瘤、肝母细胞瘤约为 5%。淋巴细胞性白血病好发于幼儿期;胚胎性肿瘤多见于婴幼儿期,肉瘤则好发于青春期。男女比例为 1.1:1,男孩稍多一点。

2. 病情

与成人多见的上皮性肿瘤不同,儿童恶性肿瘤几乎都是白血病、脑肿瘤、胚胎性肿瘤和肉瘤。儿童恶性肿瘤多不限于固定脏器,而是发生在全身各部位,发展迅速,首次诊断时已经有不少出现远处转移或全身播种的情况。所以在肿瘤组织活检或者切除前,有必要进行全身检查、病期和风险分类,然后再决定治疗方案。

3. 治疗

儿童恶性肿瘤对化疗、放疗敏感的较多,这些治疗要与外科手术有良好的衔接,进行连续的综合性治疗。另外,烷化剂为首的化疗药的使用,盆腔、性腺成为照射野的放疗都是造成不孕不育的原因。在进行这样的治疗时,从诊断到开始治疗的短时间内,要进行生育力低下的风险评估,有必要与生殖专科医师、护士、临床心理医生、社会工作者等多学科人员合作,以团队方式进行应对。为了使儿童肿瘤科医师达到能够进行恰当应对的目的,将在以下各 CQ 中详述接受哪些治疗的患儿有生育力保存的指征(CQ1);生育力保存有哪些方法(CQ2);为了进行生育力保存,患儿的恶性肿瘤治疗可以调整吗(CQ3);有关恶性肿瘤患儿治疗后的妊娠和分娩,必须提供哪些信息(CQ4)等。在儿童恶性肿瘤领域,患儿本人、家长在承担诊断后的巨大心理负担时,短时间内不得不对生育力保存做出自己的决定。考虑到这样的情况,有必要联合医师、护士、肿瘤咨询师等多学科人员来共同应对。参见下页图 6-1。

4. 预后

儿童恶性肿瘤整体的治疗效果近数十年来有了快速的进步。儿童淋巴细胞性白血病的预后有了明显的改善,治愈率达到近 90%。另一方面,生存率未满 50% 的儿童恶性肿瘤有:①Ph1 染色体阳性的急性白血病;②Ⅳ期的神经母细胞瘤(尤其是 *MYCN* 基因扩增的病例);③高危组横纹肌肉瘤(尤其是嵌合体基因阳性的腺泡型病例);④尤文肉瘤家族肿瘤转移的病例;⑤恶性横纹肌瘤;⑥脑干胶质瘤等。

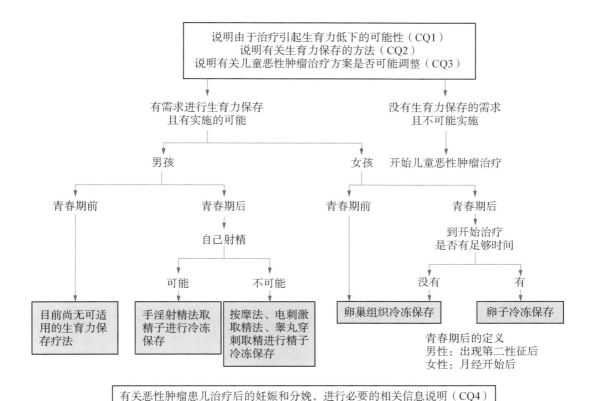

●图 6-1 ●针对恶性肿瘤患儿的生育力保存疗法的流程

随着恶性肿瘤患儿生存率的提高,有儿童期恶性肿瘤病史的成人也有所增加,因恶性肿瘤治疗对成年后造成的生育力负面影响已成为较大的问题。儿童恶性肿瘤的治疗,不仅要关注治疗的反应性和有无复发等的转归,而且还要顾及包括儿童生长发育障碍和成年后的生育力低下在内的内分泌科随访、继发性肿瘤的发生风险等,对其进行长期的跟踪随访。并且更重要的是该结果可以反馈给现在的患儿及其家长,给他们带来心理慰藉和改善将来的治疗。

5. 对儿童特有的伦理考虑

在实施癌症患儿的生育力保存时,因为对象是儿童,所以有必要考虑儿童特有的伦理。由于现阶段日本的临床尚无实际针对患儿的知情同意、患儿自身的知情同意的方针,所以参照基于美国儿科学会的方针[1],有关儿童群体的医药品临床试验指南[2],以人为对象的医学研究相关的伦理方针[3]上的内容,阐述有关对于儿童特有的伦理考虑。

患儿自身的知情同意是美国儿科学会于 1995 年提出的概念,即指儿童对于自身被做的相关诊断行为,在进行与年龄相适应的说明基础上,获得患儿本人同意接受诊疗的情况。患儿自身的知情同意包括以下 4 个过程:①根据年龄理解自身的病情;②向患儿说明由检查和治疗得到的结果及其意义;③评价对病情的理解和意愿决定的相关要因;④患儿是否有赞同提出的医疗措施相关的意思表达。所以,有关患儿自身的知情同意并不单纯是为了得到患儿的同意,重要的是使其接受与年龄相适应的说明,以及患儿在理解的基础上,自身经过考虑同意的过程。经过这一过程,患儿对自己的病情有所理解,期待其根据自己的病情,培养患儿自己决定自己治疗的能力。对于小学生以上患儿的诊疗意见的决定,美国儿科学会推荐从患儿自身获得知情同意。另外,对于具有充分理解能力的青春期以后的患儿,推荐在获得家长知情同意的基础上,还要加上患儿本人的同意。

有关儿童群体的医药品临床试验指南[2]中规定,针对中学生以上的患儿,必须获得患儿自身的书面知情同意。另外,有关患儿自身知情同意的年龄对象,指南中指出"所有的受试者,都有必要接受用他们能够理解的语言和用语尽可能充分说明有关临床试验的内容"。在厚生劳动省医政局审查管理科的有关指南的答疑文件中,表明"如果是 7 岁以上儿童,认为能够理解简单的说明"[4]。

在日本,有关以人为对象的医学研究相关的伦理方针[3]中记载着有关未成年人的知情同意和患儿自身的知情同意。在这一方针中,认为"修完中学课程的,以及 16 岁以上的未成年者"对于实施的相关研究具有充分的判断能力,有必要接受知情同意。而对"未修完中学等课程的,且未满 16 岁的未成年者"有义务要努力争取获得患儿自身的知情同意。

如上所述,在肿瘤患儿实施生育力保存之际:

(1) 对象为"修完中学课程的,以及 16 岁以上的青少年患者",判断为有充分的理解和判断能力的情况下,不仅是家长,还要获得青少年患者自身的知情同意。

(2)"未修完中学等课程的,且未满 16 岁的儿童患者"的情况下,不仅是获得家长的知情同意,还要对患儿本人进行与年龄相适应的说明,获得患儿自身的知情同意。

参考文献

[1] Committee on Drugs. Guidelines for the ethical conduct of studies to evaluate drugs in pediatric populations [J]. *Pediatrics*. 1995;95(2):286-294

[2] 小児集団における医薬品の臨床試験に関するガイダンスについて(平成 12 年 12 月 15 日,医薬審第 1334 号厚生省医薬安全局審査管理課長通知)

[3] 人を対象とする医学系研究に関する倫理指針(平成 26 年 12 月 22 日,文部科学省・厚生労働省告示第 3 号)

[4] 小児集団における医薬品の臨床試験に関するガイダンスに関する質疑応答集(Q&A)について(平成 13 年 6 月 22 日,厚生労働省医薬局審査管理課事務連絡)

哪些恶性肿瘤患儿有生育力保存治疗的指征？

推荐

> 无论恶性肿瘤类型如何,只要接受治疗的为预期有不孕不育高风险的肿瘤患儿,在考虑治疗内容和生存预后的基础上,就可以成为生育力保存治疗的对象。 推荐等级 B

背景和目的

有关癌症患儿生育力保存的指征,必须考虑患儿及其家长的理解程度,也要考虑伦理的背景。因此,在直面恶性肿瘤患儿的不孕不育问题时,要求在考虑患儿及其家长的理解程度以及伦理背景后进行恰当的应对[1,2]。探讨癌症患儿的生育力保存指征,在考虑患儿年龄的同时,还要考虑以下情况:①由于化疗和放疗引起的性腺功能降低或丧失;②可以明显期待的肿瘤预后;③患儿是否具有实施生育力保存的时间和体力;④关于卵巢组织的冷冻保存,尚处于研究阶段的诊疗,需要患儿本人或家长充分的理解。

疾病对象

儿童恶性肿瘤(实体瘤)有脑肿瘤(髓母细胞瘤、胚胎瘤)、神经母细胞瘤、胚胎性肿瘤(中枢神经以外)、横纹肌肉瘤、骨肉瘤、尤文肉瘤、视网膜母细胞瘤、非横纹肌肉瘤等的软组织肿瘤。把治疗内容和治疗效果充分考虑在内,再考虑生存预后时,在接受被迫忽视生育力保存的治疗前,在时间和体力上有余地的患儿可以成为生育力保存的对象。

对儿童血液肿瘤(白血病、淋巴瘤等)的标准化疗,引起生育力降低的风险未满 20%。但是,针对霍奇金氏淋巴瘤的含甲基苄肼的化疗、含照射性腺和盆腔的放疗、实施骨髓移植的病例均可作为生育力保存的对象。

至于这些疾病的详情,按男女不同分别记载在第 100～101 页表 6-1(女孩)和第 102～103 页表 6-2(男孩)中。

女孩

针对青春期前的女孩,尽管目前是还在研究阶段的方法,但可以考虑对患癌症的女孩进行卵巢组织冷冻。其选择标准可以参考 Edinburgh 标准[3]。针对青春期前的女孩,希望向患儿及其家长提出卵巢组织冷冻的方案。另外,即使是对青春期后的女孩,给予化疗药前没有足够的考虑时间等情况下,在与本人、家长充分协商的基础上,可以考虑卵巢组织冷冻保存。青春期后也可进行卵子冷冻保存。

男孩

青春期后的男孩的生育力保存指征,和所有希望生育者的病例都一样,具体的就是希望在治疗开始前商量进行精子冷冻保存。青春期前的男孩,由于尚无确立适用的方法,所以还没有明确的生育力保存方法。

接受骨髓移植的患儿

骨髓移植根据移植预处理的内容,结果相差较大。因为可引起高发生率的不可逆的生育力减退,所以必须对青春期后的患儿及其家长说明需要考虑生育力保存。

说明

手术、放疗、药物治疗(化疗药、分子靶向药和激素制剂)等的恶性肿瘤治疗,不管男女都会影响生育力[4]。手术会损伤性腺引起性功能障碍、损伤神经和血管引起神经血管功能障碍而成为不孕不育的原因[4]。

化疗和放疗可以直接损害性腺。女性会破坏卵泡[5-7];男性会造成精子数量减少、精子活动力降低、DNA损伤[8]。与癌症治疗相关引起不孕不育的原因有癌症种类、年龄、化疗药的种类和方案、放疗的场所和部位等[3,4,9]。特别要注意的是进行中枢神经系统照射时造成的激素分泌异常[10]。

目前儿童实体瘤的发病率[11]情况,未满15岁的以脑肿瘤、神经母细胞瘤、肾母细胞瘤、胚胎瘤(中枢神经系统以外)、横纹肌肉瘤的顺序多发,15～19岁的以胚胎瘤、脑肿瘤、甲状腺癌、恶性黑色素瘤、骨肉瘤的顺序多发。还有视网膜母细胞瘤、尤文肉瘤再加上非横纹肌肉瘤的软组织肿瘤都是儿童高发的实体瘤。这些儿童实体瘤,由介入治疗导致的不孕不育高发的有脑肿瘤(髓母细胞瘤、胚胎瘤)、高危神经母细胞瘤、胚胎瘤(中枢神经以外)、横纹肌肉瘤、骨肉瘤、尤文肉瘤、视网膜母细胞瘤、非横纹肌肉瘤等软组织肿瘤[3-9]。在充分考虑疗效的基础上[11],这些肿瘤中的一部分可以成为生育力保存的对象。

儿童血液系统恶性肿瘤,与成人一样要进行骨髓移植预处理,使用甲基苄肼的化疗、2.5 Gy以上的对睾丸的放疗、青春期后女孩进行10 Gy的腹部和盆腔的放疗照射,都可引起高风险的不孕不育症。另外,使用少量的烷化剂而不使用放疗时,其影响有限,故针对急性白血病、恶性淋巴瘤的标准化疗显示风险较低[1](参照血液系统CQ1的表7-1、表7-2)。由于骨髓移植预处理使用大量的化疗药和全身放疗(total body irradiation,TBI),可以造成不可逆的不孕不育症高发,并且年龄的影响很大。另外,强度减弱预处理(reduced-intensity conditioning,RIC)是否可以保存生育力尚不明了(参照血液系统CQ2,见本书第121～122页)。

作为早发性卵巢功能衰退女孩、年轻女性患者的卵巢组织冷冻选择标准,目前的Edinburgh标准[3]有其合理性。该标准为:15岁以上和未满35岁的没有接受化疗和放疗(未满15岁的用药量极少,可以给予对卵巢功能没有影响的药物)、有5年以上的生存机会、高风险的卵巢功能不全(50%以上)、进行说明并获得同意(家长,可能的话是本人),human immunodeficiency virus(HIV)、梅毒、乙型肝炎的血清检测阴性、未怀孕、未生育。

卵巢组织冻存的指征为青春期前女孩[12],该方法也可用于需要紧急开始化疗的青春期后的女孩。但是,白血病和淋巴瘤等血液系统肿瘤,由于化疗前获取的卵巢组织内有可能混有肿瘤细胞,以及卵巢组织的冷冻和移植时冷冻组织的复苏、细胞分离等的技术与卵子和精子冷冻保存不同,目前还处于研究阶段,需留意其实施过程和结果的风险也各不相同[13]。

还有需要注意的是,目前对于所有的恶性肿瘤患者,卵巢组织冻存是尚处于研究阶段的方法。

青春期后的女孩可以考虑有关卵子的冷冻保存[14]。

需要进行盆腔放疗的肿瘤患儿,也有需要实施卵巢移位术[1]的情况。另外对于已有月经来潮的女孩,不建议使用促性腺激素释放激素(gonadotropin releasing hormone,GnRH)激动剂,因为目前对其有效性是持否定的结论[15]。

男性在青春期后的肿瘤患者,可以在治疗开始前保存精子[2,12,16,17],其有效性已经得到充分的认识,美国临床肿瘤学会(American Society Clinical Oncology,ASCO)的指南[1]和网站[2]上,也有精子保存相关的记载,英国也从2003年就认为必须提示患者进行精子保存[17]。为此,日本也希望对于青春期后的男孩,向其家长和本人提供生育力保存的方法。另外,青春期前的男孩,尚没有明确的生育力保存的适用方法,睾丸组织的保存还只是研究,且必须只有在机构伦理委员会同意下才能进行[1,2]。

对青春期后预定接受骨髓移植的患者,要提供生育力保存相关的信息,考虑可能实施的方法[18]。

二次参考文献

1. ASCO指南

[1] Lee SJ, Schover LR, Partridge AH, et al. ASCO Recommendations on Fertility Preservation in Cancer Patients [J]. *J Clin Oncol*. 2006;24(18):2917-2931

［2］ Loren AW，Mangu PB，Beck LN，et al. Fertility Preservation for Patients with Cancer：ASCO Clinical Practice Guideline Update ［J］. *J Clin Oncol*. 2013；31(19)：2500-2510

［3］ Loren AW，Mangu PB，Beck LN，et al. Fertility Preservation for Patients with Cancer：American Society of Clinical Oncology Clinical Practice Guideline Update (2013)［EB/OL］. *ASCO Guidelines Data Supplement*

2. Cancer Net. American Society of Clinical Oncology(ASCO)［EB/OL］. http://www.cancer.net/

3. Loren AW. Fertility issues in patients with hematologic malignancies ［J］. *Hematology Am Soc Hematol Educ Program*. 2015. 2015(1)：138-145

4. Lambertini M，Del Mastro L，Pescio MC，et al. Cancer and fertility preservation：international recommendations from an expert meeting ［J］. *BMC Med*. 2016；14(1)：1-16

5. Jadoul P，Dolmans MM，Donnez J. Fertility preservation in girls during childhood：is it feasible，efficient and safe and to whom should it be proposed? ［J］ *Hum Reprod Update*. 2010；16(6)：617-630

6. Jahnukainen K，Stukenborg JB. Clinical review：Present and future prospects of male fertility preservation for children and adolescents ［J］. *J Clin Endocrinol Metab*. 2012；97(12)：4341-4351

7. Kelvin JF，Kroon L，Ogle SK. Fertility preservation for patients with cancer ［J］. *Clin J Oncol Nurs*. 2012；16(2)：205-210

参考文献

(): 证据水平

［1］ 同上页末［1］

［2］ Wallace WH，Thomsor AB，Kelsey TW. The radiosensitivity of the human oocyte ［J］. *Hum Reprod*. 2003；18(1)：117-121 　　　　　　　　　　　　　　　　　　　　　　　　　　　　　　(Ⅳa)

［3］ 同本页前文［3］

［4］ Wallace WH，Thomson AB，Saran F，et al. Predicting age of ovarian failure after radiation to a field that includes the ovaries ［J］. *Int J Radiat Oncol Biol Phys*. 2005；62(3)：738-744 　　　　　　　　　　(Ⅳb)

［5］ Kalich-Philosoph L，Roness H，Carmely A，et al. Cyclophosphamide triggers follicle activation and "burnout"：AS101 prevents follicle loss and preserves fertility ［J］. *Sci Transl Med*. 2013；5(185)：185ra62 　　(Ⅵ)

［6］ Thomson AB，Campbell AJ，Irvine DC，et al. Semen quality and spermatozoal DNA integrity in survivors of childhood cancer：a case-control study ［J］. *Lancet*. 2002；360(9330)：361-367 　　　　　　　(Ⅳa)

［7］ Wallace WH，Anderson RA，Irvine DS. Fertility preservation for young patients with cancer：who is at risk and what can be offered? ［J］ *Lancet Oncol*. 2005；6(4)：209-218 　　　　　　　　　　　　(综述)

［8］ Wallace WH，Smith AG，Kelsey TW，et al. Fertility preservation for girls and young women with cancer：population-based validation of criteria for ovarian tissue cryopreservation ［J］. *Lancet Oncol*. 2014；15(10)：1129-1136 　(Ⅳa)

［9］ Pizzo PA，Poplack DG，et al. Principles and practice of pediatric oncology ［M］. 7th ed. Philadelphia：Lippincott Williams & Wilkins，2016：xxiv，1296 　　　　　　　　　　　　　　　　　　　　(其他)

［10］ Cancer. Net. American Society of Clinical Oncology (ASCO) HP ［EB/OL］. http://www.cancer.net/ 　　　(其他)

［11］ Green DM，Kawashima T，Stovall M，et al. Fertility of female survivors of childhood cancer：a report from the childhood cancer survivor study ［J］. *J Clin Oncol*. 2009；27(16)：2677-2685 　　　　　　(Ⅲ)

［12］ Lambertini M，Del Mastro L，Pescio MC，et al. Cancer and fertility preservation：International recommendations from an expert meeting ［J］. *BMC Med*. 2016；14(1)：1 　　　　　　　　　　　(Ⅵ)

［13］ Loren AW. Fertility issues in patients with hematologic malignancies ［J］. *Hematology Am Soc Hematol Educ Program*，2015. 2015(1)：138-145 　　　　　　　　　　　　　　　　　　(Ⅵ)

［14］ Oktay K，Bedoschi G. Oocyte cryopreservation for fertility preservation in postpubertal female children at risk for premature ovarian failure due to accelerated follicle loss in Turner syndrome or cancer treatments ［J］. *J Pediatr Adolesc Gynecol*. 2014；27(6)：342-346 　　　　　　　　　　　　　　　　　　　　(Ⅴ)

［15］ Demeestere I，Brice P，Peccatori FA，et al. No evidence for the benefit of gonadotropin-releasing hormone agonist in preserving ovarian function and fertility in lymphoma survivors treated with chemotherapy：final long-term report of a prospective randomized trial. *J Clin Oncol*. 2016；34(22)：2568-2574 　　　　　　　　　(Ⅱ)

［16］ Ginsberg JP，Ogle SK，Tuchman LK，et al. Sperm banking for adolescent and young adult cancer patients：sperm quality，patient，and parent perspectives ［J］. *Pediatr Blood Cancer*. 2008；50(3)：594-598 　　　(Ⅲ)

［17］ Wllace WH，Thomson AB. Preservation of fertility in children treated for cancer ［J］. *Arch Dis Child*. 2003；88(6)：493-496 　　　　　　　　　　　　　　　　　　　　　　　　　　(Ⅵ)

［18］ Joshi S，Savani BN，Chow EJ，et al. Clinical guide to fertility preservation in hematopoietic cell transplant recipients ［J］. *Bone Marrow Transplant*. 2014；49(4)：477-484 　　　　　　　　　(Ⅵ)

● 表 6-1 ● 儿童恶性肿瘤治疗引起性腺毒性的风险分类（女性）ASCO 2013

（网站上 2014 年有一部分修订）

风险	治疗方案	患者和给药剂量	对应疾患	有关生育力计划 必须的考虑点	与现行治疗 方案的关联
高风险*	全身照射(TBI) + 所有的烷化剂[例如：氮芥、卡莫司汀、环磷酰胺、异环磷酰胺、洛莫司汀（日本未上市）、美法仑、甲基苄肼]		白血病、淋巴瘤、骨髓瘤、尤文肉瘤、神经母细胞瘤、绒癌的 HSCT（骨髓移植）的预处理	含所有的高剂量的烷化剂和（或）腹部、盆腔以及下丘脑的放射性照射的治疗对性腺影响的最高水平，很快会引起停经。应当给患者在肿瘤治疗前提供生育力保存相关的咨询	儿童实体瘤：高危的神经母细胞瘤、尤文肉瘤、部分横纹肌肉瘤、部分 Willms' 瘤、部分脑肿瘤、部分卵巢癌、需要进行 HSCT 的状态 儿童血液系统的恶性肿瘤：HL（含甲基苄肼等的方案）；需要进行 HSCT 的状态 急性白血病/NHL（含大量烷化剂联合用药的方案等）等属于此类
	所有的烷化剂 + 盆腔的照射		卵巢的肉瘤		
	环磷酰胺总量	>5 g/m² (40 岁以上) >7.5 g/m² (20 岁为止)	大部分肿瘤：乳腺癌、NHL 和 HSCT 的预处理		
	含甲基苄肼的治疗方案： MOPP BEACOPP	>3 个周期 >6 个周期	HL		
	含替莫唑胺和卡莫司汀 + 头颅照射的治疗方案		脑肿瘤		
	全腹部和盆腔照射	>6 Gy（成人女性） >10 Gy（青春期后女性） >15 Gy（青春期前女性）	Willms' 瘤、神经母细胞瘤、肉瘤、HL、卵巢癌		
	全身照射(TBI)的量		骨髓移植		
	头颅照射	>40 Gy	脑肿瘤		
中风险**	环磷酰胺总量	5 g/m² (30～40 岁)	大部分肿瘤乳腺癌	低剂量的烷化剂和（或）腹部、盆腔以及下丘脑轴的照射量减量至不会马上发生停经；可能接受只损伤性腺的照射的患者有中度停经风险；应当给患者在肿瘤治疗前提供生育力保存相关的咨询和辅导 贝伐单抗有中度的停经风险，但不孕的风险不明	儿童实体瘤：部分 Willm's 瘤；部分神经母细胞瘤；部分横纹肌肉瘤；部分脊髓肿瘤；部分脑肿瘤；部分卵巢癌 儿童血液系统恶性肿瘤：复发性 ALL 和 NHL 等属于此类
	针对乳腺癌的 AC 疗法	×4 + 紫杉醇或多西他赛（未满40 岁）	乳腺癌		
	单克隆抗体：贝伐单抗##		结直肠癌；非小细胞肺癌；头颈部癌；乳腺癌		
	FOLFOX4		结直肠癌		
	含顺铂的方案		颈部癌症		
	腹部/盆腔照射	10～15 Gy（青春期前的女孩） 5～10Gy（青春期后的女孩）	Willm's 瘤；神经母细胞瘤；脊髓肿瘤；脑肿瘤；复发性 ALL 和 NHL		

风险	治疗方案	患者和给药剂量	对应疾患	有关生育力计划必须的考虑点	与现行治疗方案的关联
低风险***	含非烷化剂和低剂量的烷化剂的方案（如：ABVD、CHOP、COP；针对白血病的多药联用疗法）		HL、NHL、白血病	常规剂量的治疗一般不会马上引起停经，但患者也许会有早期闭经的风险，应当提供上述相关的咨询和辅导。患者也许在治疗前或结束后要考虑生育力保存	儿童实体瘤：甲状腺癌 儿童血液系统恶性肿瘤：部分的 HL ALL NHL AML 等属于此类
低风险***	含环磷酰胺的乳腺癌治疗方案（如：CMF、CEF 或 CAF）	未满 30 岁的女性	乳腺癌		
低风险***	蒽环类＋西塔拉宾		AML		
超低风险或无风险****	使用长春新碱的多药联合化疗		白血病、淋巴瘤；乳癌、肺癌		
超低风险或无风险****	放射性碘		甲状腺癌		
风险不明	单克隆抗体药。如：西妥昔单抗；曲妥珠单抗		结直肠癌、非小细胞肺癌、头颈部癌、乳腺癌	鉴于这些药物的治疗尚无对生育力影响的结论，必须向患者提供咨询，探讨生育力保存的相关事宜	儿童实体瘤、儿童血液系统恶性肿瘤今后有适用的可能性
风险不明	酪氨酸激酶抑制剂。如：厄洛替尼、伊马替尼		非小细胞肺癌、胰腺癌、CML、GIST		

该表是基于临床经验和公开发表的论文汇总的只涉及常规肿瘤治疗对月经的影响，其他的生育力评价，如激素水平和卵泡数以及妊娠未在此表中反映。

    ＊：70％以上的女性治疗后停经。

    ＊＊：30％～70％的女性治疗后停经。

    ＊＊＊：未满30％的女性治疗后停经。

    ＊＊＊＊：可以忽略的程度，或者与月经完全无关。

    基于可能引用的论文，对青春期后的女性进行的风险分类，不限于没有明确记载的年龄。

    Fertility Preservation for Patients with Cancer: American Society of Clinical Oncology Clinical Practice Guideline Update (2013).

    译自 Data Supplement ♯5: Effects of Different Antitumor Agents on Sperm Production in Men 以及 Data Supplement ♯6: Risk of Permanent Amenorrhea in Women Treated With Modern Chemotherapy and Radiotherapy 中的表格，同时增加了与现行治疗方案的关联。

    ［缩写］

    ALL：急性淋巴性白血病   NHL：非霍奇金淋巴瘤   HL：霍奇金淋巴瘤

    HSCT：骨髓移植   AML：急性髓性白血病   GIST：胃肠道间质瘤

    ♯♯贝伐单抗：当初 ASCO 2013 指南上，贝伐单抗的风险被定为"不明"。但是 NSABP C-08 试验（结肠癌的术后辅助疗法在化疗基础上加上贝伐单抗的Ⅲ期临床试验）中，mFOLFOX6＋贝伐单抗组与 mFOLFOX6 组比较，显示出具有统计学意义的卵巢功能不全（定义：停经3个月，FSH 30mU/mL 以上）发生（RR，14；95％ CI 4～53）。FDA2011 年发布公告"针对女性患者使用贝伐单抗前，要告知产生卵巢功能不全的可能性"（http://www.cancer.gov/about-cancer/treatment/drugs/fda-bevacizumab）。ASCO 在网站上对化疗以及放疗造成性腺毒性的分类于 2013 年进行了修订，其结果对贝伐单抗的风险分类定为"中度风险"。但是 mFOLFOX6＋贝伐单抗组的卵巢功能不全发现病例的 86.2％最终都恢复了功能，该试验的受试者中的 70.2％是 40 岁以上（其中 50 岁以上的占 13.1％），试验开始后 6 个月的时间点的评价（卵巢功能不全）中，在判断"贝伐单抗属于对性腺毒性属中度风险的药物"时需要给予充分的注意。

    LIVESTRONG 基金会生育希望计划（www.livestrong.org/fertilehope）

    基金会不直接或间接地从事医学实践。此处提供的信息既不是有意也不是暗示构成医疗建议、诊断或治疗。所提供的任何信息都不应被视为完整的，并且不得用于代替您的医生或其他医疗保健提供者的就诊、电话、咨询或建议。在开始新的治疗之前，或在你可能有任何关于医疗状况的问题之前，一定要亲自拜访或与合格的医疗服务提供者交谈。不要因为你在这里读到的东西而忽视或延迟寻求医疗建议。

儿科

● 表 6-2 ● 儿童癌症治疗引起的性腺毒性风险分类(男性)ASCO 2013

风险	治疗方案	患者与给药量	所属疾患	就生育力计划需要考虑的点	与现行方案的关联
高风险*	全身照射(TBI)+所有的烷化剂[如:氮芥、卡莫斯汀、环磷酰胺、异环磷酰胺、洛莫司汀(日本未上市),美法仑、甲基苄肼]		白血病、淋巴瘤、骨髓瘤、尤文肉瘤、神经母细胞瘤等HSCT的预处理	含高剂量烷化剂和(或)骨髓、睾丸以及下丘脑轴的放疗照射的所有治疗对性腺影响的最高水平。应当给患者在肿瘤治疗前提供生育力保存相关的咨询	儿童实体瘤:高危组视神经母细胞瘤、尤文肉瘤、部分横纹肌肉瘤、部分脑肿瘤、需要HSCT的状态 儿童血液系统恶性肿瘤:HL(含甲基苄肼等的方案)、有睾丸转移的ALL、NHL;需要HSCT的状态;急性白血病/NHL(大量烷化剂联用的方案)等属于这类
	所有的烷化剂+盆腔和睾丸的放疗		睾丸肉瘤		
	环磷酰胺总量	>7.5g/m²	大部分肿瘤HSCT预处理		
	含甲基苄肼的方案:MOPP BEACOPP	>3个周期 >6个周期	HL		
	含替膜唑胺和卡莫司汀+头颅照射的方案		脑肿瘤		
	睾丸放疗照射	>2.5Gy(男性) >6Gy(男孩)	睾丸肿瘤、ALL、NHL、肉瘤、胚胎瘤		
	全身照射的量		HSCT		
	头颅照射	>40Gy	脑肿瘤		
中风险**	含重金属的方案:BEP 顺铂总量 卡铂总量	2~4周期 >400mg/m² >2g/m²	睾丸肿瘤	低剂量的烷化剂和(或)睾丸、盆腔以及下丘脑轴的减量照射,接受放疗的患者可能对性腺有中度风险的影响。应当给患者在癌症治疗前提供生育力保存相关的咨询	儿童实体瘤:部分willm's瘤、部分神经母细胞瘤、部分横纹肌肉瘤、部分脑肿瘤、部分睾丸肿瘤等属于此类
	睾丸放疗照射	1~6Gy	Willm's瘤、神经母细胞瘤		
低风险***	含非烷化剂的治疗方案(如:ABVD、CHOP、COP、针对白血病的多药联用)		HL、NHL、白血病	治疗本身一般不会引起不育,但患者有复发和(或)追加治疗的可能性,所以也许有必要考虑生育力保存的问题	儿童实体瘤:部分睾丸肿瘤、甲状腺癌 儿童血液系统恶性肿瘤:一部分HL、ALL、NHL、AML等属于此类
	睾丸放疗	<0.2~0.7Gy	睾丸肿瘤		
	蒽环类+西塔拉宾		AML		

风险	治疗方案	患者与给药量	所属疾患	就生育力计划需要考虑的点	与现行方案的关联
超低风险或没有风险****	使用长春新碱的多药联用		白血病、淋巴瘤、肺癌	治疗本身一般不会引起不育，但患者有复发和(或)追加治疗的可能性，所以也许有必要考虑生育力保存的问题	儿童实体瘤：部分睾丸肿瘤、甲状腺癌 儿童血液系统恶性肿瘤：一部分 HL、ALL、NHL、AML 等属于此类
	放射性碘		甲状腺癌		
	睾丸放疗照射(弥散性)	<0.2Gy	各种肿瘤		
风险不明	单克隆抗体药如：西妥昔单抗、曲妥珠单抗		结直肠癌、非小细胞肺癌、头颈癌	鉴于这些治疗尚无对产生精子影响的结论，应当向患者提供咨询，探讨生育力保存的相关事宜	儿童实体瘤、儿童血液恶性肿瘤今后也有适用的可能性
	酪氨酸激酶抑制剂如：厄洛替尼、伊马替尼		非小细胞肺癌、胰腺癌、CML、GIST		

该表是就常规肿瘤治疗对精子产生的影响，基于临床经验和公开发表的论文编写而成的。

　*：治疗后通常发生长期性的或永久性无精子症。

　**：治疗后一般不会发生长期性或永久性无精子症，但有发生的可能性。

　***：治疗后会引起一过性的损害精子产生。

　****：不影响精子产生。

基于引用可能的文献，对青春期以后的男性进行的风险分类，不限于没有明确记载的年龄。

Fertility Preservation for Patients with Cancer：American Society of Clinical Oncology Clinical Practice Guideline Update (2013).

　译自 Data Supplement ♯5：Effects of Different Antitumor Agents on Sperm Production in Men 以及 Data Supplement ♯6：Risk of Permanent Amenorrhea in Women Treated With Modern Chemotherapy and Radiotherapy 中的表格，同时增加了与现行治疗方案的关联。

［缩写］

ALL：急性淋巴性白血病　　NHL：非霍奇金淋巴瘤　　HL：霍奇金淋巴瘤

HSCT：骨髓移植　　　　　 AML：急性髓性白血病　GIST：胃肠道间质瘤

LIVESTRONG 基金会生育希望计划(www.livestrong.org/fertilehope)

基金会不直接或间接地从事医学实践。此处提供的信息既不是有意也不是暗示构成医疗建议、诊断或治疗。所提供的任何信息都不应被视为完整的，并且不得用于代替您的医生或其他医疗保健提供者的就诊、电话、咨询或建议。在开始新的治疗之前，或在你可能有任何关于医疗状况的问题之前，一定要亲自拜访或与合格的医疗服务提供者交谈。不要因为你在这里读到的东西而忽视或延迟寻求医疗建议。

儿科

儿科 CQ2

恶性肿瘤患儿的生育力保存治疗有哪些方法？

推荐

恶性肿瘤患儿的生育力保存根据性别、青春期前或后,其适用方法不同,所以在此以推荐等级来阐述各种不同的方法。

1. 青春期以后的女孩,考虑进行卵子冷冻保存。 推荐等级 C1

2. 青春期前女孩的生育力保存,冷冻保存卵巢组织是唯一的方法。而且就是在青春期以后,在开始治疗前没有时间可考虑时,也可成为卵巢组织冷冻保存的对象。但是该方法目前尚在研究阶段,必须在限定的医疗机构作为临床试验来进行。 推荐等级 C1

3. 女孩无论青春期前后,对于有盆腔内放疗照射时,推荐向照射野外进行卵巢移位术。 推荐等级 B

4. 青春期以后的男孩,推荐进行精子冷冻保存。 推荐等级 B

5. 青春期前的男孩,目前尚无适用的生育力保存方法。 推荐等级 无

背景和目的

儿童恶性肿瘤的治疗效果正在不断得到改善,儿童恶性肿瘤患儿的 5 年生存率已达 80%。随着有儿童恶性肿瘤经历者的增加,减轻晚期并发症,更好地提高生活质量(QOL)变得更为重要。其中生育力保存成为了重要的课题。本 CQ 将就癌症患儿的生育力保存,基于循证证据进行评估并说明。

说明

2013 年在 ASCO 报告有关恶性肿瘤患者的生育力保存指南[1]和美国生殖医学学会(American Society for Reproductive Medicine,ASRM)的伦理委员会意见[2]中,针对儿童青少年推荐的已确立的生育力保存方法,只有精子以及卵子的冷冻保存。但是,这些方法仅适用于青春期后的患儿,所以恶性肿瘤患儿的生育力保存的选择非常有限。

有关青春期前的患儿,尽管卵巢组织以及睾丸组织冷冻保存是唯一确切的生育力保存方法,但都属于研究阶段。必须接受伦理委员会的审查,在限定的医疗机构作为临床试验才能进行[1,2]。另外,进行卵巢组织和睾丸组织冷冻保存时,还需要注意肿瘤细胞的混入。

由全身放疗造成的性腺损害,年龄越小造成的影响越大,必须进行性腺遮蔽和性腺移位术将性腺移位至放射线照射野外以减轻损害。此外,在进行儿童的生育力保存时,在肿瘤治疗前有限的时间内,除了必须对双亲等监护者进行知情同意谈话外,还要对患儿进行适龄的、贴切的儿童知情同意谈话[3]。

以下记载了针对各种情况的儿童生育力保存方法的评价及适用情况,但儿童恶性肿瘤的生育力保存相关的证据,至今尚没有随机对照试验(randomized controlled trial,RCT)证实的结果,只是收集了所有病例进行阐述。

女孩

1. 卵子冷冻

近年来成人的冷冻卵子尽管复苏后获得孩子的妊娠率低于胚胎,但已经成为有效的方法。另一方面,有 RCT 报告显示冷冻后复苏的卵子与新鲜卵子相比,临床妊娠率无差别[4]。如前所述这也是 ASCO[1]、ASRM[2] 推荐的生育力保存方法。但是仅限于月经来潮后的女孩,需要促排卵,至少要 2 周以后才能开始肿瘤治疗,还需经阴道手术取卵,对于儿童来说还是有较难应用的一面[5,6]。

2. 卵巢组织冷冻

尚无月经来潮的情况不可能进行卵子冻存。尽管卵巢组织冻存还属于研究阶段,但这是青春期前女孩唯一可选的生育力保存方法[7]。另外,有关年龄的适用基准,根据临床试验有所不同,世界上有生后 10 个月就实施冻存的报告[8]。日本的临床研究也有从 0 岁就适用的医疗机构。

3. 使用保存卵巢功能的 GnRH 激动剂来保护卵巢

2013 年的 ASCO 指南中指出该方法可信度不高不予推荐[1]。虽然 Prevention of Early Menopause Study(POEMS)的大规模 RCT 证明了其有效性[9],但其后针对淋巴瘤的临床试验则没有显示出有效性[10]。而且对象为年轻成人,是否可以就此直接适用于儿童还必须有待于今后的研究结果。GnRH 激动剂仅适用于月经来潮后的女孩,不适用于月经来潮前的情况,所以目前不推荐作为肿瘤患儿的生育力保存方法。

4. 卵巢移位术

仅限于需要盆腔放疗的癌症患儿,也是 ASCO 指南推荐的选择之一[1]。但仅限于儿童病例的报告[11]。成人女性宫颈癌的病例在前面章节中有很多的观察研究,患者的 65% 以上得到了卵巢功能的保存[12],对于肿瘤患儿也是有必要积极探讨的方法[13]。

男孩

1. 精子冷冻

是青春期后男孩已经确立的生育力保存方法。精子可以通过射精取精,从而不会延迟肿瘤开始治疗的时间。对于无法射精的患儿,推荐全麻下电刺激射精[14]。此外,精子冷冻保存必须在治疗开始前进行,有报告指出治疗中或治疗后进行冷冻精子时,精子的染色体和形态构造可能会受到影响[15]。

2. 睾丸组织冷冻

目前为止尚无临床进行睾丸组织冻存的报告[16]。但对于青春期前的男孩,这一方法如果不投入实际应用,则治疗前保护睾丸组织是不可能的,期待今后研究的进展。

二次参考文献

1. ASCO 指南
    [1] Lee SJ, Schover LR, Partridge AH, et al. ASCO Recommendations on Fertility Preservation in Cancer Patients [J]. *J Clin Oncol*. 2006;24(18):2917-2931
    [2] Loren AW, Mangu PB, Beck LN, et al. Fertility Preservation for Patients with Cancer: ASCO Clinical Practice Guideline Update [J]. *J Clin Oncol*. 2013;31(19):2500-2510
    [3] ASCO. Fertility Preservation for Patients with Cancer: American Society of Clinical Oncology Clinical Practice Guideline Update(2013) [EB/OL]. ASCO Guidelines Data Supplement
2. Wolff MV, et al. Fertility preservation in women — a practical guide to preservation techniques and therapeutic strategies

儿科

in breast cancer, Hodgkin's lymphoma and borderline ovarian tumours by the fertility preservation network FertiPROTEKT [J]. *Arch Gynecol Obstet*. 2011;284(2): 427-435

3. ISFP 的方针（JARG 杂志）

[1] ISFP Practice Committee, et al. Recommendations for fertility preservation in patients with lymphoma, leukemia, and breast cancer. *J Assist Reprod Genet*. 2012;29(6): 465-468

[2] Schmidt KT, Andersen CY, et al. Recommendations for fertility preservation in patients with lymphomas [J]. *J Assist Reprod Genet*. 2012;29(6): 473-477

[3] Klemp JR, Kim SS. Fertility preservation in young women with breast cancer [J]. *J Assist Reprod Genet*. 2012;29 (6): 469-472

[4] NCCN. Adolescent and Young Adult Oncology [EB/OL]. ver. 2. 2014. Featured Updates to the NCCN Guidelines

参考文献 （）: 证据水平

[1] 同"1. ASCO 指南"中[2]

[2] Ethics Committee of American Society for Reproductive M. Fertility preservation and reproduction in patients facing gonadotoxic therapies: a committee opinion [J]. *Fertil Steril*. 2013;100(5): 1224-1231 　　　　　　（Ⅵ）

[3] Committee on Bioethics, American Academy of Pediatrics. Informed consent, parental permission, and assent in pediatric practice [J]. *Pediatrics*. 1995;95(2): 314-317 　　　　　　（Ⅵ）

[4] Potdar N, Gelbaya TA, Nardo LG. Oocyte vitrification in the 21st century and post-warming fertility outcomes: a systematic review and meta-analysis [J]. *Reprod Biomed Online*. 2014;29(2): 159-176 　　　　　　（Ⅰ）

[5] Levine JM, Kelvin JF, Quinn GP, et al. Infertility in reproductive-age female cancer survivors [J]. *Cancer*. 2015;121 (10): 1532-1539 　　　　　　（综述）

[6] 吉岡伸人, 鈴木直. 小児・思春期がんの妊孕性温存[J]. 臨床婦人科産科. 2015;69: 40-45 　　　　　　（综述）

[7] Metzger ML, Meacham LR, Patterson B, et al. Female reproductive health after childhood, adolescent, and young adult cancers: guidelines for the assessment and management of female reproductive complications [J]. *J Clin Oncol*. 2013;31(9): 1239-1247 　　　　　　（Ⅳa）

[8] Jadoul P, Dolmans MM, Donnez J. Fertility preservation in girls during childhood: is it feasible, efficient and safe and to whom should it be proposed? [J] *Hum Reprod Update*. 2010;16: 617-630 　　　　　　（综述）

[9] Moore HC, Unger JM, Phillips KA, et al. Goserelin for ovarian protection during breast-cancer adjuvant chemotherapy [J]. *N Engl J Med*. 2015;372(10): 923-932 　　　　　　（Ⅱ）

[10] Demeestere I, Brice P, Peccatori FA, et al. No Evidence for the Benefit of Gonadotropin-Releasing Hormone Agonist in Preserving Ovarian Function and Fertility in Lymphoma Survivors Treated with Chemotherapy: Final Long-Term Report of a Prospective Randomized Trial [J]. *J Clin Oncol*. 2016;34(22): 2568-2574 　　　　　　（Ⅱ）

[11] Barahmeh S, Al Masri M, Badran O, et al. Ovarian transposition before pelvic irradiation: indications and functional outcome [J]. *J Obstet Gynaecol Res*. 2013;39(11): 1533-1537 　　　　　　（Ⅴ）

[12] Gubbala K, Laios A, Gallos I, et al. Outcomes of ovarian transposition in gynaecological cancers: a systematic review and meta-analysis [J]. *J Ovarian Res*. 2014;7(1): 1-10 　　　　　　（Ⅰ）

[13] Irtan S, Orbach D, Helfre S, et al. Ovarian transposition in prepubescent and adolescent girls with cancer [J]. *Lancet Oncol*. 2013;14(13): e601 - e608 　　　　　　（综述）

[14] Adank MC, Van Dorp W, Smit M, et al. Electroejaculation as a method of fertility preservation in boys diagnosed with cancer: a single-center experience and review of the literature [J]. *Fertil Steril*. 2014;102(1): 199-205. e1 　　　　　　（Ⅳa）

[15] Nangia AK, Krieg SA, Kim SS. Clinical guidelines for sperm cryopreservation in cancer patients [J]. *Fertil Steril*. 2013;100(5): 1203-1209 　　　　　　（指南）

[16] Goossens E, Van Saen D, Tournaye H. Spermatogonial stem cell preservation and transplantation: from research to clinic [J]. *Hum Reprod*. 2013;28(4): 897-907 　　　　　　（综述）

儿科 CQ3

为了实施生育力保存，可以对患儿的恶性肿瘤治疗进行调整吗?

推荐

如果能够判断延迟治疗不影响预后，可以考虑调整恶性肿瘤的治疗。 推荐等级 C1

背景和目的

恶性肿瘤患儿要进行生育力保存时，如果需要延迟恶性肿瘤的治疗，实施前提是对预后没有影响。另外，儿童恶性肿瘤进展迅速，诊断后希望立即开始治疗。本节将探讨为了生育力保存，是否可能对患儿肿瘤治疗进行调整。

说明

为了便于探讨，需要比较化疗开始时间的前瞻性研究，但是实际上不可能进行这样设计的临床试验，因此无此类报道。至于回顾性研究，有从发现症状到诊断为止的时间与预后关系的报道[1]，但是该报道与诊断后开始化疗时间的延迟有所不同，并没有检索到有关诊断后开始化疗时间对预后影响的研究。为此，延迟开始治疗对预后有怎样的影响并不清楚，实施生育力保存需要的时间越短，对预后的影响就越小。所以有关实施生育力保存，需要本人、家长、医生进行充分的交流后再做出决定。

生育力保存的方法、指征等，请参见 CQ1、CQ2，在此 CQ 中主要对以下三项等进行说明，作为对于每个病例的生育力保存、调整儿童恶性肿瘤治疗是否可能的判断依据。

（1）实施各种生育力保存方法，大致需要的时间。

（2）由于生育力保存可能引起的对疾患及其治疗的影响。

（3）对儿童发育的影响。

1. 卵子冷冻保存

卵子冷冻是月经来潮后的患儿可以选择的，与能够进行卵子冷冻的医疗机构合作进行的方法[2]。

卵子冷冻，从取卵周期开始至取卵为止至少需要 2～4 周的时间，被认为是仅允许适用于进展缓慢的肿瘤患儿的生育力保存方法[3,4]。这时，从取卵次日 3 d 后即可开始肿瘤治疗。另外，因为预测有月经量增加，如果有血小板减少时，则需要特别注意。

2. 卵巢组织冷冻保存

卵巢组织冷冻保存要考虑创伤愈合的时间，需要 3 d 至 1 周的时间。卵巢组织冷冻即使是在化疗期间进行的，其后也有获得了孩子的报道[5-7]，对于病情进展迅速，治疗开始前不能进行生育力保存的患儿，可以选择治疗后再行生育力保存。但是，化疗药对卵子有直接的影响，在化疗结束后半年到一年的时间有DNA 损伤的可能性，在判断进行生育力保存实施的时机，要根据化疗药的种类来考虑，必须结合病情与本人、家长充分交流后才可进行。

月经未来潮的患儿，由于不能进行卵子的冷冻保存，尚处于研究阶段的卵巢组织冷冻是唯一可以选择的生育力保存法[2]。而且有关合适年龄的基准，根据临床试验不同而不同，世界上有出生后 10 个月就进行卵巢组织冻存的报道[9]。日本的临床研究也有从 0 岁开始就适用的报道。

3. 精子冷冻

对象为青春期后的患儿,选择手段有手淫、按摩法、电刺激射精法(electroejaculation)、睾丸内穿刺取精术(testicular sperm extraction,TESE)。有用手淫、按摩法、电刺激射精法取精子的可能时,保存精子需要的时间短[11],保存后可以立即开始患儿的肿瘤治疗。如果需要用 TESE 这样的创伤性手术获取精子时,就需要考虑创伤愈合的时间,延期治疗时间以一周以内为妥[12]。与女性患儿相比,可以延迟较短的时间就开始进行肿瘤治疗[13]。

4. 性腺移位术

为了减轻放疗造成的性腺功能障碍,放疗前要进行探讨睾丸移位、卵巢移位来避免性腺暴露于放射线等的措施。由于都是需要进行手术来移动性腺的,所以要考虑创伤愈合的时间,一般需要术后 3d 到 1 周左右。但是要进行全身放疗(TBI)的病例不适用此方法。

为了缩短生育力保存所需的时间,要健全术前患儿肿瘤治疗医生与生殖专科医生间密切联系和合作的体制,一旦有指征的病例,希望双方能够迅速对应,做好实施的准备[13]。同时,患儿本人、家长在承担诊断后巨大的心理负担时,短时间内不得不对生育力保存做出自己的决定[13]。考虑到这种状况,需要包括医师、护士、肿瘤咨询人员等多学科的配合来做出应对。

如上所述,患儿的恶性肿瘤治疗作为最优先考虑的原则,在原疾患治疗前,或者治疗中仅限于判断有时间考虑进行生育力保存的情况下,为进行生育力保存,可以考虑调整患儿的肿瘤治疗。

二次参考文献

1. ASCO 指南

［1］Lee SJ,Schover LR,Partridge AH,et al. ASCO Recommendations on Fertility Preservation in Cancer Patients [J]. *J Clin Oncol*. 2006;24(18):2917-2931

［2］Loren AW,Mangu PB,Beck LN,et al. Fertility Preservation for Patients With Cancer:ASCO Clinical Practice Guideline Update [J]. *J Clin Oncol*. 2013;31(19):2500-2510

［3］ASCO. Fertility Preservation for Patients with Cancer:American Society of Clinical Oncology Clinical Practice Guideline Update (2013)[EB/OL]. *ASCO Guidelines Data Supplement*

2. Wolff MV,Montag M,Dittrich R,et al. Fertility preservation in women — a practical guide to preservation techniques and therapeutic strategies in breast cancer,Hodgkin's lymphoma and borderline ovarian tumours by the fertility preservation network FertiPROTEKT [J]. *Arch Gynecol Obstet*. 2011;284(2):427-435

3. Metzger ML,Meacham LR,Patterson B,et al. Female reproductive health after childhood,adolescent,and young adult cancers:guidelines for the assessment and management of female reproductive complications [J]. *J Clin Oncol*. 2013;31(9):1239-1247

4. Kenney LB,Cohen LE,Shnorhavorian,et al. Male reproductive health after childhood,adolescent,and young adult cancers:a report from the Children's Oncology Group [J]. *J Clin Oncol*. 2012;30(27):3408-3416

5. Children's Oncology Group. Long-term follow-up guidelines for survivors of childhood,adolescent and young adult cancers [EB/OL]. Version 4.0. http://www.survivorshipguidelines.org

参考文献   ():证据水平

［1］Brasme JF,Chalumeau M,Oberlin O,et al. Time to diagnosis of Ewing tumors in children and adolescents is not associated with metastasis or survival:a prospective multicenter study of 436 patients [J]. *J Clin Oncol*. 2014;32 (18):1935-1940   (Ⅳa)

［2］Metzger ML,Meacham LR,Patterson B,et al. Female reproductive health after childhood,adolescent,and young adult cancers:guidelines tor the assessment and management of female reproductive complications [J]. *J Clin Oncol*. 2013;31(9):1239-1247   (Ⅳa)

［3］ Jeruss IS，Woodruff T'K. Preservation of fertility in patients with cancer［J］. *N Engl J Med*. 2009;360(9)：902-911
（Ⅳa）

［4］ 同上页"二次参考文献"中 2
（Ⅳa）

［5］ Meirow D，Levron J，Eldar-Geva T，et al. Pregnancy after transplantation of cryopreserved ovarian tissue in a patient with ovarian failure after chemotherapy［J］. *N Engl J Med*. 2005;353(3)：318-321
（Ⅴ）

［6］ Demeestere I，Simon P，Buxant F，et al. Ovarian function and spontaneous pregnancy after combined heterotopic and orthotopic cryopreserved ovarian tissue transplantation in a patient previously treated with bone marrow transplantation：case report［J］. *Hum Reprod*. 2006;21(8)：2010-2014
（Ⅴ）

［7］ Macklon KT，Jensen AK，Loft A，et al. Treatment history and outcome of 24 deliveries worldwide after autotransplantation of cryopreserved ovarian tissue，including two new Danish deliveries years after autotransplantation［J］. *J Assist Reprod Genet*. 2014;31(11)：1557-1564
（Ⅴ）

［8］ Hyman JH，Tulandi T. Fertility preservation options after gonadotoxic chemotherapy. Clin Med Insights［J］. *Reprod Health*. 2013;7：CMRH. S10848
（Ⅳa）

［9］ Jadoul P，Dolmans MM，Donnez J. Fertility preservation in girls during childhood：is it feasible，efficient and safe and to whom should it be proposed?［J］ *Hum Reprod Update*. 2010;16(6)：617-630
（综述）

［10］ Kenney LB，Cohen LE，Shnorhavorian M，et al. Male reproductive health after childhood，adolescent，and young adult cancers：a report from the Children's Oncology Group［J］. *J Clin Oncol*. 2012;30(2)：3408-3416
（Ⅳa）

［11］ Schmiegelow ML，Sommer P，Carlsen E，et al. Penile vibratory stimulation and electroejaculation before anticancer therapy in two pubertal boys［J］. *J Pediatr Hematol Oncol*. 1998;20(5)：429-430
（Ⅴ）

［12］ Berookhim BM，Mulhall JIP. Outcomes of operative sperm retrieval strategies for fertility preservation among males scheduled to undergo cancer treatment［J］. *Fertil Steril*. 2014;101(3)：805-811
（Ⅴ）

［13］ 同上页"二次参考文献"中"1. ASCO 指南"［2］

儿
科

儿科 CQ4

有关恶性肿瘤患儿治疗后的妊娠和分娩，必须提供哪些信息？

推荐

1. 有儿童期恶性肿瘤病史的患者妊娠或其配偶妊娠时，都要说明伴随恶性肿瘤治疗并没有观察到出生婴儿有先天异常增加的风险。 **推荐等级 B**

2. 有儿童期恶性肿瘤病史者的女性在妊娠或分娩之际，要说明根据恶性肿瘤种类、治疗年龄和治疗内容的不同，风险是不同的。 **推荐等级 B**

3. 对有腹部、盆腔放疗史的女性，要说明有流产和早产的风险，有必要从妊娠到分娩过程进行慎重的孕期管理。 **推荐等级 B**

背景和目的

儿童恶性肿瘤的治疗，随着预后的改善，长期生存成为可能。有儿童期恶性肿瘤病史的成人有可能获得孩子。与因恶性肿瘤治疗引起的不孕不育症和早发性闭经风险一样，维持生育力情况下的妊娠和分娩时，母体和出生孩子的健康问题同样引人关注。尽管否定肿瘤治疗后出生的孩子有先天异常的增加，但曾有增加早产风险等的报道。基于海外大规模队列研究的结果，在此探讨有儿童期恶性肿瘤病史成人的妊娠和分娩风险。

说明

在探讨有关有儿童期恶性肿瘤病史的成人在妊娠和分娩时，掌握儿童恶性肿瘤的种类、接受治疗的年龄、治疗内容（化疗、放疗、外科手术）等的治疗概要和有无晚期并发症非常重要。一般成人恶性肿瘤患者，要考虑身体恢复所需时间和复发风险以及对生殖细胞的影响，指导其治疗后到妊娠为止需要避孕的时间。而儿童期接受恶性肿瘤治疗的患者，有充足的时间考虑成年后生育孩子的可能性。在包括海外大规模的队列研究在内的大量调查中，主要都是作为回顾性研究，探讨了有儿童期恶性肿瘤病史的成人在妊娠时，有关先天性异常、流产和早产、低体重儿、新生儿死亡的风险。

近年来恶性肿瘤患者的生育力保存受到关注，逐渐被临床考虑纳入治疗范围。但是恶性肿瘤患儿实施生育力保存后的妊娠和分娩相关的报道很少，尚未得到能充分确立的证据。日本至今也没有进行过有关恶性肿瘤患儿成人后的妊娠和分娩的大规模调查，而有儿童期恶性肿瘤病史并行生育力保存的成人目前的数量还很少，今后需要长期的随访，有必要健全建立在门诊的咨询支援体制，对长期预后数据进行收集和统计。如上所述，基于海外的证据，我们检索了有儿童期恶性肿瘤病史的成人妊娠时，有关先天性异常、流产和早产、低体重儿、新生儿死亡的风险。

从有儿童期恶性肿瘤病史者出生孩子相关的多数病例探讨的代表性论文中，检索到有否定肿瘤治疗引起先天性异常风险增加的报道[1-3]，也有有关放疗与先天性异常的风险没有统计学差异的报道[4]。但是有遗传性肿瘤发生风险的疾患时，由于出生的孩子有风险，有必要进行遗传咨询和对出生后孩子进行密切的随访（参照总论CQ4，本书第34～35页）。

有儿童期恶性肿瘤病史的女性，因为肿瘤治疗有可能对妊娠和分娩有负面影响，所以有必要针对每个病例进行风险评估。特别是有腹部和盆腔放疗经历，不仅有不孕和早发性闭经风险，还要注意妊娠和分娩的管理。有报道[5-11]表明腹部和盆腔放疗会使流产和早产、低体重儿增加，也有死产和新生儿死亡增加的报道[5]，另有报道[5]对子宫损伤的程度，与照射部位、照射量、治疗时的年龄相关：子宫和卵巢在10 Gy以上的照射；还有青春期前的女孩在更低剂量（1.00～2.49 Gy）的照射时就会增加风险。主要原因为子宫肌层的纤维化引起扩张障碍、子宫容量的减少、血管损伤、内膜损伤等。有必要注意有胸部放疗经历时会并发心肌异常，有头颅照射经历时，会并发垂体功能异常（随着治疗时间增加会增加发生频率）和神经认知功能的异常。

有关化疗，上述报道指出流产和早产、低体重儿并没有增加。但妊娠中，由于循环血容量的增加，有蓄积性心脏毒性的蒽环类化疗药会引起心衰、铂类制剂会引起肾脏损害等，从怀孕开始到分娩的过程都要有应对晚期并发症的风险措施，进行慎重的母体孕期管理。

有关外科手术，针对脑肿瘤术后并发的垂体功能异常和癫痫等、针对腹部和盆腔内恶性肿瘤术后的腹腔粘连的影响和可否进行自然分娩等，有必要针对不同病例进行探讨。

有儿童期恶性肿瘤病史的男性，有报道说其配偶的妊娠和分娩没有增加母体异常以及胎儿流产和早产、低体重儿、新生儿死亡的风险[5,6,12,13]。

二次参考文献

1. ASCO 指南

　　［1］Lee SJ，Schover LR，Partridge AH，et al. ASCO Recommendations on Fertility Preservation in Cancer Patients［J］. *J Clin Oncol*. 2006；24(18)：2917-2931

　　［2］Loren AW，Mangu PB，Beck LN，et al. Fertility Preservation for Patients with Cancer：ASCO Clinical Practice Guideline Update［J］. *J Clin Oncol*. 2013；31(19)：2500-2510

　　［3］ASCO. Fertility Preservation for Patients with Cancer：American Society of Clinical Oncology Clinical Practice Guideline Update（2013）［EB/OL］. *ASCO Guidelines Data Supplement*

2. Hyman JH，Tulandi T. Fertility preservation options after gonadotoxic chemotherapy［J］. *Clin Med Insights Reprod Health*. 2013；7：CMRH. S10848

3. Hudson MM. Reproductive outcomes for survivors of childhood cancer［J］. *Obstet Gynecol*. 2010；116(5)：1171-1183

4. Green DM，Sklar CA，Boice JD Jr，et al. Ovarian failure and reproductive outcomes after childhood cancer treatment：results from the Childhood Cancer Survivor Study［J］. *J Clin Oncol*. 2009；27(14)：2374-2381

5. Bessho F，Kobayashi M. Adult survivors of children's cancer and their offspring［J］. *Pediatr Int*. 2000；42(2)：121-125

6. 岩井艶子. 小児がん経験者の結婚，妊娠，分娩，児に関する研究［M］//厚生労働省がん研究助成金報告書（研究代表者石田也寸志）. 2010：122-123

7. Miyoshi Y，Yorifuji T，Horikawa R，et al. Gonadal function，fertility，and reproductive medicine in childhood and adolescent cancer patients：a national survey of Japanese pediatric endocrinologists［J］. *Clin Pediatr Endocrinol*. 2016；25(2)：45-57

8. Miyoshi Y，Yorifuji T，Horikawa R，et al. Childbirth and fertility preservation in childhood and adolescent cancer patients：a second national survey of Japanese pediatric endocrinologists［J］. *Clin Pediatr Endocrinol*. 2017；26(2)：81-88

9. Children's Oncology Group. Long-Term Follow-Up Guidelines for Survivors of Childhood，Adolescent，and Young Adult Cancers［EB/OL］. Version 4.0. http://www.survivorshipguidelines.org（accessed August 07,2016）

10. 日本小児内分泌学会 CCS 委員会. 小児がん経験者（CCS）のための医師向けフォローアップガイド（ver1.2）2016［EB/OL］. http://jspe.umin.jp/medical/gui.html（accessed October 14,2016）

11. 関口将軌，三善陽子，左合治彦. 小児がん既往妊娠［J］. 周産期医学. 2016；46：1263-1267

12. Armenian AH，Hudson MM，Mulder RL，et al. Recommendations for cardiomyopathy surveillance for survivors of childhood cancer：a report from the International Late Effects of Childhood Cancer Guideline Harmonization Group［J］. *Lancet Oncol*. 2015；16(3)：e123－e136

参考文献

（）：证据水平

［1］Signorello LB，Mulvihill JJ，Green DM，et al. Congenital anomalies in the children of cancer survivors：a report from the childhood cancer survivor study [J]. *J Clin Oncol*. 2012;30(3): 239-245 (Ⅳa)

[2] Winther JF, Olsen JH, Wu H, et al. Genetic disease in the children of Danish survivors of childhood and adolescent cancer [J]. *J Clin Oncol*. 2012;30(1): 27-33 (Ⅳa)

[3] Winther JF, Boice JD Jr. Mulvihill JJ, et al. Chromosomal abnormalities among offspring of childhood-cancer survivors in Denmark: a population-based study. *Am J Hum Genet*. 2004;74(6): 1282-1285 (Ⅳa)

[4] Winther JF, Boice JD Jr. FrederikenK, et al. Radiotherapy for childhood cancer and risk for congenital malformation in offspring: a population-based cohort study [J]. *Clin Genet*. 2009;75(1): 50-56 (Ⅳa)

[5] Signorello LB, Mulvihill JJ, Green DM, et al. Stillbirth and neonatal death in relation to radiation exposure before Conception: a retrospective cohort study [J]. *Lancet*. 2010;376(9741): 624-630 (Ⅳa)

[6] WAcuen RC, Zeegers MP. Wallace WH, et al. Britioh childhood Cancer Survivor Study. Pregnancy outcomes among adult survivors of childhood cancer in the Britich Childhood Cancer Survivor Study [J]. *Cancer epidemiol Biomarkers Prev*. 2009;18(8): 2239-2247 (Ⅳa)

[7] Gao W, Liang JX, Yan Q. Exposure to radiation therapy is associated with female reproductive health among Childhood cancer survivors: a meta-analysis study [J]. *J Assist Reprod Genet*. 2015;32(8): 1179-1186 (Ⅳa)

[8] Green DM, Lange JM, Peabody EM, et al. Pregnancy outcome after treatment for Wilms tumor: a report from the national Wilms tumor long-term follow-up study [J]. *J Clin Oncol*. 2010;28(17): 2824-2830 (Ⅳa)

[9] Mueller BA, Chow EJ, Kamineni A, et al. Pregnancy outcomes in female childhood and adolescent cancer survivors: a linked cancer-birth registry analysis [J]. *Arch Pediatr Adolesc Med*. 2009;163(10): 879-886 (Ⅳa)

[10] Signorello LB, Cohen SS, Bosetti C, et al. Female survivors of childhood cancer: preterm birth and low birth weight among their children [J]. *J Natl Cancer Inst*. 2006;98(20): 1453-1461 (Ⅳa)

[11] Green DM, Whitton JA, Stovall M, et al. Pregnancy outcome of female survivors of childhood cancer: a report from the Childhood Cancer Survivor Study [J]. *Am J Obstet Gynecol*. 2002;187(4): 1070-1080 (Ⅳa)

[12] Gunnes MW, Lie RT, Bjorge T, et al. Reproduction and marriage among male survivors of cancer in childhood, adolescence and young adulthood: a national cohort study [J]. *Br J Cancer*. 2016;114(3): 348-356 (Ⅳa)

[13] Chow EJ, Kamineni A, Daling JR, et al. Reproductive outcomes in male childhood cancer survivors: a linked cancer-birth registry analysis [J]. *Arch Pediatr Adolesc Med*. 2009;163(10): 887-894 (Ⅳa)

血液系统总论

血液系统恶性肿瘤具有代表性的包括白血病及其类似疾病、淋巴瘤和骨髓瘤等。

白血病分为急性髓性白血病、急性淋巴细胞白血病、慢性髓性白血病、慢性淋巴细胞白血病。日本白血病的发病率据年龄调整后(2011年)男性为8.0人/10万人,女性为5.3人/10万人,一年约12000人发病。60岁以上发病较多,未满40岁的患者约占15%(约1900人)。

白血病的类似疾病有骨髓异常增生综合征和骨髓增生性疾病(真性红细胞增多症、原发性血小板增多症、骨髓纤维化),60岁以上的高龄者多发。

淋巴瘤分为霍奇金淋巴瘤和非霍奇金淋巴瘤两大类。日本淋巴瘤的发病率据年龄调整后(2011年)男性为13.9人/10万人、女性为9.2人/10万人,一年约25000人罹患此病。未满40岁的患者占所有淋巴瘤的5%左右(约1400人)。

日本骨髓瘤的发病率据年龄调整后(2011年)男性为3.0人/10万人、女性为2.4人/10万人,一年约7000人发病。该疾病好发于高龄者,未满40岁的罹患率只占所有骨髓瘤的0.7%(约50人),非常罕见。

本指南中,对于年轻人中发病极低的疾病仅限于在总论中阐述,不在CQ内涉及。CQ1～CQ5中,针对年轻人中发病率高的血液系统恶性肿瘤的治疗(化疗、放疗、分子靶向治疗、骨髓移植)对生育力的影响和相应的保存方法进行阐述、CQ6中对"治疗后行生育力保存直至怀孕时,出生的婴儿会有问题吗"这一最关心的疑问进行阐述。

1. 流行病学

1-1 急性白血病

白血病的发病率据年龄调整后(2011年)男性为8.0人/10万人,女性为5.3人/10万人[1],其中的急性髓性白血病的发病率为3～4人/10万人,发病年龄的中位值为60岁,大多数为成人发病[2]。而急性淋巴细胞白血病的发病率约为1人/10万人,发病高峰为2～4岁的儿童[3]。

1-2 慢性髓性白血病

慢性髓性白血病的发病年龄的中位值为45～55岁,男女比为(1.3～2.0)∶1,男性稍多,一年中每10万人中有1人发病。儿童发病较少,未满全体的5%[3]。

1-3 骨髓异常增生综合征

日本还没有骨髓异常增生综合征发病率的确切数据,大概约2.7人/10万人,男性略多。发病年龄的中位值为60～69岁,男女比为1.9∶1,男性稍多[2]。

1-4 骨髓增生性疾病

真性红细胞增多症、原发性血小板增多症、骨髓纤维化都是以50～69岁的发病多见,与生育力保存的关系不大。但有报告提及原发性血小板增多症在未满40岁的患者中占10%～25%[2]。

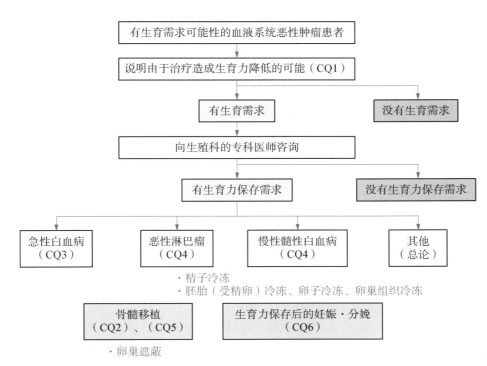

●图 7-1 ●血液系统恶性肿瘤生育力保存疗法流程

流程图内容：
- 有生育需求可能性的血液系统恶性肿瘤患者
- 说明由于治疗造成生育力降低的可能（CQ1）
  - 有生育需求
    - 向生殖科的专科医师咨询
      - 有生育力保存需求
        - 急性白血病（CQ3）
        - 恶性淋巴瘤（CQ4）
        - 慢性髓性白血病（CQ4）
        - 其他（总论）
        - ·精子冷冻
        - ·胚胎（受精卵）冷冻、卵子冷冻、卵巢组织冷冻
          - 骨髓移植（CQ2）、（CQ5）
          - 生育力保存后的妊娠·分娩（CQ6）
          - ·卵巢遮蔽
      - 没有生育力保存需求
  - 没有生育需求

1-5 淋巴瘤

日本淋巴瘤的发病率据年龄调整后（2011 年）男性为 13.9 人/10 万人、女性为 9.2 人/10 万人[1]。霍奇金淋巴瘤的发病率低于欧美，推测为（0.2～0.5）人/10 万人[2]。男女比为（1.3～1.8）：1，男性稍多。发病年龄呈现为 15～35 岁和 50 岁以后的双峰性[3]。非霍奇金淋巴瘤由于包括多种分型，没有确切的数据，但从霍奇金淋巴瘤占全部淋巴瘤的 5% 左右，可以推测其发病率为每 10 万人中有 10 人左右。

1-6 多发性骨髓瘤

日本多发性骨髓瘤的发病率据年龄调整后（2011 年）男性为 3 人/10 万人、女性为 2.4 人/10 万人[1]。60～79 岁的高龄者多发[2]，男女比为 1.2：1，男性稍多。尽管极其罕见，但年轻人中多发性骨髓瘤的发病还是存在的。

2. 病情

2-1 急性白血病

急性白血病是分化和成熟障碍的骨髓造血细胞异常增殖的恶性肿瘤。主要的症状为由正常造血功能低下引起的贫血；血小板减少引起的出血；中性粒细胞减少引起的感染，也有因肿瘤细胞的脏器浸润引起的各种全身症状[2,3]。

2-2 慢性髓性白血病

一般多见于健康体检时血常规检查中发现白细胞计数异常升高而被发现，80% 以上的病例在慢性期被诊断，多数无症状[2]。不治疗最终会急变，变成急性白血病。

2-3 骨髓异常增生综合征

骨髓异常增生综合征是以无效造血为特征的肿瘤性造血障碍。除了正常造血功能低下引起的贫血、血小板减少引起的出血、中性粒细胞减少引起的感染外，还会向急性白血病进展[2,3]。

2-4 骨髓增生性疾病

骨髓增生性疾病是发生在造血干细胞水平的肿瘤化而产生的疾病。①真性红细胞增多症，由于血黏度异常增加造成血流迟缓引起继发性高血压、血栓栓塞。②骨髓纤维化以脾脏肿大、全身倦怠为主要症状。③原发性血小板增多症有头痛等的血管运动性症状,以及血栓或出血为主要问题[2,3]。

2-5 淋巴瘤

霍奇金淋巴瘤除有颈部、纵隔淋巴结肿大外,还多伴有所谓的 B 症状(发热、体重减少、盗汗)。非霍奇金淋巴瘤不仅有全身淋巴结肿大,而且出现肿大的淋巴结压迫周围组织器官的压迫症状[2,3]。

2-6 多发性骨髓瘤

多发性骨髓瘤是骨髓浆细胞克隆性增殖的肿瘤性疾病,除容易感染和贫血等外,还有继发性骨病和肾脏病变[2,3]。

3. 治疗

3-1 急性白血病

急性髓性白血病和急性淋巴白血病使用的化疗药不同。急性髓性白血病的治疗,一般以蒽环类和西塔拉宾联用的诱导缓解,然后进行 3～4 个疗程的巩固治疗[4]。另一方面,急性淋巴细胞白血病的治疗,在诱导缓解阶段就以蒽环类、长春新碱、环磷酰胺、L-门冬酰胺酶等进行多药联用。缓解后的治疗,用诱导缓解的治疗药物加上西塔拉宾、甲氨蝶呤、6-硫鸟嘌呤等[3]。针对急性白血病的主要化疗药物对生育力的影响,以及需要注意的化疗药物相关的问题将在 CQ1 中进行探讨。

急性白血病患者生育力保存的最大的问题在于其时机的掌握。大多数的急性白血病患者,确诊后即需要迅速开始治疗,尤其是女性,不太可能在治疗开始前实施生育力保存。在这种情况下的有关生育力保存将在 CQ3 中讨论。另外对于预后不良的病例、复发、难治的病例,因为要考虑进行骨髓移植,其影响及生育力保存相关问题将在 CQ2、CQ5 中进行阐述。

3-2 慢性髓性白血病

慢性髓性白血病是骨髓增生性疾病的一种类型,与其他疾病的治疗方法完全不同。标准治疗为酪氨酸激酶抑制剂,自从其第一代药物伊马替尼被用于治疗此病以后,适用于骨髓移植的患者急剧减少。近年来疗效更好的第二代药物尼洛替尼、达沙替尼,进一步伯舒替尼、帕纳替尼等新药陆续上市[4]。这些新药对生育力的影响尚没有结论,针对年轻人应用时,有必要考虑生育力问题,为引起关注将在 CQ4 中探讨。

3-3 骨髓异常增生综合征

近年来去甲基化抑制剂阿扎胞苷的应用迅速增加,未见其对生育力影响的相关报告。另外,因为根治本疾病可能的治疗只有同种骨髓移植,所以有必要对于年轻人从诊断时就要考虑与生育力相关的问题。

3-4 骨髓增生性疾病

真性红细胞增多症的治疗有静脉放血,用羟基脲进行循环血液中红细胞数量的调控,但未满 40 岁的发病占 5％左右,成为生育力保存问题的不多。有关原发性血小板增多症,据报道未满 40 岁的患者占 10％～25％。目前针对该疾病使用的药物有羟基脲、氯咪喹酮 2 种药物[4]。羟基脲不仅有致畸形的报道,还有少量引起男性镰状红细胞性贫血症患者一过性无精子症的报道。没有文献报道氯咪喹酮与生育力的相关影响,所以影响不明。

3-5 淋巴瘤

霍奇金淋巴瘤诱导缓解期使用的标准治疗为 ABVD 方案(阿霉素、博来霉素、长春新碱、氮烯咪胺),是代表性的化疗方案[4],但会考虑追加放疗。非霍奇金淋巴瘤包括了多种类型的组织分型,治疗方案也随组织分型不同而不同。发病率最高的弥漫性大 B 细胞型,标准的治疗为利妥昔单抗(美罗华)联用 CHOP 方案(环磷酰胺、阿霉素、长春新碱、泼尼松)[4],根据各组织分型要进行最佳化疗方案的讨论,有必要针对各种预定的治疗方案判断其对生育力的影响。治疗对生育力的影响在 CQ1,考虑与生育力保存相关的问题将在 CQ4 中探讨。

3-6 多发性骨髓瘤

近年来,多发性骨髓瘤的治疗药物硼替佐米、来那度胺等新药成功上市,使治疗效果得以改善。年轻时发病的多发性骨髓瘤,因为要使用大剂量美法仑的预处理＋自体骨髓移植[4],所以希望能尽早考虑生育力保存。

参考文献

［1］がん情報サービス.がんの統計 '15. http：//ganjoho. jp/reg_stat/statistics/brochure/backnumber/2015_jp. html
［2］杉本恒明,矢崎義雄. 内科学［M］. 9 版. 東京：朝倉書店,2007
［3］浅野茂隆,池田康夫,内山卓. 三輪血液病学［M］. 3 版. 東京：文光堂,2006
［4］日本血液学会. 造血器腫瘍診療ガイドライン2013 年版［M］. 東京：金原出版,2013

血液系统

血液系统 CQ1

哪些血液系统恶性肿瘤患者有生育力保存治疗的指征？

推荐

1. 无论何种肿瘤，尽可能在治疗开始前考虑生育力保存。　　**推荐等级** C1

2. 治疗开始前不能进行生育力保存时，在治疗方案变更之际，重新考虑生育力保存。　　**推荐等级** C1

背景和目的

针对血液系统恶性肿瘤的治疗，有化疗、放疗和分子靶向治疗。进一步还有血液系统恶性肿瘤特有的骨髓移植治疗。急性白血病、非霍奇金淋巴瘤、霍奇金淋巴瘤的标准化疗对生精功能和月经的影响尽管分类在低风险组，但使用含有甲基苄肼的霍奇金淋巴瘤的化疗、性腺或盆腔照射野的放疗、骨髓移植的预处理、对男女都会引起生育力显著低下。

因此，即使是同一种疾病的患者，由于治疗过程中也可能使用对生育力产生明显影响的治疗方案，在此探讨哪些血液系统恶性肿瘤患者有生育力保存的指征。

说明

在 2006 年的美国临床肿瘤学会（American Society of Clinical Oncology，ASCO）指南、2010 年的 Levine 等的综述以及 2013 年更新的 ASCO 指南的基础上，针对血液系统恶性肿瘤的治疗对生育力的影响总结如下页表 7-1 和表 7-2 所示。

有关药物造成的性腺毒性引起的女性长期闭经，大多数血液系统肿瘤的标准化疗被归类为性腺毒性低风险组（<30％），但骨髓移植预处理和含甲基苄肼的 COPP 方案（环磷酰胺、多柔比星、甲基苄肼、泼尼松）、BEACOPP 方案（博来霉素、依托泊苷、多柔比星、COPP 的四种药物）等被归类为高风险组（>70％）。放疗的话，成人接受 6 Gy、青春期后的女性接受 10 Gy 的腹部和盆腔照射，则被归为高风险组（表 7-1）。

很多有关这些分类依据的报道，都是证据水平不高的文献报道，针对急性髓性白血病的蒽环类 + 西塔拉宾方案[1]、非霍奇金淋巴瘤的 CHOP 方案[2]（环磷酰胺、多柔比星、长春新碱、泼尼松）和 hCVAD 方案[3]（环磷酰胺、多柔比星、长春新碱、地塞米松）等，被归于低风险组的依据都是少数回顾性队列研究的结果。尽管积累了最多数据的对于霍奇金淋巴瘤的 ABVD 方案（多柔比星、博来霉素、长春新碱、氮烯咪胺）被分类为低风险，但含有标准剂量烷化剂的化疗方案就会对不孕不育有高风险影响，尤其对 30 岁以上的患者影响更为明显[4,5]。

男性患者，在进行骨髓移植治疗预处理时使用甲基苄肼化疗，2.5 Gy 以上对睾丸的放疗（男性患儿则 6 Gy 以上）即可造成长期性无精子症。不过，不使用标准剂量的烷化剂和放疗时，则影响有限。对急性白血病、淋巴瘤的标准化疗对生精功能的影响，呈一过性的低风险（表 7-2）。

关于骨髓移植，虽然预处理的内容不同有所差异，但是会引起高比例的不可逆生育力低下（参照 CQ2）。

对生育力影响的强度，根据化疗药的种类和给药剂量、放疗的照射剂量，还有患者的年龄有所不同，无论何种疾病，尽可能在治疗前要说明发生生育力降低的风险，希望能给患者提供确认生育力保存的意愿和

●表 7-1● 血液系统恶性肿瘤治疗导致性腺毒性的风险分类（女性）2013 ASCO

风险	治疗
高风险（>70%）	骨髓移植预处理的全身放疗（TBI） 6 Gy（成人），15 Gy（青春期前女孩）、10 Gy 以上（青春期后女孩）的腹部盆腔的放射线照射 TBI 或者盆腔的放疗 + 烷化剂药物 40 Gy 以上的头颅放疗 含烷化剂的骨髓移植预处理（白消安、环磷酰胺、美法仑等） 含甲基苄肼的化疗方案（COPP 方案、BEACOPP 方案等） 5 g/m² 以上（40～49 岁）、7.5 mg/m² 以上（未满 20 岁）的环磷酰胺
中风险（30%～70%）	5～10 Gy 以上的腹部盆腔放疗（青春期后女性） 10～15 Gy 以上的腹部盆腔的放疗（青春期前的女孩）
低风险（<30%）	治疗霍奇金淋巴瘤的 ABVD 方案 治疗非霍奇金淋巴瘤的 CHOP 方案、hCVAD 方案 治疗急性髓性白血病的蒽环类 + 西塔拉宾方案 治疗急性淋巴细胞白血病的多药联用
超低风险，或者无风险（无影响）	使用长春新碱治疗的白血病、淋巴瘤
风险不明	酪氨酸激酶抑制剂（伊马替尼、尼洛替尼、达沙替尼等）

●表 7-2● 血液系统恶性肿瘤治疗导致性腺毒性的风险分类（男性）2013 ASCO

风险	治疗
高风险（治疗后一般的表现为无精子症迁延日久，持续时间长）	骨髓移植预处理的全身放疗（TBI） 2.5 Gy（成人），6 Gy 以上（男孩）的睾丸放射线照射 TBI 或者盆腔的放疗 + 烷化剂药物 含烷化剂的骨髓移植预处理（白消安、环磷酰胺、美法仑等） 含甲基苄肼的化疗方案（COPP 方案、BEACOPP 方案等） 7.5 g/m² 以上的环磷酰胺
中风险（治疗后长期无精子症）	超过 400 mg/m² 的顺铂 超过 2 g/m² 的卡铂
低风险（一过性的生精功能低下）	治疗霍奇金淋巴瘤的 ABVD 方案 治疗非霍奇金淋巴瘤的 CHOP 方案、hCVAD 方案 治疗急性髓性白血病的蒽环类 + 西塔拉宾方案
超低风险，或者无风险（无影响）	使用长春新碱治疗的白血病、淋巴瘤
风险不明	酪氨酸激酶抑制剂（伊马替尼、尼洛替尼、达沙替尼等）

LIVESTRONG 基金会生育希望计划（www.livestrong.org/fertilehope）

　　基金会不直接或间接地从事医学实践。此处提供的信息既不是有意也不是暗示构成医疗建议、诊断或治疗。所提供的任何信息都不应被视为完整的，并且不得用于代替您的医生或其他医疗保健提供者的就诊、电话、咨询或建议。在开始新的治疗之前，或在你可能有任何关于医疗状况的问题之前，一定要亲自拜访或与合格的医疗服务提供者交谈。不要因为你在这里读到的东西而忽视或延迟寻求医疗建议。

机会。实施生育力保存的时机需要十分注意。急性白血病和中、高度的恶性淋巴瘤，由于疾病进展迅速，治疗开始前的生育力保存是不现实的。有必要告知患者，由于延迟开始治疗会影响生命预后，所以必须优先进行原疾患的治疗，另外要告诉患者生育力保存的时间并不只限于治疗开始前。

　　有关慢性髓性白血病的治疗药物酪氨酸激酶抑制剂，2013 年更新的 ASCO 指南中对第一代伊马替尼归类为风险不明。而对第二代以后的药物（尼洛替尼、达沙替尼等）的经验更是不足，其对生育力的影响尚不清楚。不仅是有关伊马替尼的动物模型报告的致畸性实验，而且第二代以后的药物也没有充分的依据[6]。应该向患者说明目前尚无有关这些药物的长期统计数据，患者如果有愿望的话，治疗开始前就要探讨生育力保存。

二次参考文献

1. ASCO 指南

　　[1] Lee SJ, Schover LR, Partridge AH, et al. ASCO Recommendations on Fertility Preservation in Cancer Patients

[J]. *J Clin Oncol*. 2006;18(18)：2917-2931

　　〔2〕Loren AW，Mangu PB，Beck LN，et al. Fertility Preservation for Patients with Cancer：ASCO Clinical Practice Guideline Update〔J〕. *J Clin Oncol*. 2013;31(19)：2500-2510

　　〔3〕ASCO. Fertility Preservation for Patients with Cancer：American Society of Clinical Oncology Clinical Practice Guideline Update (2013). *ASCO Guidelines Data Supplement*〔EB/OL〕

2. Fertility preservation in women — a practical guide to preservation techniques and therapeutic strategies in breast cancer，Hodgkin's lymphoma and borderline ovarian tumours by the fertility preservation network FertiPROTEKT〔J〕. *Arch Gynecol Obstet*. 2011;284(2)：427-435

3. ISFP 的方针(JARG 杂志)

　　〔1〕Kim SS，Donnez J，Pellicer A，et al. Recommendations for fertility preservation in patients with lymphoma，leukemia，and breast cancer〔J〕. *J Assist Reprod Genet*. 2012;29(6)：465-468

　　〔2〕Schmidt KT，et al. Recommendations for fertility preservation in patients with lymphomas〔J〕. *J Assist Reprod Genet*. 2012;29(5)：473-477

　　〔3〕Jadoul P，Kim SS. Fertility considerations in young women with hematological malignancies〔J〕. *J Assist Reprod Genet*. 2012;29(6)：479-487

4. Loren AW. Fertility issues in patients with hematologic malignancies〔J〕. *Hematology Am Soc Hematol Educ Program*，2015. 2015(1)：138-145

5. 神田善伸. がんサバイバーの妊孕性-造血器腫瘍患者の妊孕性温存対策〔J〕. *癌と化学療法*. 2015;42：261-266

参考文献　　　　　　　　　　　　　　　　　　　　　　　　　　　　　　　　　( )：证据水平

〔1〕Leung W，Hudson MM，Strickland DK，et al. Late effects of treatment in survivors of childhood acute myeloid leukemia〔J〕. *J Clin Oncol*. 2000;18(18)：3273-3279　　　　　　　　　　　　　　　(Ⅳa)

〔2〕Elis A，Tevet A，Yerushalmi R，et al. Fertility status among women treated for aggressive non-Hodgkin's lymphoma〔J〕. *Leuk Lymphoma*. 2006;47(4)：623-627　　　　　　　　　　　　　　　　　　(Ⅳa)

〔3〕Seshadri T，Hourigan MJ，Wolf M，et al. The effect of the Hyper-CVAD chemotherapy regimen on fertility and ovarian function〔J〕. *Leuk Res*. 2006;30(4)：483-485　　　　　　　　　　　　　　(Ⅴ)

〔4〕Haukvik UK，Dieset I，Bioro T，et al. Treatment-related premature ovarian failure as a long-term complication after Hodgkin's lymphoma〔J〕. *Ann Oncol*. 2006;17(9)：1428-1433　　　　　　　　　　(Ⅳa)

〔5〕Behringer K，Breuer K，Reineke T，et al. Secondary amenorrhea after Hodgkin's lymphoma is influenced by age at treatment，stage of disease，chemotherapy regimen，and the use of oral contraceptives during therapy：a report from the German Hodgkin's Lymphoma Study Group〔J〕. *J Clin Oncol*. 2005;23(30)：7555-7564　　　　　　(Ⅳb)

〔6〕Palani R，Milojkovic D，Apperley JF. Managing pregnancy in chronic myeloid leukaemia〔J〕. *Ann Hematol*. 2015;94 (Suppl 2)：S167－S176　　　　　　　　　　　　　　　　　　　　　　　　　　　(Ⅵ)

有关骨髓移植对生育力的影响,必须提供哪些信息?

推荐

> 1. 要说明无论男女,都会高比例地发生不可逆的生育力伤害。 推荐等级 B

> 2. 要说明减低强度的预处理方案(reduced intensity conditioning,RIC)是否能保存生育力尚不明确。 推荐等级 C1

背景和目的

　　骨髓移植预处理要进行大剂量化疗和全身放疗(total body irradiation,TBI),与通常的肿瘤治疗相比,对生育力的负面影响很大。随着骨髓移植治疗的疗效不断提高,长期生存者也在不断增加,从丧失生育力可能极大地影响生活质量(quality of life,QOF)方面来探讨应该如何向患者说明骨髓移植对生育力的影响。

说明

　　以下分别就骨髓移植对男女患者的影响进行阐述,因为尚没有对移植前生育力的相关研究等,所以很难有确切的评估。

1. 对女性卵巢功能的影响

　　根据 Borgmann-Staudt 等的回顾性研究,显示同种移植后引起生育力障碍的有83%(追踪随访的中位值为移植后 6 年)[1]。另外,根据 Jadoul 等的单机构的横向研究,接受移植的未满 19 岁的女性,有 46%(35例中的 16 例)的患者在移植后虽然维持了卵巢功能,但移植后 10 年,卵巢功能降低至 36%[2]。女性在骨髓移植预处理使用的 TBI 和大剂量白消安对卵巢功能的影响极大。白消安几乎导致卵巢功能衰竭[3-5]。接受 TBI 的女性有 10%～14%可以恢复卵巢功能[6]。Sanders 等的单机构的回顾性研究显示接受 10Gy 以上 TBI 的女性患者,仅 10%恢复卵巢功能[5]。Sarafoglou 等的单机构回顾性研究,显示青春期前接受 TBI 对生育力影响较小,有 56%的患者保持了卵巢功能[7]。单独使用环磷酰胺预处理,约有半数患者可以期待恢复卵巢功能,尤其是未满 25 岁的年轻女性恢复的可能性较大[6]。有关年龄,有报告显示治疗开始时的年龄(≥13 岁)[1]和移植时的年龄(>10 岁)[2]是卵巢功能不全的风险因子。更有上述的 Sanders 等的报告称移植后的妊娠率仅 4.5%[5]。

2. 对男性精子生成的影响

　　Borgmann-Staudt 等的多中心回顾性研究显示:同种移植后的生育力障碍为 69%(追踪随访中位值为移植后 6 年)[1]。另外,根据 European Group for Blood and Marrow Transplantation(EBMT)的回顾性研究:同种移植后无精子症的发生占 69%,其间中位值为 63 个月。随着移植后时间的推移,精子生成有恢复的倾向,无精子症以后有恢复的可能性[8]。骨髓移植预处理时使用的 TBI 和大剂量的白消安会对精子的生成有重大影响。接受 TBI 的患者中 81%发生无精子症,正常仅 1%;7.5Gy 以上的 TBI 是无精子症最大的风险因子[8]。还有 Anserini 等的单机构回顾性研究报道了预处理使用环磷酰胺＋白消安和噻替哌(日本未上市)的同种移植后的无精子症发生率为 50%(移植后的期间中位值为 4.6 年);单用环磷酰胺的发生率为 10%（移植后的期间中位值为 2.5 年）[9]。其他的风险因子，包括移植时的年龄在 25～30 岁以上和非 TBI 病例的慢性移植物抗宿主病[8,10]。从上述的 EBMT 的报告中，211 例同种移植患者中 14% 的患者有子女，移植后获得第一个孩子的中位值为 7.2 年（1～21.6 年）（11 人自然妊娠，11 人使用冷冻保存的精子，7 人受孕方式不明[8]）。

3. 有关减低强度预处理（RIC）

近年来，针对年轻患者的 RIC 也有所增加，但是和清髓性的预处理相比较，生育力能否保存尚不明确。现状是 RIC 几乎都是氟达拉滨与烷化剂（白消安、环磷酰胺、美法仑）的联用，卵巢功能衰退的发生率既有报道为较低的 10%[11] 和 37.5%[12]，也有 86% 的报道。烷化剂中对卵巢毒性显著的是白消安，比较弱的环磷酰胺和美法仑之间对卵巢毒性也有明显的差别，这也许是报道中卵巢功能不全的发生率不同的原因。但都是病例数较少的报道。另外，有关无精子症的报道很少，有待于今后病例的积累。另一方面，大部分患者因 RIC 使血液系统恶性肿瘤的复发率上升，所以一般不推荐以生育力保存为目的而使用 RIC。

二次参考文献

Joshi S, Savani BN, Chow EI, et al. Clinical guide to fertility preservation in hematopoietic cell transplant recipients [J]. *Bone Marrow Transplant*. 2014;49(4): 477-484

参考文献

（）：证据水平

[1] Borgmann-Staudt A, Rendtorff R. Reinmuth S, et al. Fertility after allogeneic hematopoietic stem cell transplantation in childhood and adolescence [J]. *Bone Marrow Transplant*. 2012;47(2): 271-276 　　　　（Ⅳb）

[2] Jadoul P, Anckaert E, Dewandeleer A, et al. Clinical and biologic evaluation of ovarian function in women treated by bone marrow transplantation for various indications during childhood or adolescence [J]. *Fertil Steril*. 2011.96(1): 126-133 　　　　（Ⅳb）

[3] Thibaud E, Rodriguez-Macias K. Trivin C, et al. Ovarian function after bone marrow transplantation during childhood [J]. *Bone Marrow Transplant*. 1998;21(3): 287-290 　　　　（Ⅴ）

[4] Teinturier C, Hartmann O, Valteau-Couanet D, et al. Ovarian function after autologous bone marrow transplantation in childhood: high-dose busulfan is a major cause of ovarian failure [J]. *Bone Marrow Transplant*. 1998;22(10): 989-994 　　　　（Ⅳb）

[5] Sanders JE, Hawley J, Levy W, et al. Pregnancies following high-dose cyclophosphamide with or without high-dose busulfan or total-body irradiation and bone marrow transplantation [J]. *Blood*. 1996;87(7): 3045-3052 　　　　（Ⅳb）

[6] Socie G, Salooja N, Cohen A, et al. Nonmalignant late effects after allogeneic stem cell transplantation [J]. *Blood*. 2003;101(9): 3373-3385 　　　　（指南）

[7] Sarafoglou K, Boulad F, Gillio A, et al. Gonadal function after bone marrow transplantation for acute leukemia during childhood [J]. *J Pediatr*. 1997;130(2): 210-216 　　　　（Ⅳb）

[8] Rovó A, Aljurf M, Chiodi S, et al. Ongoing graft-versus-host disease is a risk factor for azoospermia after allogeneic hematopoietic stem cell transplantation: a survey of the Late Effects Working Party of the European Group for Blood and Marrow Transplantation [J]. *Haematologica*. 2013;98(3): 339-345 　　　　（Ⅳb）

[9] Anserini P, Chiodi S, Spinelli S, et al. Semen analysis following allogeneic bone marrow transplantation. Additional data for evidence-based counselling [J]. *Bone Marrow Transplant*. 2002;30(7): 447-451 　　　　（Ⅳb）

[10] Savani BN, Kozanas E, Shenoy A, et al. Recovery of spermatogenesis after total-body irradiation [J]. *Blood*. 2006; 108(13): 4292-4293 　　　　（Ⅳa）

[11] Phelan R, Mann E, Napurski C, et al. Ovarian function after hematopoietic cell transplantation: a descriptive study following the use of GnRH agonists for myeloablative conditioning and observation only for reduced-intensity conditioning [J]. *Bone Marrow Transplant*. 2016;51(10): 1369-1375 　　　　（Ⅳa）

[12] Cheng YC, Saliba RM, Rondon G, et al. Low prevalence of premature ovarian failure in women given reduced-intensity conditioning regimens for hematopoietic stem-cell transplantation [J]. *Haematologica*. 2005;90(12): 1725-1726 　　　　（Ⅳb）

[13] Assouline E, Crocchiolo R, Prebet T, et al. Impact of reduced-intensity conditioning allogeneic stem cell transplantation on women's fertility [J]. *Clin Lymphoma Myeloma Leuk*. 2013;13(6): 704-710 　　　　（Ⅴ）

血液系统 CQ3

有生育需求的急性白血病患者，可推荐的生育力保存法有哪些？

推荐

1. 初次的标准化疗大多都能保持生育力，如果医疗机构有条件的话，推荐迅速与生殖专科医师进行商量。　　　　　　　　　　　　　　　　　　　　　　　　　　　　**推荐等级 B**

2. 有配偶的女性患者，推荐进行胚胎（受精卵）冷冻保存。　　　　　　　　　　　　**推荐等级 B**

3. 无配偶的女性患者，考虑卵子冷冻保存。　　　　　　　　　　　　　　　　　　**推荐等级 C1**

4. 无论有无配偶，卵巢组织的冷冻有待于将来的技术发展，在一部分医疗机构可以实施，但有混入肿瘤细胞的危险，一般不推荐。　　　　　　　　　　　　　　　　　　　　　　　**推荐等级 C2**

5. GnRH 激动剂可用于调节月经，但不推荐用于进行生育力保存。　　　　　　　　　**推荐等级 C2**

6. 男性患者，推荐尽可能在治疗前进行精子冷冻保存。　　　　　　　　　　　　　**推荐等级 B**

背景和目的

　　急性白血病的治疗，针对年轻患者的较多。为了达到治愈的目的，首先获得完全缓解很重要，有必要尽早快速使用细胞毒药物进行强烈的联合化疗。尤其是女性患者，治疗开始前没有时间可考虑生育力保存。对于治疗有导致生育力低下高风险可能性的急性白血病患者，探讨可推荐的生育力保存方法。

说明

　　对于女性患者，由于烷化剂药物的使用剂量比较小，急性髓性白血病和急性淋巴细胞白血病的标准化疗造成永久性不孕的可能性不到 30%。但是，使用蒽环类药物和其他化疗药，有可能引起维持生育能力的时间缩短，有必要向患者说明包括早发闭经的风险，并对其进行心理辅导。对于男性患者，造成性功能不全的可能性较低，刚结束化疗后有精子生成能力低下，但多会随着时间的推移逐渐恢复[1-4]。

　　女性患者可以选择胚胎和卵子的冷冻保存，但由于促排卵到取卵一般需要 2 周的时间，所以很难在急性白血病的初发期获得取卵的时机。再者血小板减少和合并凝血功能异常时取卵手术本身就有风险[1,5]。治疗后也有可能进行取卵。医疗机构有可能的话，从初次治疗开始，或者达到完全缓解后，推荐与生殖专科医师一起商讨治疗结束后的后续一系列治疗方案[1]。有配偶的考虑胚胎冷冻，如果因故有不能取精等情况时，也可以考虑有配偶者卵子冷冻。

　　卵巢组织冷冻保存，有卵巢中混入肿瘤细胞的风险存在，对于急性白血病患者不予推荐[1,6]，但期待未来的技术发展，有一部分医疗机构正在进行研究性冷冻保存。Dolmans 等报道的 391 例进行了卵巢组织冷冻保存的恶性肿瘤患者中，有 39 例是急性白血病患者[7]。另外 Greve 等也报道了 25 例血液系统恶性肿瘤患者实施了卵巢组织冷冻，其中 21 例为急性白血病患者[8]。最近有丹麦的学者报道了一项 176 例卵巢组织冷冻保存的回顾性队列研究的结果，其中包括了 30 例急性白血病[9]。这些研究中对卵巢组织中混入白血病细胞的风险进行了讨论。有报道显示缓解期摘取卵巢组织,混入白血病细胞的可能性较低,但没有最终的结论,至今尚没有对白血病患者进行卵巢移植的报道。在日本,鉴于最后必须进行骨髓移植时,卵巢功能衰竭风险非常高,在各医疗机构的伦理委员会审查的基础上已经开始实施不以卵巢移植为前提的卵巢组织冷冻保存。

急性白血病患者的诱导缓解治疗中使用的 GnRH 激动剂和口服避孕药,实际上临床是作为预防重度子宫出血的措施,而并不推荐用于作为保护卵巢的生育力保存的目的。

男性患者可以选择保存精子,这是简便有效的方法[1]。推测化疗后要获得较多的优质精子数是很困难的,所以推荐尽可能在初次化疗前进行精子保存[10]。治疗开始前不能实施精子冻存时,希望在高风险的治疗开始前,再次探讨精子冻存的适用事宜。

参考文献
（）：证据水平

[1] Loren AW. Fertility issues in patients with hematologic malignancies [J]. *Hematology Am Soc Hematol Educ Program*，2015. 2015(1)：138-145 （Ⅵ）

[2] Rossi BV. Missmer S, Correia KF, et al. Ovarian reserve in women treated for acute lymphocytic leukemia or acute myeloid leukemia with chemotherapy, but not stem cell transplantation. *ISRN Oncol*. 2012；2012：956190 （Ⅳb）

[3] Blumenfeld Z. Chemotherapy and fertility [J]. *Best Pract Res Clin Obstet Gynaecol*. 2012；26(3)：379-390 （Ⅵ）

[4] Leader A, Lishner M, Michaeli J, et al. Fertility considerations and preservation in haemato-oncology patients undergoing treatment [J]. *Br J Haematol*. 2011；153(3)：291-308 （Ⅵ）

[5] 中山一隆,上野直人. 血液疾患の治療と妊孕性[J]. 臨床血液. 2008；49：182-192 （Ⅴ）

[6] JSFP Practice Committee, Kim SS, Donnez J, et al. Recommendations for fertility preservation in patients with lymphoma, leukemia, and breast cancer [J]. *J Assist Reprod Genet*. 2012；29(6)：465-468 （Ⅴ）

[7] Dolmans MM, Marinescu C, Saussoy P, et al. Reimplantation of cryopreserved ovarian tissue from patients with acute lymphoblastic leukemia is potential unsafe [J]. *Blood*. 2010；116(16)：2908-2914 （Ⅴ）

[8] Greve T, Clasen-Linde E, Andersen MT, et al. Cryopreserved ovarian cortex from patients with leukemia in complete remission contains no apparent viable malignant cells [J]. *Blood*. 2012；120(22)：4311-4316 （Ⅴ）

[9] Jensen AK, Rechnitzer C, Macklon KT, et al. Cryopreservation of ovarian tissue for fertility preservation in a large cohort of young girls：focus on pubertal development [J]. *Hum Reprod*. 2017；32(1)：154-164 （Ⅳb）

[10] 神田善伸. がんサバイバーの妊孕性-造血器腫瘍患者の妊孕性温存対策[J]. 癌と化学療法. 2015；42：261-266 （Ⅵ）

血液系统 CQ4

有生育需求的其他血液系统恶性肿瘤患者,有哪些可推荐的生育力保存方法?

推荐

淋巴瘤

1. 有配偶的女性患者,推荐胚胎冷冻保存。 推荐等级 B

2. 无配偶的女性患者,考虑卵子的冷冻保存。 推荐等级 C1

3. 无论有无配偶,卵巢组织的冻存虽然尚处于研究阶段,但在没有时间考虑胚胎和卵子冷冻的情况下以及青春期前等促排卵困难的情况下,可以考虑在有实施能力的医疗机构内进行卵巢组织冷冻。 推荐等级 C1

4. GnRH 激动剂仅考虑用于调节月经,而不推荐用于生育力保存。 推荐等级 C2

5. 男性患者,推荐尽可能在治疗前进行精子冷冻保存。 推荐等级 B

慢性髓性白血病(希望进行生育力保存时,要向患者说明分子靶向治疗药物对生育力的影响尚不明确)

1. 分子靶向药物治疗开始前,有配偶的女性患者,推荐进行胚胎冷冻保存。 推荐等级 B

2. 分子靶向药物治疗开始前,无配偶的女性患者,考虑卵子的冷冻保存。 推荐等级 C1

3. 男性患者,推荐尽可能在治疗开始前进行精子冷冻保存。 推荐等级 B

背景和目的

除了急性白血病以外,育龄期好发的血液系统恶性肿瘤,还有淋巴瘤和慢性髓性白血病。其他的血液系统恶性肿瘤,由于好发年龄是高龄,几乎没有与生育力相关的信息,在本 CQ 中不涉及,只在总论中进行解说。

淋巴瘤患者,归类为低风险性腺毒性的治疗(参照 CQ1),其保持生育力的可能性较高,无需对治疗进行延期。但是,治疗过程中不能避免需要使用归类为高风险性腺毒性的烷化剂及因疾病进展可能需要进行骨髓移植。

对于慢性髓性白血病的治疗药物伊马替尼的致畸性尚不明确,第二代以后的酪氨酸激酶抑制剂的致畸性以及对生育力的影响也不确定。今后还有更多的分子靶向治疗药物会不断上市,有必要注意每种药物的致畸性和对生育力的影响。

鉴于上述背景,在此探讨针对这两种疾病可以推荐的生育力保存方法。

说明

关于女性患者的生育力保存方法，胚胎以及卵子的冷冻为第一选择。2006 年的 European Society of Human Reproduction and Embryology(ESHRE)的报道提示：一般的胚胎冷冻保存，胚胎解冻复苏后约有 20% 可以怀孕，婴儿出生可以达到 10% 以上[1]，恶性淋巴瘤患者的婴儿出生率也基本上可以达到该比例。有配偶的情况下，原则上以冷冻胚胎为主，如果有不能取精等情况，也可以考虑有配偶者选择卵子的冷冻保存。

卵巢组织冷冻尚处于研究阶段。Dolmans 等报道了截至 2012 年有 391 例恶性疾病患者进行了卵巢组织冷冻，其中有 111 例淋巴瘤患者[2]。由移植卵巢组织后而获得婴儿的报道中，也有不少是淋巴瘤患者[3]。2013 年 Rosendahl 等的报道提示：尽管只有 33 例的少数病例，但并没有出现由于移植冷冻保存的卵巢组织引起复发的病例报告[4]。另外，2017 年丹麦学者发表了 15 年间进行了 176 例卵巢组织冻存的回顾性队列研究，其中 31 例为淋巴瘤患者[5]。在日本到 2016 年 4 月为止全国共有 20 个医疗机构中开展了卵巢组织冷冻保存(日本癌症和生殖医疗学会网站)。对于没有足够时间进行卵子保存的患者来说，可能今后卵巢组织冷冻保存的病例数会有不断地增加。

有关 GnRH 激动剂，至今为止没有统一的评价，但最近报道了一项前瞻性随机对照试验(randomized controlled trial，RCT)的 5 年随访最终结果。入组的 129 例霍奇金淋巴瘤和非霍奇金淋巴瘤患者，随访至少 2 年，评估了其中 67 例(GnRH 激动剂组：32 例；对照组：35 例)。两组 Anti-müllerian hormone (AMH)、follicle stimulating hormone(FSH)水平相似，妊娠率也没有统计学差异，没有显示出 GnRH 激动剂的优越性[6]。

有关男性患者的生育力保存方法，最近的 European Organization for Research and Treatment of Cancer(EORTC)- GELA Lymphoma Group 报道的队列研究显示，78 例长期生存的有生育需求但一直未能自然生育的男性霍奇金淋巴瘤患者中，48 名(62%)使用冷冻保存的精子成功获得了孩子[7]。另一项含有 1/3 淋巴瘤患者队列研究显示：也获得同样的超过 60% 的生育率的结果[8]，并且从便利性上也推荐精子冷冻保存是男性生育力保存的第一选择。由于化疗后要获得较多优质精子数相当困难，所以推荐尽可能在初次化疗开始前进行精子冻存。治疗开始前无法进行精子冻存时，希望在高风险性腺毒性的治疗开始前，再次探讨是否进行精子冷冻保存。

对慢性髓性白血病具有显著疗效的酪氨酸激酶抑制剂对生育力的影响，可以明确的只是使用伊马替尼治疗的男性患者，没有影响生育力。特别是近年来，均没有第二代酪氨酸激酶抑制剂(达沙替尼、尼洛替尼)作为首选药物治疗的男女患者的相关数据。要向患者说明，在还没有收集到第二代酪氨酸激酶抑制剂治疗的长期数据前，其对生育力的影响还不确定，如果有生育需求的话，希望在治疗开始前就考虑生育力保存[9]。

二次参考文献

1. ASCO 指南

   [1] Lee SJ, Schover LR, Partridge AH, et al. ASCO Recommendations on Fertility Preservation in Cancer Patients [J]. *J Clin Oncol*. 2006;24(18):2917-2931

   [2] Loren AW, Mangu PB, Beck LN, et al. Fertility Preservation for Patients With Cancer: ASCO Clinical Practice Guideline Update [J]. *J Clin Oncol*. 2013;31(19):2500-2510

   [3] ASCO. Fertility Preservation for Patients with Cancer: American Society of Clinical Oncology Clinical Practice Guideline Update (2013) [EB/OL]. *ASCO Guidelines Data Supplement*

2. Wolff MV, Montag M, Dittrich R, et al. Fertility preservation in women — a practical guide to preservation techniques and therapeutic strategies in breast cancer, Hodgkin's lymphoma and borderline ovarian tumours by the fertility preservation network FertiPROTEKI [J]. *Arch Gynecol Obstet*. 2011;284(2):427-435

3. ISFP 的方针(JARG 杂志)

   [1] ISFP Practice Committee, et al. Recommendations for fertility preservation in patients with lymphoma, leukemia

and breast cancer. *J Assist Reprod Genet*. 2012;29(6)：465-468

[2] Schmidt KT，Andersen CY，et al. Recommendations for fertility preservation in patients with lymphomas [J]. *J Assist Reprod Genet*. 2012;29(6)：473-477

4. Loren AW. Fertility issues in patients with hematologic malignancies. *Hematology Am Soc Hematol Educ Program*，2015. 2015：138-145

5. 中山一隆，上野直人. 血液疾患の治療と妊孕性[J]. 臨床血液. 2008;49：182-192

6. 品川克至. 造血器腫瘍学—基礎と臨床の最新研究動向–造血器腫瘍治療に伴う不妊とその対策[J]. 日本臨床. 2012;70（増刊 2. 造血器腫瘍学）：767-776

参考文献 ()：证据水平

[1] De Mouzon J，Goossens V，Bhattacharya S，et al. Assisted reproductive technology in Europe，2006：results generated from European registers by ESHRE [J]. *Hum Reprod*. 2010;25(8)：1851-1862 （Ⅳa）

[2] Dolmans MM，Jadoul P，Gilliaux S，et al. A review of 15 years of ovarian tissue bank activities [J]. *J Assist Reprod Genet*. 2013;30(3)：305-314 （Ⅴ）

[3] Jensen AK，Macklon KT，Fedder J，et al. 86 successful births and 9 ongoing pregnancies worldwide in women transplanted with frozen-thawed ovarian tissue：focus on birth and perinatal outcome in 40 of these children [J]. *J Assist Reprod Genet*. 2017;34(3)：325-336 （Ⅴ）

[4] Rosendahl M，Greve T，Andersen CY. The safety of transplanting cryopreserved ovarian tissue in cancer patients：a review of the literature [J]. *J Assist Reprod Genet*. 2013;30(1)：11-24 （Ⅵ）

[5] Jensen AK，Rechnitzer C，Macklon KT，et al. Cryopreservation of ovarian tissue for fertility preservation in a large cohort of young girls：focus on pubertal development [J]. *Hum Reprod*. 2017;32(1)：154-164 （Ⅳa）

[6] Demeestere I，Brice P. Peccatori FA，et al. No Evidence for the Benefit of Gonadotropin-Releasing Hormone Agonist in Preserving Ovarian Function and Fertility in Lymphoma Survivors Treated With Chemotherapy：Final Long-Term Report of a Prospective Randomized Trial [J]. *J Clin Oncol*. 2016;34(22)：2568-2574 （Ⅱ）

[7] Van der Kaaij MA，van Echten-Arends J，Heutte N，et al. European Organisation for Research and Treatment of Cancer Lymphoma Group and the Groupe d'Etude des Lymphomes de l'Adulte. Cryopreservation，semen use and the likelihood of fatherhood in male Hodgkin lymphoma survivors：an EORTC-GELA Lymphoma Group cohort study [J]. *Hum Reprod*. 2014;29(3)：525-533 （Ⅳa）

[8] García A，Herrero MB. Holzer H，et al. Assisted reproductive outcomes of male cancer survivors. *J Cancer Surviv*. 2015;9(2)：208-214 （Ⅳb）

[9] Palani R. Miloikovic D. Apperley JF. Managing pregnancy in chronic myeloid leukaemia [J]. *Ann Hematol*. 2015;94（Suppl 2）：S167–S176 （Ⅴ）

血液系统

血液系统 CQ5

对有生育需求的骨髓移植患者,有哪些可以推荐的生育力保存方法?

推荐

1. 在不影响原发疾病治疗的情况下,推荐胚胎冷冻保存。 **推荐等级 B**

2. 在不影响原发疾病治疗的情况下,考虑卵子的冷冻保存。 **推荐等级 C1**

3. GnRH 激动剂只考虑用于控制月经周期,不推荐用于生育力保存。 **推荐等级 C2**

4. 男性患者,推荐尽可能在治疗开始前进行精子冷冻保存。 **推荐等级 B**

5. 不推荐睾丸遮蔽。 **推荐等级 C2**

背景和目的

骨髓移植治疗导致生育力丧失的可能性很大。由于原发疾病的影响以及既往的治疗,在骨髓移植时,患者就存在已经丧失生育力的情况,并且移植治疗本身也容易引起不孕不育。对初次诱导缓解治疗没有达到缓解,就必须进行骨髓移植的急性白血病病例,必须在治疗开始前就进行生育力保存相关的讨论。本 CQ 将探讨无论什么疾病,对于接受骨髓移植的患者可推荐的生育力保存方法。

说明

有关女性的胚胎冷冻保存、卵子的冷冻保存、卵巢组织的冷冻保存,男性的精子冷冻保存和睾丸组织的冷冻保存等生育力保存方法可参照 CQ3、CQ4。男性患者放疗时也有进行睾丸遮蔽的。放疗时睾丸遮蔽也许可以保持生育力,但几乎血液系统恶性肿瘤都有睾丸残留病变的风险,因此睾丸遮蔽不适合骨髓移植治疗。在此仅对于女性移植患者,阐述 GnRH 激动剂保护卵巢和卵巢遮蔽相关事宜。

1. GnRH 激动剂

GnRH 激动剂的给药可以抑制卵泡发育,使其对化疗药的敏感性下降,从而尝试保护卵巢功能。

Cheng 等报道的一项 II 期临床试验显示:在移植前开始给药 GnRH 激动剂(醋酸亮丙瑞林),以后每三个月给药一次,有 84%(37/44 例)发生卵巢功能不全,并没有起到保护卵巢功能[2]。Phelan 等的一项队列研究显示,给予 GnRH 激动剂、接受清髓性预处理的患者中,发生卵巢功能不全达 43%(3/7 例)[3],要低于既往报道的 80%～90% 发生率[4,5]。考虑这种差异可能是由于对卵巢功能不全的定义不同以及随访时间、GnRH 激动剂的给药剂量和给药时间不同等因素所造成。

现阶段并不是参考以骨髓移植患者为对象的研究结果,而是根据淋巴瘤患者为对象的 RCT 研究结果(参照 CQ4),考虑不推荐用于生育力保存。

2. 卵巢遮蔽

在进行骨髓移植预处理的 TBI 时,用金属片将卵巢遮蔽,使放射线照射量减少,移植后早期卵巢功能大多都能得到恢复。由于卵巢是可移动的脏器,要进行完全的遮蔽很困难,但可以用 CT 检查来定位后进行遮蔽,这样在 TBI 12Gy 照射时,对卵巢的照射量由于卵巢遮蔽可以降至 2～3Gy。进行卵巢遮蔽的 16 例的患者中,卵巢功能的累积恢复(FSH 的正常化和月经的恢复)率,在移植后 2 年达到 68.8%。年龄与既往化疗对其影响的差异无统计学意义。至今已经确认了 2 例妊娠并分娩健康婴儿[6]。卵巢组织有肿瘤细胞浸润的可能性[7],所以卵巢及其周围组织照射量的低下会有导致原发疾病复发的可能性。因此,对于未达到完全缓解期的急性白血病病例,不推荐其进行卵巢遮蔽。另外,有关达到缓解期的急性白血病病例,清髓性预处理时使用的白消安和环磷酰胺,与氟达拉滨和小剂量 TBI(2Gy)相比,复发率没有显示明显的差异[8],认为导致疾病复发率大幅上升的可能性不大。

　　另外,有关卵巢遮蔽报道的病例数非常有限,有必要探讨包括遮蔽方法在内的多数病例的情况。由于适用的病例还必须注意排除非缓解病例等,为了防止过度使用,故谨慎地确定推荐等级为"C1"。

二次参考文献

［1］地田善伸.がんサバイバーの妊孕性-造血器腫瘍患者の妊孕性温存対策[J].癌と化学療法.2015;42：261-266

参考文献

（）：证据水平

［1］ Tichelli A，Rovo. Fertility issues following hematopoietic stem cell transplantation ［J］. *Expert Rev Hematol*. 2013;6(4)：375-388 （Ⅵ）

［2］ Cheng YC，Takagi M，Milbourne A，et al. Phase II study of gonadotropin-releasing hormone analog for ovarian function preservation in hematopoietic stem cell transplantation patients ［J］. *Oncologist*. 2012;17(2)：233-238 （Ⅳa）

［3］ Phelan R，Mann E，Napurski C，et al. Ovarian function after hematopoietic cell transplantation：a descriptive study following the use of GnRH agonists for myeloablative conditioning and observation only for reduced-intensity conditioning ［J］. *Bone Marrow Transplant*. 2016;51(10)：1369-1375 （Ⅳa）

［4］ Borgmann-Staudt A，Rendtorff R，Reinmuth S，et al. Fertility after allogeneic haematopoietic stem cell transplantation in childhood and adolescence. Bone Marrow Transplant ［J］. 2012;47(2)：271-276 （Ⅳb）

［5］ Tauchmanova L，Selleri C，Rosa GD，et al. High prevalence of endocrine dysfunction in long-term survivors after allogeneic bone marrow transplantation for hematologic diseases ［J］. *Cancer*. 2002;95(5)：1076-1084 （Ⅳb）

［6］ Kanda Y，Wada H，Yamasaki R，et al. Protection of ovarian function by two distinct methods of ovarian shielding for young female patients who receive total body irradiation ［J］. *Ann Hematol*. 2014;93(2)：287-292 （Ⅴ）

［7］ Courbiere B，Prebet T，Mozziconacci MJ，et al. Tumor cell contamination in ovarian tissue cryopreserved before gonadotoxic treatment：should we systematically exclude ovarian autograft in a cancer survivor? ［J］ *Bone Marrow Transplant*. 2010;45(7)：1247-1248 （Ⅴ）

［8］ Scott BL，Sandmaier BM. Storer B，et al. Myeloablative vs non myeloablative allogeneic transplantation for patients with myelodysplastic syndrome or acute myelogenous leukemia with multilineage dysplasia：a retrospective analysis ［J］. *Leukemia*. 2006;20(1)：128-135 （Ⅳb）

血液系统

血液系统 CQ6

对于血液系统恶性肿瘤患者治疗后的妊娠和分娩，必须提供哪些相关信息？

推荐

1. 要向患者说明难以设定一定的标准来判断可以妊娠的时间。　　推荐等级 B

2. 要向患者说明对于血液系统恶性肿瘤治疗后的妊娠，或者其配偶妊娠时，并不确定伴随治疗出生的婴儿是否会增加先天异常风险的可能性。　　推荐等级 B

3. 女性有腹部和盆腔放疗经历的情况下，增加流产和早产的风险，有必要进行慎重的孕期管理。　　推荐等级 B

背景和目的

近年来随着肿瘤治疗的改善，加上辅助生殖技术的进步，使血液系统恶性肿瘤患者治疗结束后的妊娠和分娩的病例也有所增加。但是不同的疾病，使用的化疗药物种类以及治疗时间的长短各不相同，复发风险也呈现出多样性，治疗结束后判断何时可以怀孕，必须要从肿瘤复发等对预后的影响以及肿瘤治疗对胎儿的影响两方面来考虑。本 CQ 就有关血液系统恶性肿瘤患者治疗结束后的妊娠和分娩，探讨必须提供哪些信息。

说明

有一些治疗结束后 1 年以内妊娠的病例报道，但据此作为指南设定一定的标准来判断妊娠可能的时间是困难的，参考至今为止的病例报道和综述，必须根据每个病例的实际情况来判断。肿瘤治疗的生育不良事件就是担心对后代的负面影响，但有很多报告显示：治疗结束后在妊娠和分娩可能的情况下，胎儿发生先天异常的频率与一般的相比并没有变化。

急性白血病的长期生存者 43 人（男 18 人，女 25 人）生育结果显示：从治疗结束后中位值为 49 个月（6个月～11 年）出生的 46 人（男孩 26 人，女孩 20 人），均未见先天异常[1]。

霍奇金淋巴瘤的相关情况，有很多报道（下页表 7-3）。根据 German Hodgkin Study Group 的 HD14有关试验[2]，治疗结束后平均 39 个月（12～83 个月）后，接受 ABVD 方案（多柔比星、博来霉素、长春新碱、氮烯咪胺）4 个疗程有 15％的患者、BEACOPP 方案（博来霉素、依托泊苷、多柔比星、环磷酰胺、阿霉素、甲基苄肼、泼尼松）＋ ABVD 方案各 2 个疗程患者中有 26％的患者生育了后代。HD15 试验[3]中显示，化疗结束后 4 年，女性患者有 15％、男性患者有 12％获得了后代。另一方面，Danish nationwide cohort study[4]报道也显示：怀孕前患霍奇金淋巴瘤的女性从诊断到妊娠的中位时间为 60 个月（9～262 个月），与对照组相比发生率比值比（prevalence odds ratio）：早产儿为 1.1（95％ CI：0.6～2.0），先天异常为 1.7（95％ CI：0.9～3.1），死产为 2.0（95％ CI：0.3～15.4）。

骨髓移植后妊娠和分娩的病例报道的主要总结见表 7-4（本书第 132 页）。根据 EBMT[5] 的报告，骨髓移植后（其间中位值女性为 6 年，男性为 5 年）312 例成功妊娠，其中 271 人（87％）生育了后代。与正常对照组相比，先天异常的发生率没有变化，但低体重儿以及极低体重儿的比率和剖宫产的比率有所增加。根据 City of Hope Cancer Center 以及 University of Minnesota[6]的报告，移植后中位值为 4 年的 54 人妊娠

第一作者（文献）	研究组	诊断时年龄*	治疗时间	妊娠病例数	治疗方案	治疗结束后的妊娠时间	出生比例	备注
De Sanctis [*Int J Radiatoncolboilphys*, 2006；64（3）：755-761]	意大利	24 岁（9～34 岁）	1972～1999	99	主要为 AB-VD，一部分 MOPP-（COPP）	55 个月（范围：14～278 个月）	132/145（91.0%）	132 例中有 9 例（7%）早产儿；134 例中 3 例（2%）为低体重儿。2 例伴有先天异常。不同化疗方案妊娠并发症无差异
Brusamolino E [*Clin Cancer Res*, 2006；12（21）：6487-6493]	意大利	24 岁（18～34 岁）	1990～2003	10	ABVD	妊娠时 32 岁（21～37 岁）	14/18（77.8%）	初次妊娠时的年龄中位值为 32 岁（21～37 岁）。所有的妊娠都是由激素进行卵巢保护的病例。有记录的 18 次妊娠中，其中 14 次无异常，剩余的 4 次流产
Behringer K [*Ann Oncol*, 2012；23（7）：1818-1825]	German Hodgkin Study Group HD14 trial	28 岁（18～39）	2003～2008	130 Vs. 122	4×ABVD 2×BEACOPP + 2×ABVD	39 ± 22 个月（12 ~ 83 个月）	221/252（87.7%）	妊娠率：4 × ABVD vs. 2×2 = 13% vs. 22%（18 ~ 29 岁）；17% vs. 30%（30～45 岁） 出生率：4 × ABVD vs. 2×2 = 12% vs. 13%（18 ~ 29 岁）；12% vs. 28%（30～45 岁）
Langagergaard V [*Br J Cancer*, 2008；98(1)：183-188]	Danish nation wide cohort study	20 岁以上	1973～2002	霍奇金淋巴瘤 192 例	不明	从诊断至妊娠的中位值为 60 个月（9～262 个月）	不明	与对照人群的 odds 比，早产儿为 1.1（95% CI：0.6 ~ 2.0），死产为 2.0（0.3～15.4），先天异常为 1.7(0.9～3.1)。妊娠中患病的女性，与对照人群的 odds 比，早产儿 26.6(8.5～83.0)；先天异常 2.7(0.3～22.8)
Van der Kaaij MA [*J Clin Oncol* 2012；34（32）：3854-3863]	EORTC – GELA（法国与荷兰）	15 岁以上	1964～2004	1654	ABVD，EB-VP，MOPP，MOPP/ABV hybrid MOPP/BEACOPP	不明	不明	霍奇金淋巴瘤患者治疗后生育的与对照人组相比，OR 是 0.77（95% CI：0.68 ~ 0.87，P < 0.001）；发病前未生育的 898 例中，治疗后 46.7% 生育孩子，稍低于 3 196 人的对照组 49.3%（OR 0.87；P = 0.08）。发病前已生育的 756 例中，治疗后再有孩子的占 12.4%，明显低于 3218 人 22.2% 的对照组（OR 0.49，P<0.001）。35 岁以上接受烷化剂和二线治疗的病例，治疗结束后不能生育的可能性高

* 显示中位值（范围）

血液系统

●表 7-4 ● 血液系统恶性肿瘤患者骨髓移植后的妊娠和分娩相关的主要报道

第一作者（文献）	研究组	移植时的年龄*	治疗时间	妊娠例数	移植治疗内容	移植后妊娠时间	出生比例	备注
Gulati SC [J ClinOncol，1998；16（5）：1978-1985]	文献综述	（13～52 岁）	1976～1998	女性 142例，男性 76 例	CY - TBI 其他(几乎都是同种、自体移植 7 例)	中位值 4 年(3 个月 ～ 18.5 年)	不明	多数的妊娠病例都是未满 26 岁
Sanders JE [Blood, 1996; 87（7）：3045-3052]	Seatle (FHCC)	女性：17.8 岁（3.5 ～ 34.4 岁）男性：22.4 岁（10.9～41.7 岁）	1971～1992	女性 41例，男性 35 例	CY 56 例，BU- CY 2 例，CY - TBI 18 例	全体中位值 8.48 年(0.5～18.1 年)；女性：0.5～17.2 年；男性：0.5～18.1 年	全体 115/145（79%）；CY 女性 44/56（78.5%）；TBI 女性 8/16（50%）；CY 男性 51/62（82%）；TBI/BU 男性 100%	从移植至妊娠女性：0.5～17.2 年；男性：0.5～18.1 年，全体的中位值为 8.48 年(0.5～18.1 年)。青春期以后的 CY 单用女性的中位值 4.34 年(0.5～12.45 年)；男性的中位值 6.57 年(1.25～15.1 年)；含 TBI 预处理的女性中位值 6.6 年(1.3～15.1 年)；男性的中位值 10年(6.2～12.6 年)。妊娠时的年龄女性中位值 23.1 岁（15～36.2 岁），男性中位值 33岁(24.1～52.3 岁)。全部的活产儿比例是 115/146（79%），CY 女性为 44/56（78.5%），TBI 女性是 8/16（50%），CY 男性为 51/62（82%），TBI/BU 男性为 100%
Salooja N [Lancet, 2001; 358（9278）：271-276]	EBMT	女性同种移植：19 岁（6 ～ 36岁）；男性同种移植：25 岁（10～45 岁）；女性自体移植：24 岁（18～33岁）；男性自体移植：27 岁（15～33 岁）	～1994	232 例的妊娠（0.6%）	女性 113 例（74 同种移植），男性 119 例（93 同种移植）	女性同种移植 69 个月(7～157 个月)；男性同种移植 65 个月(15～241 个月)；女性自体移植 30 个月(4～216 个月)；男性自体移植 5 个月(10～154 个月)	271/312（87%）	67 例同种移植病例中，28 例(42%)接受剖腹产，高于对照组 16%。(差 26%[95% CI：15 ～ 38])。59例中有 12 例(20%)早产儿，对照组 6%(高对照组 14%[4～24])。52 例中 12例(23%)低体重儿，比对照组的 6%多 17%[6～29]
Loren AW [Biol Blood Marrow Transplant，2012；18（4）：568-573]	CIBMT	自体：28 岁（20～40 岁）；同种清髓的：25 岁（5～53岁）；RIC：30岁,49 岁	2002～2007	女性 83，男性的伴侣 95	自体 13 例，同种清髓的 50 例，同种非清髓的 2 例	自体移植 6 年(1～15 年)；同种清髓性移植 7 年(3～18年)；同种非清髓性的 1 年	女性 67/79（85%）；男性 78/97（86%）	移植后 5～10 年生育；恶性肿瘤自体移植后至生育女性 6 年，男性 7 年；恶性肿瘤骨髓清髓性预处理同种移植后至生育女性男性均 7 年；恶性肿瘤 RIC 预处理同种移植至生育女性 1 年，男性 3.5年；非恶性肿瘤同种移植至生育女性 7 年，男性 9 年
Babb A [Bone Marrow Transplant，2012；47（4）：568-573]	Hammersmith Hospital	调查时年龄女性：34 岁(17～60 岁)；男性：33 岁（16～60岁）	1979～2007	进行了 434 例的邮件调查，221 例返回调查表	同种移植（CY - TBI 其他清髓的，强度减弱的 5%～12%）	男性：移植后中间值 8 年(1～22 年)	不明	112 例患者中 42 例精子冻存，25 例尝试怀孕，移植后中位值 8 年（1～12年），18 个例中生育了 29个婴儿。未满 42 岁的 72例女性患者中对 33 例提出胚胎/卵子/卵巢组织冻存，12 例实施，4 例尝试受孕，2 例成功
Carter A [Bone Marrow Transplant，2016；37（11）：1023-1029]	City of Hope Cancer Center/ University of Minnesota	33.3 岁（21～45 岁）	1974～1998	34 例(男性 26 例，女性 8 例)	自体移植 12 例（18次妊娠）；同种 22 例（36 次妊娠）	男性：自体移植 30～34.2 岁；同种移植 27～31 岁；女性：自体移植 27～31 岁，同种移植 22～26岁	46/54（85%）	移植后中位值 4 年 34 例，54 次妊娠，妊娠中 46 (85%)次分娩。5 次流产(9%)，1 次死产(2%)，2 次妊娠中。与同胞比较均未见先天异常和低体重儿增加。多变量分析显示移植患者的流产死产无增加(RR：0.7，95% CI：0.2～2.1)

＊ 显示中位值（范围）

CY：环磷酰胺　BU：白消安　TBI：全身放疗

中有 46 人(85％)获得了后代,与其同胞相比,先天异常和低体重儿未见增加。The Center for International-al Blood and Marrow Transplant Research[7]进行了更详细的分析研究。79 例女性患者妊娠中有 67 人(85％),91 例男性患者配偶妊娠中有 78 人(86％)生育了后代。对这些患者的疾病和预处理分别进行了探讨,恶性肿瘤进行骨髓自体移植后至生育为止的中位值女性为 6 年、男性为 7 年;恶性肿瘤进行清髓性预处理的同种移植后至生育为止的中位值女性为 7 年、男性为 7 年;恶性肿瘤进行减低强度预处理(RIC)的同种移植后至生育为止的中位值女性为 1 年、男性为 3.5 年,非恶性肿瘤同种移植后至生育为止的中间值女性为 7 年、男性为 9 年。骨髓移植后的指南[8]推荐一般移植后至少要推迟 2 年妊娠,这主要是担心原发疾病复发的风险。

儿童恶性肿瘤经历者的研究数据[9]显示,垂体和睾丸的放疗,不会增加流产和死产的风险(但不孕不育率高),10Gy 以上的子宫和卵巢放疗,会增加流产和死产的风险(RR:9.1,95％ CI:3.4～24.6)。尤其是初潮前的女孩,1.0～2.49Gy 的子宫和卵巢的照射,就会引起有统计学意义的流产和死产增加(RR:4.7,95％ CI:1.2～19.0),女性盆腔照射时,也要注意流产和死产发生和提早闭经。

几乎没有只包括血液系统恶性肿瘤患者的使用辅助生殖技术(assisted reproductive technology, ART)的大量病例的数据,但根据 Babb 等的横向研究[10],112 例男性患者中 42 例进行了精子冻存,其中 25 人配偶尝试怀孕,移植后中位值为 8 年(1～22 年),18 例配偶共获得生育了 29 个婴儿。对未满 42 岁的 72 人女性患者中的 33 例患者提出了冷冻胚胎、卵子以及卵巢组织冻存的意见,实际上有 12 例实施,4 例尝试怀孕,2 例成功。有关 ART 后的分娩已经有普通非肿瘤病例的荟萃分析的报告[11],ART 组分娩婴儿的问题与自然妊娠组比较,呈现出有统计学意义的增多(RR:1.32,95％ CI:1.24～1.42)。报告显示单胎分娩 RR 为 1.36(95％ CI:1.30～1.43),多胎妊娠的风险增加程度不明,多胎孕妇综合分析 RR 为 1.11 (95％ CI:0.98～1.26),如果仅限于双胎,RR 为 1.26(95％ CI:0.99～1.60)。从以上的一般病例 ART 后的围产期风险增加的数据推测,希望将血液系统恶性肿瘤患者的怀孕作为高风险妊娠来考虑应对措施。

参考文献 (　):证据水平

[1] Kawamura S, Suzuki Y, lamai Y. Pregnancy outcome among long-term survivors with acute leukemia [J]. *Int J Hematol*. 1995;62(3):157-161 (Ⅴ)

[2] Rehringer K, Thielen I, Mueller H, et al. Fertility and gonadal function in female survivors after treatment of early unfavorable Hodgkin lymphoma (HL) within the German Hodgkin Study Group HD14 trial [J]. *Ann Oncol*. 2012;23 (7):1818-1825 (Ⅳb)

[3] Behringer K, Mueller H, Goergen H, et al. Gonadal function and fertility in survivors after Hodgkin lymphoma treatment within the German Hodgkin Study Group HD13 to HD15 trials [J]. *J Clin Oncol*. 2013;31(2):231-239 (Ⅳb)

[4] Langagergaard V, Horvath-Puho E, Norgaard M, et al. Hodgkin's disease and birth outcome: a Danish nationwide cohort study [J]. *Br J Cancer*. 2008;98(1):183-188 (Ⅳa)

[5] Salooja N, Szydlo RM, Socie G, et al. Pregnancy outcomes after peripheral blood or bone marrow transplantation: a retrospective survey [J]. *Lancet*. 2001;358(9278):271-276 (Ⅴ)

[6] Carter A, Robison LL, Francisco L, et al. Prevalence of conception and pregnancy outcomes after hematopoietic cell transplantation: report from the Bone Marrow Transplant Survivor Study [J]. *Bone Marrow Transplant*. 2006;37(1):1023-1029 (Ⅴ)

[7] Loren AW, Chow E, Jacobsohn DA, et al. Pregnancy after hematopoietic cell transplantation: a report from the late effects working committee of the Center for International Blood and Marrow Transplant Research(CIBMTR)[J]. *Biol Blood Marrow Transplant*. 2011;17(2):157-166 (Ⅳa)

[8] Joshi S, Savani BN, Chow EJ, et al. Clinical guide to fertility preservation in hematopoietic cell transplant recipients [J]. *Bone Marrow Transplant*. 2014;49(4):477-484 (Ⅴ)

[9] Signorello LB, Mulvihill JJ, Green DM, et al. Stillbirth and neonatal death in relation to radiation exposure before conception: a retrospective cohort study [J]. *Lancet*. 2010;376(9741):624-630 (Ⅳa)

[10] Babb A, Farah N, Lyons C, et al. Uptake and outcome of assisted reproductive techniques in long-term survivors of SCT [J]. *Bone Marrow Transplant*. 2012;47(4): 568-573   (Ⅳb)

[11] Hansen M, Kurinczuk JJ, Milne E, et al. Assisted reproductive technology and birth defects: a systematic review and meta-analysis [J]. *Hum Reprod Update*. 2013;19(4): 330-353   (Ⅰ)

骨与软组织系统总论

骨骼与软组织来源于中胚层，恶性肿瘤多为肉瘤。由于骨与软组织肉瘤好发于儿童、青春期和年轻成人（adolescent and young adult，AYA）（15～39 岁）的年龄段，所以多为生育力保存的对象（CQ1～CQ3）。肉瘤可发生于全身各处，与生育关系密切的骨盆也常有发生（CQ4）。骨与软组织肉瘤的治疗基本是外科切除，辅助治疗有化疗和放疗（CQ1～CQ3）。骨与软组织肉瘤经综合治疗预后得以大幅度地改善，长期生存者也有所增加。在进行骨与软组织肉瘤的治疗时，重要的是要注意避免剥夺这些生存者的生育力保存机会（CQ1～CQ4）。

1. 流行病学

几乎没有正确记载骨肉瘤发病率的流行病学资料，推测日本国内的原发骨肉瘤的发病率为 0.4 人/10万人，软组织肉瘤的发病率为 2.0 人/10 万人[1,2]。另外，日本国内所有癌症死亡数中的骨肉瘤占比为 0.2％，软组织肉瘤占比为 0.7％，两者合计未满 1％。

另一方面，所有儿童恶性肿瘤中的肉瘤占比约为 15％，骨与软组织肉瘤在儿童、青春期和年轻成人（AYA）年龄段多发。因此，这些病例的特征就是大部分均可作为生育力保存的对象（CQ1～CQ3）。

2. 病情

骨骼与软组织来源于中胚层，恶性肿瘤多为肉瘤。骨与软组织恶性肿瘤分为骨肿瘤和软组织肿瘤，恶性骨肿瘤有骨肉瘤、软骨肉瘤、尤文肉瘤、脊索瘤等；恶性软组织肿瘤有脂肪肉瘤、恶性纤维组织肉瘤（近年来有分为多形性未分化肉瘤和黏液纤维肉瘤）、平滑肌肉瘤、滑膜肉瘤、恶性末梢神经鞘瘤、骨外尤文肉瘤、横纹肌肉瘤等。由于其包含了丰富的组织类型的肿瘤，所以导致了骨与软组织恶性肿瘤诊断和治疗的困难。

儿童、AYA 年龄段好发的恶性骨肿瘤有骨肉瘤、尤文肉瘤，恶性软组织肿瘤有横纹肌肉瘤、骨外尤文肉瘤滑膜肉瘤、上皮样肉瘤、腺泡状软组织肉瘤、透明细胞肉瘤等。这些患者多有生育力保存疗法的指征（CQ1～CQ3）。

骨与软组织肉瘤多见于染色体相互易位，因为这种相互易位会产生特征性的融合基因。融合基因有尤文肉瘤的 *EWS/FLI-1* 和滑膜肉瘤的 *SYT/SSX1* 等。确诊时基因诊断就变得非常重要。

肉瘤可发生于身体各个部位。特别是四肢、躯干发生的较多，影响生育的骨盆也是好发部位（CQ4）。骨肉瘤中 8％发生于骨盆[3]，尤文肉瘤中 26％发生于骨盆[4]。

骨与软组织肉瘤的远处转移有血行性的肺转移，几乎没有淋巴结转移。但是上皮样肉瘤、横纹肌肉瘤和透明细胞肉瘤则淋巴结转移较多。

骨与软组织肉瘤作为多发的遗传性肿瘤综合征，已知的有 Li-Fraumeni 综合征（大多数情况是 *TP53* 基因的生殖细胞系突变或基因突变引起）。发生肉瘤的其他遗传性综合征，还有家族性视网膜母细胞瘤和神经纤维瘤病-1 型等。

3. 治疗

3-1 治疗策略

针对骨与软组织良性肿瘤的治疗,只要进行单纯的手术切除即可。针对骨与软组织肉瘤的治疗,则根据组织类型不同而不同,基本也是外科彻底切除。骨与软组织肉瘤多需要进一步进行化疗和放疗的辅助治疗,成为生育力保存对象的病例较多(CQ1~CQ3)。参见表 8-1、表 8-2。对于骨肉瘤和尤文肉瘤等高度恶性的骨与软组织肉瘤,要进行术前、术后的化疗。晚期的病例要进行姑息化疗和放疗。参见下页图 8-1。

● 表 8-1 ● 骨与软组织恶性肿瘤治疗引起性腺毒性的风险分类(女性)ASCO 2013

高风险 (>70%)	盆腔放疗(成人≥6 Gy,初潮后女孩≥10 Gy,初潮前女孩≥15 Gy) 环磷酰胺(40 岁以上≥5 g/m², 未满 20 岁≥7.5 g/m²)
中风险 (30%~70%)	盆腔放疗(初潮后女孩:5~10 Gy,初潮前女孩:10~15 Gy) 含顺铂的化疗方案
超低风险,或者没有风险	长春新碱 氨甲喋呤

* 数值是累积的给药剂量(在 Lee JCO 2006,Levine JCO 2010 年基础上改变)。

● 表 8-2 ● 骨与软组织恶性肿瘤治疗引起性腺毒性的风险分类(男性)ASCO 2013

高风险 持续性无精子症	睾丸放疗(成人≥2.5 Gy,男孩≥6 Gy) 环磷酰胺(≥7.5 g/m²) 异环磷酰胺(≥42 g/m²) 顺铂(≥400 mg/m²) 放线菌素 D
单独给药时属低风险,与上述高风险治疗联用时则风险增加	阿霉素(≥770 mg/m²) 长春新碱(≥8 g/m²)
仅一过性的生精功能低下	氨甲喋呤 依托泊甙

* 数值是累积的给药剂量(在 Lee JCO 2006,Levine JCO 2010 年基础上改变)。
  LIVESTRONG 基金会生育希望计划(www.livestrong.org/fertilehope)
  基金会不直接或间接地从事医学实践。此处提供的信息既不是有意也不是暗示构成医疗建议、诊断或治疗。所提供的任何信息都不应被视为完整的,并且不得用于代替您的医生或其他医疗保健提供者的就诊、电话、咨询或建议。在开始新的治疗之前,或在你可能有任何关于医疗状况的问题之前,一定要亲自拜访或与合格的医疗服务提供者交谈。不要因为你在这里读到的东西而忽视或延迟寻求医疗建议。

3-2 手术

原则上对骨与软组织良性肿瘤,进行肿瘤内切除(刮除)和肿瘤边缘切除,对于恶性肿瘤,则要进行肿瘤广泛切除。针对四肢发生的骨与软组织肉瘤,以前都是进行截肢,最近几乎所有的病例都进行保肢术。骨盆发生的病例也很多,发生在骨盆的女性患者,手术会对生育有影响(CQ4)。

3-3 化疗

针对高度恶性的骨与软组织肉瘤,要进行大剂量的化疗会影响生育力,所以成为生育力保存对象的病例较多(CQ1~CQ3)。针对骨肉瘤的化疗,使用甲氨喋呤 + 阿霉素 + 顺铂(MAP),异环磷酰胺等;针对尤文肉瘤的化疗,使用长春新碱 + 环磷酰胺 + 阿霉素(VDC),异环磷酰胺 + 依托泊苷(IE)等。针对横纹肌肉瘤的化疗,使用长春新碱 + 环磷酰胺 + 放线菌素 D(VAC)等。针对多形性未分化肉瘤、滑膜肉瘤、恶性末梢神经鞘瘤、黏液型脂肪肉瘤等的软组织肉瘤,多使用阿霉素 + 异环磷酰胺(AI)等。

从 2012 年的帕唑帕尼(分子靶向治疗药)、2015 年的曲贝替定、2016 年的艾日布林等抗肿瘤新药陆续上市,可用于软组织肉瘤的治疗,这些新药对生育力的影响尚不明确。

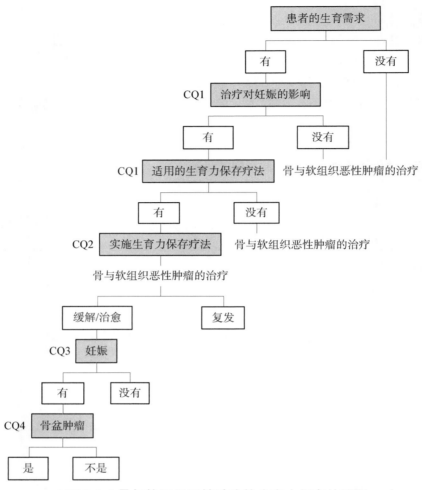

●图 8-1 ●骨与软组织恶性肿瘤的生育力保存的流程

3-4 放疗

除尤文肉瘤和横纹肌肉瘤以外,骨与软组织肉瘤对放疗一般不敏感。放疗常作为外科手术的辅助治疗,但只进行放疗通常并不能根治原发肿瘤。对于不能切除的病例,有进行质子重离子放疗的。至于质子重离子放疗对生育力的影响则不明。

4. 预后

4-1 骨肉瘤的预后

有报告指出,肿瘤的部位、大小、有无转移关系到骨肉瘤的预后[5,6]。日本有报告对 529 例初诊时没有转移的骨肉瘤进行了分析研究,结果显示年龄、部位、组织学分型为影响预后的因素,5 年生存率为 82%[7]。尤文肉瘤的预后影响因素,有报告显示和肿瘤的部位、大小、年龄、性别和转移的有无相关[6]。根据全国骨肿瘤登记一览表,日本 50 例尤文肉瘤的 5 年生存率为 47%[1]。

4-2 软组织肉瘤的预后

根据组织类型软组织肉瘤呈现出多样性,有报告显示影响其预后的有年龄、肿瘤大小、切缘等[6]。软组织肉瘤的生存率几乎没有正确的记载资料,但根据全国软组织肿瘤登记一览表,日本 5 年生存率在所有的软组织肉瘤 2142 例中达到 80%[2]。有报告显示根据组织类型,358 例恶性纤维组织细胞瘤的 5 年生存率为 76%,641 例脂肪肉瘤(含高分化型)为 90%,120 例滑膜肉瘤为 73%[2]。

5. 对儿童、青春期患者的伦理考虑

骨与软组织恶性肿瘤多见于儿童和青春期少年,有必要考虑与成人不同的伦理。关于对儿童、青春期患者的伦理考虑,可以参照"儿科"的总论中"5. 对儿童特有的伦理考虑"项(见本书第95页)。

其概述为:对于有充分判断能力的16岁以上患者,不仅是要获得其父母,而且还要获得患者自身签署的知情同意书;对于未满16岁的患者,不仅要获得其父母签署的知情同意书,还要根据患者的年龄进行与年龄相适应的说明,争取获得患儿的知情同意。

参考文献

［1］ 日本整形外科学会骨軟部腫瘍委員会/国立がん研究センター. 平成25年度全国骨腫瘍登録一覧表［EB/OL］. 2013

［2］ 日本整形外科学会骨軟部腫瘍委員会/国立がん研究センター. 平成25年度全国軟部腫瘍登録一覧表［EB/OL］. 2013

［3］ Donati D, Giacomini S, Gozzi E, et al. Osteosarcoma of the pelvis［J］. *Eur J Surg Oncol*. 2004;30(3):332-340

［4］ Paulussen M, Craft AW, Lewis I, et al. Results of the EICESS-92 Study: two randomized trials of Ewing's sarcoma treatment — cyclophosphamide compared with ifosfamide in standard-risk patients and assessment of benefit of etoposide added to standard treatment in high-risk patients［J］. *J Clin Oncol*. 2008;26(27):4385-4393

［5］ Pakos EE, Nearchou AD, Grimer RJ, et al. Prognostic factors and outcomes for osteosarcoma: an international collaboration［J］. *Eur J Cancer*. 2009;45(13):2367-2375

［6］ NIH. PDQ Cancer Information Summaries［EB/OL］. http://www. cancer. gov/publications/pdq/information-summaries

［7］ Ogura K, Hiraga H, Ishii T, et al. Chapter 4 Outcome of treatment for osteosarcoma of the extremities over the last 20 years: Report from 11 referral centers in Japan［M］//Ueda T, Kawai A, Eds. Osteosarcoma: A multidisciplinary approach to treatment. Tokyo: Springer, 2016: 45-57

骨与软组织系统

骨与软组织系统 CQ1

哪些骨与软组织恶性肿瘤患者有生育力保存治疗的指征？

推荐

> 需要化疗的盆腔或后腹膜肿瘤等不孕不育风险高的骨与软组织恶性肿瘤患者,在考虑治疗内容和预后的基础上可进行生育力保存。　　　　　　　　　　　　　　　　　**推荐等级** B

背景和目的

随着多学科综合治疗的引入,骨与软组织恶性肿瘤患者的治疗效果得以改善,治疗后的生育力保存相关的期待也不断高涨。本 CQ 将重点探讨有生育力保存治疗指征的骨与软组织恶性肿瘤的病例。

说明

本 CQ 主要探讨骨科领域的骨与软组织恶性肿瘤,不涉及子宫原发性平滑肌肉瘤。另外,骨科领域的中度恶性骨与软组织肿瘤好发于年轻女性(本 CQ 中未满 40 岁),有时成为治疗和生育问题的韧带样纤维瘤病和骨巨细胞瘤等,由于与本指南的主旨相异,在本 CQ 中省略。

至今为止,很少有骨与软组织恶性肿瘤患者在治疗后有性腺功能和生育力保存相关的报道[1,2],各疾患相关的报道也极其有限[3,4],更何况要网罗广泛的骨与软组织恶性肿瘤的多样性。所以本 CQ 中,特别是在过去的论文和日本国内骨与软组织恶性肿瘤的数据基础上,尽量整理了有生育力保存治疗指征的相关病例。

近年来,在生育力保存治疗开始前,对有生育力保存需求的患者由生殖专科医师进行的咨询(或者是心理辅导),使得不论是否是生育力保存的适应证,还是生育力保存方案是否成功,都大大提高了患者的接受程度以及对生活质量提高的要求。很多报道[5-9]认为必须积极推荐有关生育力保存相关的咨询。就此看法,本 CQ 中,分需要进行生育力保存相关咨询的骨与软组织恶性肿瘤、生育力保存可能的对象两大类进行了整理。

1. 需要进行生育力保存相关咨询的骨与软组织恶性肿瘤

1-1 骨与软组织恶性肿瘤的多样性

骨与软组织恶性肿瘤是来源于中胚层细胞的新生物的总称,2013 年 WHO 将骨肿瘤分成了 12 个大类49 个小类;软组织肿瘤分为 12 个大类 113 个小类,共计 24 个大类 162 个小类的病理组织分型,从良性、交界性到恶性种类繁多[10]。骨与软组织恶性肿瘤是非常罕见的疾患[11],与其他恶性肿瘤相比,其特征为年轻人好发,约 3/4 为高度恶性[12,13]。由于各种疾患的好发年龄、发生部位、对化疗、放疗的敏感性均不相同,根据病理诊断,治疗方法也有很大的不同[14]。以下主要以日本的骨与软组织恶性肿瘤数据库为基础,探讨有关需要进行生育力保存相关咨询的骨与软组织恶性肿瘤。

1-2 骨与软组织恶性肿瘤的好发年龄

根据日本骨科学会骨与软组织恶性肿瘤委员会监制的全国骨肿瘤登记报告[15],2006~2013 年全国被诊断、治疗的原发性恶性骨肿瘤 4 250 例中,儿童(0~14 岁)发病的有 503 例(11.8%);青春期和年轻成年人即 AYA 年龄段(本 CQ 中指 15~39 岁)发病的有 1 108 例(26.1%);从中可以看出所有的恶性骨肿瘤发病的病例中未满 40 岁的占了 40%。同时,根据该学会监制的全国软组织肿瘤登记报告[16],2006~2013 年全国被诊断、治疗的原发性恶性软组织肿瘤 9 486 例中,儿童(0~14 岁)发病的有 205 例(2.2%);AYA 年龄段(本 CQ 中指 15～39 岁)发病的有 1,491 例(15.7%);从中可以看出所有恶性软组织肿瘤发病的病例中未满 40 岁的占了约 20%。如上所述,尽管骨与软组织恶性肿瘤为少见的癌症,但可以看到治疗后有生育力保存需求的青少年发病(儿童以及 AYA)的患者有一定比例的存在。

1-3 针对年轻发病的骨与软组织恶性肿瘤适用的化疗药

根据上述的全国骨肿瘤登记报告[15],2006～2013 年全国被诊断、治疗的年轻人发病(本 CQ 中指未满 40 岁)的原发性恶性骨肿瘤排序最前的 2 种疾患为骨肉瘤和尤文肉瘤,这 2 种疾患约占年轻发病的原发性恶性骨肿瘤的 3/4。针对骨肉瘤,使用阿霉素 + 顺铂 + 甲氨蝶呤、异环磷酰胺的联合用药方案 MAP - I[17,18];针对尤文肉瘤,有很多使用长春新碱 + 环磷酰胺 + 阿霉素(VDC),异环磷酰胺 + 依托泊苷(IE)的联合用药方案 VDC - IE 方案的有效性报道[19,20],只是这些疾病的标准治疗都是以化疗为中心的综合治疗。

另外,根据上述的全国软组织肿瘤登记[16],2006 年至 2013 年全国被诊断、治疗的年轻人发病(儿童、AYA)的原发性恶性软组织肿瘤中,脂肪肉瘤、滑膜肉瘤之后是横纹肌肉瘤、骨外尤文肉瘤、恶性末梢神经鞘瘤,这 5 种疾患中约占年轻发病(未满 40 岁)的原发性恶性软组织肿瘤的 2/3。其中被分类为小圆细胞肉瘤的横纹肌肉瘤,以及骨外尤文肉瘤就是按上述化疗为中心的综合治疗方案进行标准治疗的疾病[21,22]。被分类为非小圆细胞肉瘤的脂肪肉瘤、滑膜肉瘤、恶性末梢神经鞘肿瘤中,有很多报道[23-26]提示对于高度恶性的肿瘤,使用阿霉素和异环磷酰胺等细胞毒药物的化疗作为手术的辅助治疗是有效的。

从药物类别来看,针对恶性软组织肿瘤、骨肉瘤、尤文肉瘤使用的高频率、大剂量的烷化剂(环磷酰胺、异环磷酰胺),归类于会引起女性停经、男性持续性无精子症的高风险药物[27,28]。另外,治疗骨肉瘤使用的大剂量(累积给药量 400 mg/m² 以上)顺铂,也是引起男性持续性无精子症的高风险因素[27,28]。但是,各种药物对生育力的影响,由于对于所有的化疗药不是根据每个患者和其不同的年龄来进行分析的,所以也必须重视今后的研究报道。

综上,年轻发病的骨与软组织恶性肿瘤病例的大部分患者都必须使用影响生育力的细胞毒类化疗药,这样的病例推荐在治疗开始前就要接受生殖专科医师的咨询。

1-4 影响生育力的骨盆和后腹膜发生的骨与软组织恶性肿瘤

根据上述的全国骨肿瘤登记报告[15],2006～2013 年全国被诊断、治疗的原发性恶性骨肿瘤 4 250 例中,组成骨盆的骨骼(髂骨、耻骨、坐骨)以及骶骨发生的有 830 例(19.5%)。发病率排位依次为脊索瘤、软骨肉瘤、骨肉瘤和尤文肉瘤,这 4 种疾病约占骨盆骨骼(髂骨、耻骨、坐骨)以及骶骨发生的原发性恶性骨肿瘤的 3/4。有报告显示,脊索瘤和软骨肉瘤的好发年龄多为高龄[26-31],但是以前的报告和全国骨肿瘤登记[15]中年轻发病(未满 40 岁)的病例也时有所见,所以与年龄相适应的生育力保存也可能成为问题。脊索瘤和软骨肉瘤没有有效的药物,外科切除或者以放疗为中心开展治疗[29-35]。骨肉瘤和尤文肉瘤的治疗就是如上所述的,有必要进行化疗、手术,进一步加上与病例适用的放疗的综合治疗,推荐在治疗开始前就进行有关生育力保存的探讨。

另外,根据上述全国软组织肿瘤登记,2006～2013 年全国被诊断、治疗的原发性恶性软组织肿瘤 9 486 例中,发生于后腹膜的有 469 例(4.9%),其中脂肪肉瘤占了一半以上(55.2%)。由于后腹膜腔空间较大,病变不一定与生殖器官相邻,但从解剖学上的理由,要进行根治性手术还是有困难的,由于复发风险高[36,37],年轻、有生育力保存需求的情况下推荐在治疗开始前就进行有关生育力保存的探讨。

骨盆和后腹膜骨与软组织恶性肿瘤治疗后的生育力保存相关事宜将在 CQ4 中详述。

2. 生育力保存可能的对象患者

关于生育力保存疗法的指征,与其是根据病理诊断等的疾病背景,还不如从生育力保存疗法技术的层面,根据性别、年龄等的患者背景来决定更好。对于有生育需求的骨与软组织恶性肿瘤患者推荐的生育力保存疗法在 CQ2 中已有详述,以下就其对象进行简述。

2-1 已经存在的不孕症

对于骨与软组织恶性肿瘤患者,有必要在治疗开始前进行生殖功能评价。在此阶段,如果发现了染色体异常和无精子症时，必须从生育力保存的对象中排除。

2-2 女孩和女性

对于月经初潮前的患者，可考虑试验性的卵巢组织冷冻保存。月经初潮后的患者，适用生育力保存的方法较多，但生育力保存需要一定的时间，是否能够等待原疾病的治疗等的判断非常重要。化疗开始前有2周以上的考虑时机，推荐胚胎冷冻、卵子的冷冻保存，没有考虑时间时，作为试验性的方法，可以考虑卵巢组织冷冻保存。

2-3 男孩和男性

男性的生育力保存疗法一般是精子冷冻保存，但只适用于青春期后患者的生育力保存。对于青春期前的男孩，目前尚未确立有效的生育力保存疗法的手段，这也成为今后的课题。

2-4 针对放疗的性腺保护

针对骨盆肿瘤和后腹膜恶性肿瘤的放疗，子宫和卵巢有可能成为照射野，对于这样的病例，进行卵巢移位术和子宫卵巢遮蔽的技术是否可能，必须在治疗开始前进行充分探讨。

二次参考文献

1. ASCO 指南
   ［1］Lee SJ, Schover LR, Partridge AH，et al. ASCO Recommendations on Fertility Preservation in Cancer Patients ［J］. *J Clin Oncol*. 2006;24(18)：2917-2931
   ［2］Loren AW, Mangu PB, Beck LN, et al. Fertility Preservation for Patients With Cancer：ASCO Clinical Practice Guideline Update ［J］. *J Clin Oncol*. 2013;31(19)：2500-2510

参考文献   （）：证据水平

［1］Hoshi M, Takami M, Ieguchi M, et al. Fertility following treatment of high-grade malignant bone and soft tissue tumors in young adults ［J］. *Mol Clin Oncol*. 2015;3(2)：367-374   （Ⅴ）

［2］Hoshi M，Oebisu N, Takada J, et al. Pre-chemotherapy preservation of fertility in male patients with high-grade malignant bone and soft tissue tumors ［J］. *Mol Clin Oncol*. 2014;2(6)：1111-1114   （Ⅴ）

［3］Yonemoto T, Ishii T, Takeuchi Y, et al. Recently intensified chemotherapy for high-grade osteosarcoma may affect fertility in long-term male survivors ［J］. *Anticancer Res*. 2009;29(2)：763-767   （Ⅴ）

［4］Yonemoto T, Tatezaki S, Ishii T, et al. Marriage and fertility in long-term survivors of high grade osteosarcoma ［J］. *Am J Clin Oncol*. 2003;26(5)：513-516   （Ⅴ）

［5］Letourneau JM, Ebbel EE, Katz PP, et al. Pretreatment fertility counseling and fertility preservation improve quality of life in reproductive age women with cancer ［J］. *Cancer*. 2012;118(6)：1710-1717   （Ⅴ）

［6］Goodman LR, Balthazar U, Kim J, et al. Trends of socioeconomic disparities in referral patterns for fertility preservation consultation ［J］. *Hum Reprod*. 2012;27(7)：2076-2081   （Ⅴ）

［7］Bastings L, Baysal O, Beerendonk CC，et al. Referral for fertility preservation counselling in female cancer patients ［J］. *Hum Reprod*. 2014;29(10)：2228-2237   （Ⅴ）

［8］Deshpande NA, Braun IM, Meyer FL. Impact of fertility preservation counseling and treatment on psychological outcomes among women with cancer：A systematic review ［J］. *Cancer*. 2015;121(22)：3938-3947   （综述）

［9］Loren AW, Mangu PB, Beck LN, et al. American Society of Clinical Oncology. Fertility preservation for patients with cancer：American Society of Clinical Oncology clinical practice guideline update ［J］. *J Clin Oncol*. 2013;31(19)：2500-2510   （指南）

［10］Fletcher CD, Hogendoorn P, Mertens F, et al. WHO Classification of Tumours of Soft Tissue and Bone ［M］. 4th ed. Lyon：IARC Press, 2013   （其他）

［11］NIH. NCI SEER Cancer statistics review, 1975-2013［EB/OL］. http://seer. cancer. gov/csr/1975_2013/   （其他）

［12］Pelle, Gustafson. Sort uissue sarcoma. Epidemiology and prognosis in 508 patients ［J］. *Acta Orthop*. 1994;259 (Suppl)：1-31   （Ⅳa）

［13］Gatta G, van der Zwan JM, Casali PG, et al. RARECARE working group. Rare cancers are not so rare：the rare cancer burden in Europe ［J］. *Eur J Cancer*. 2011;47(17)：2493-511   （Ⅳa）

［14］Eriksson M. Histology-driven chemotherapy of soft-tissue sarcoma ［J］. *Ann Oncol*. 2010;21(Suppl 7)：vii 270-276   （其他）

［15］日本整形外科学会骨軟部腫瘍委員会/国立がん研究センター. 平成 25 年度全国骨腫瘍登録一覧表［EB/OL］. 2013

（其他）

［16］日本整形外科学会骨軟部腫瘍委員会/国立がん研究センター. 平成 25 年度全国軟部腫瘍登録一覧表［EB/OL］. 2013

（其他）

［17］Bramwell VH，Burgers M，Sneath R，et al. A comparison of two short intensive adjuvant chemotherapy regimens in operable osteosarcoma of limbs in children and young adults：the first study of the European Osteosarcoma Intergroup ［J］. *J Clin Oncol*. 1992；10(10)：1579-1591 （Ⅱ）

［18］Meyers PA，Schwartz CL，Krailo M，et al. Osteosarcoma：a randomized，prospective trial of the addition of ifosfamide and/or muramyl tripeptide to cisplatin，doxorubicin，and high-dose methotrexate［J］. *J Clin Oncol*. 2005；23(9)：2004-2011 （Ⅱ）

［19］Grier HE，Krailo MD，Tarbell NJ，et al. Addition of ifosfamide and etoposide to standard chemotherapy for Ewing's sarcoma and primitive neuroectodermal tumor of bone［J］. *N Engl J Med*. 2003；348(8)：694-701 （Ⅱ）

［20］Granowetter L，Womer R，Devidas M，et al. Dose-intensified compared with standard chemotherapy for nonmetastatic Ewing sarcoma family of tumors：a Children's Oncology Group Study. *J Clin Oncol*. 2009；27(15)：2536-2541 （Ⅱ）

［21］Oberlin O，Rey A，Sanchez de Toledo J，et al. Randomized comparison of intensified six-drug versus standard three-drug chemotherapy for high-risk nonmetastatic rhabdomyosarcoma and other chemotherapy-sensitive childhood soft tissue sarcomas：long-term results from the International Society of Pediatric Oncology MMT95 study［J］. *J Clin Oncol*. 2012；30(20)：2457-2465 （Ⅱ）

［22］Weigel BJ，Lyden E，Anderson IR，et al. Intensive Multiagent Therapy，Including Dose-Compressed Cycles of Ifosiamide/Etoposide and Vincristine/Doxorubicin/Cyclophosphamide，Irinotecan，and Radiation，in Patients with High-Risk Rhabdomyosarcoma：A Report From the Children's Oncology Group［J］. *J Clin Oncol*. 2016；34(2)：117-122 （Ⅲ）

［23］Sarcoma Meta-analysis Collaboration. Adjuvant chemotherapy for localised resectable soft-tissue sarcoma of adults：meta-analysis of individual data［J］. *Lancet*. 1997；350(9092)：1647-1654 （Ⅰ）

［24］Benjamin RS. Evidence for using adjuvant chemotherapy as standard treatment of soft tissue sarcoma［J］. *Semin Radiat Oncol*. 1999；9(4)：349-351 （Ⅰ）

［25］Frustaci S，Gherlinzonil F，De Paoli A，et al. Adjuvant chemotherapy for adult soft tissue sarcomas of the extremities and girdles：results of the Italian randomized cooperative trial［J］. *J Clin Oncol*. 2001；19(5)：1238-1247 （Ⅱ）

［26］Tanaka K，Mizusawa J，Fukuda H，et al. Perioperative chemotherapy with ifosfamide and doxorubicin for high-grade soft tissue sarcomas in the extremities (JCOG0304)［J］. *Jpn J Clin Oncol*. 2015；45(6)：555-561 （Ⅱ）

［27］Lee SJ，Schover LR，Partridge AH，et al. American Society of Clinical Oncology. American Society of Clinical Oncology recommendations on fertility preservation in cancer patients［J］. *J Clin Oncol*. 2006；24(18)：2917-2931 （指南）

［28］Levine J，Canada A，Stern CJ. Fertility preservation in adolescents and young adults with cancer［J］. *J Clin Oncol*. 2010；28(32)：4831-4841 （指南）

［29］Imai R，Kamada T，Tsuji H，et al.；Working Group for Bone，Soft Tissue Sarcomas. Carbon ion radiotherapy for unresectable sacral chordomas［J］. *Clin Cancer Res*. 2004；10(17)：5741-5746 （Ⅴ）

［30］Stacchiotti S，Casali PG，Lo Vullo S，et al. Chordoma of the mobile spine and sacrum：a retrospective analysis of a series of patients surgically treated at two referral centers［J］. *Ann Surg Oncol*. 2010；17(1)：211-219 （Ⅴ）

［31］Imai R，Kamada T，Araki N. Working Group for Bone and Soft Tissue Sarcomas. Carbon Ion Radiation Therapy for Unresectable Sacral Chordoma：An Analysis of 188 Cases［J］. *Int J Radiat Oncol Biol Phys*. 2016；95(1)：322-327 （Ⅴ）

［32］Radaelli S，Stacchiotti S，Ruggieri P，et al. Sacral Chordoma：Long-term Outcome of a Large Series of Patients Surgically Treated at Two Reference Centers［J］. *Spine* (Phila Pa 1976). 2016；41(12)：1049-1057 （Ⅴ）

［33］Sheth DS，Yasko AW，Johnson ME，et al. Chondrosarcoma of the pelvis. Prognostic factors for 67 patients treated with definitive surgery［J］. *Cancer*. 1996；78(4)：745-750 （Ⅴ）

［34］Pring ME，Weber KL，Unni KK，et al. Chondrosarcoma of the pelvis. A review of sixty-four cases［J］. *J Bone Joint Surg Am*. 2001；83-A(2)：1630-1642 （Ⅴ）

［35］Outani H，Hamada K，Imura Y，et al. Comparison of clinical and functional outcome between surgical treatment and carbon ion radiotherapy for pelvic chondrosarcoma［J］. *Int J Clin Oncol*. 2016；21(1)：186-193 （Ⅳb）

［36］Lahat G，Anaya DA，Wang X，et al. Resectable well-differentiated versus dedifferentiated liposarcomas：two different diseases possibly requiring different treatment approaches［J］. *Ann Surg Oncol*. 2008；15(6)：1585-1593 （Ⅴ）

［37］Mussi C，Collini P，Miceli R，et al. The prognostic impact of dedifferentiation in retroperitoneal liposarcoma：a series of surgically treated patients at a single institution［J］. *Cancer*. 200；113(7)：1657-1665 （Ⅴ）

骨与软组织系统

骨与软组织系统 CO2

骨与软组织恶性肿瘤患者的生育力保存有哪些方法？

推荐

根据性别、青春期前或后适用的方法不同，以下对各种不同的方法给出了推荐等级。

1. 化疗可延期 2 周以上的话，有配偶的女性患者推荐胚胎(受精卵)冷冻保存。 **推荐等级** B

2. 无配偶的青春期以后的女性患者，考虑卵子冷冻保存。 **推荐等级** C1

3. 无论是否有配偶，卵巢组织冷冻保存虽然尚在研究阶段，但在没有足够的时间实施胚胎(受精卵)或者卵子冷冻保存、青春期前等有促排卵困难时，可以考虑在有实施可能的医疗机构进行卵巢组织冷冻保存。 **推荐等级** C1

4. 女性患者无论是否在青春期前或后，对于有盆腔内的放疗，推荐向照射野外进行卵巢移位术。 **推荐等级** B

5. 不推荐把 GnRH 激动剂用于生育力保存的目的。 **推荐等级** C2

6. 青春期后的男孩，推荐精子冷冻保存。 **推荐等级** B

7. 青春期前的男孩，目前尚无合适的生育力保存方法。 **推荐等级** 无

背景和目的

近年来随着骨与软组织恶性肿瘤的综合治疗的进步，儿童、青少年患者的治疗效果得以改善，另一方面更担心对生殖功能的影响。在此探讨治疗后对有生育需求的骨与软组织恶性肿瘤患者可以推荐的有关生育力保存方法。

说明

骨与软组织恶性肿瘤患者的生育力保存相关的证据非常少。因此，在制订该推荐等级时，参考其他脏器肿瘤领域的证据以及对于非肿瘤患者的生殖医学的证据，同时根据骨与软组织恶性肿瘤治疗的特征，进行归纳总结。

治疗骨与软组织恶性肿瘤使用的化疗药中，尤其要高度注意烷化剂(环磷酰胺、异环磷酰胺等)、顺铂对性腺的毒性作用。另外，尽管盆腔放疗的适用病例还比较少，但其也具有性腺毒性[1]。

1. 有关女性

1-1 实施化疗的情况

1-1-1 初潮开始后

化疗开始前可延期有 2 周以上时间的,可以计划促卵泡发育取卵,进行胚胎、卵子冷冻。有配偶的女性,胚胎(受精卵)冷冻保存已是确立的方法。无配偶的女性,可进行卵子冷冻保存。已婚者原则上进行胚胎(受精卵)冷冻,但因各种原因无法取精时,即使已婚者也可选择进行卵子冷冻。卵子的冷冻保存,根据 2012 年美国生殖医学会(American Society for Reproductive Medicine,ASRM)的定位,已经并非试验性技术[2]。无论什么情况,一般采用控制性促排卵(Controlled Ovarian Stimulation,COS)时,考虑为了缩短至可以取卵的时间,可以采用随机开始 COS(与月经周期无关的开始 COS)。有报道显示,无论是不孕症患者[3]、还是肿瘤患者[4]与一般的从卵泡期初期开始的 COS 相比,获取的卵子并不逊色。另外,由于骨与软组织恶性肿瘤为性激素非依赖的,因此在进行 COS 时可以不必担心血中雌激素浓度随卵泡发育而上升所产生的影响。

化疗开始前无法延期时,可进行卵巢组织冷冻保存,尽管还是处于试验性的方法[5]。有关卵巢组织冷冻保存最大的问题,是有在冻存组织复苏移植时再次移植入微小残留灶肿瘤细胞(minimal residual disease,MRD)的可能性。骨与软组织恶性肿瘤中至今只有关于尤文肉瘤有 2 例卵巢组织移植的报告[6,7],这 2 例都没有肿瘤复发。但是有报道显示,作为组织冷冻保存为目的的获取的尤文肉瘤 8 名患者的卵巢组织,进行检查的结果,有 1 例组织学检查不明,但 RT－PCR(reverse transcription polymerase chain reaction)法检测出了转移细胞[8]。另外,还有别的报道,作为组织冻存目的的获取的骨与软组织恶性肿瘤患者(16 名:尤文肉瘤 9 名,骨肉瘤 4 名,滑膜肉瘤 2 名,软骨肉瘤 1 名)的卵巢组织的组织学检查,根据移植到免疫不全小鼠的研究,未见转移细胞的存在[9]。有关骨与软组织恶性肿瘤的 MRD 风险有认为是低风险的[10],也有认为尤文肉瘤为中风险,骨肉瘤和横纹肌肉瘤是低风险的[11]。骨与软组织恶性肿瘤发生卵巢转移的频率较低,但也有各种骨与软组织恶性肿瘤转移的报告[6]。因此,骨与软组织恶性肿瘤患者的 MRD 风险尽管不高,但实施卵巢组织冷冻保存时,有必要考虑进行包括组织学检查在内的充分检查。

另外,初潮开始后的女性患者,使用化疗药时,作为保护卵巢的选择,有使用 GnRH 激动剂的报道。有关其有效性尚无确切的结论,但最近的随机对照试验(randomized controlled trial,RCT)结果[12]显示,GnRH 激动剂的使用对淋巴瘤患者没有保护卵巢功能的作用,持否定意见的可能成为今后的主流。

1-1-2 初潮开始前

对初潮开始前的女孩,不适用上述的卵子冷冻、GnRH 激动剂疗法。唯一的选择就是卵巢组织冷冻保存,如前所述这是目前还处于试验性方法的研究阶段。

1-2 实施放疗的情况

进行盆腔放疗时,考虑进行卵巢移位术[13]。然而,已知盆腔照射的影响不仅限于卵巢,还累及子宫,有报告显示照射后的患者,有早产、宫腔内胎儿发育不全的风险上升[14]。理论上考虑进行包括子宫在内的生殖器遮蔽是比较好的方法,但从技术面上来说,其适用还是有限的[15]。日本有报告[16],报道了 1 例 16 岁时初发的骶骨原发尤文肉瘤患者,进行了手术,术中子宫、卵巢遮蔽的放疗,术后化疗(联用 GnRH 激动剂疗法),27 岁时自然妊娠,选择性剖宫产至足月产的病例。

2. 有关男性

2-1 青春期后

精子生成开始后的男性,希望治疗开始前进行精子冷冻保存。如果因病变部位等引起射精障碍时,也可考虑进行睾丸内穿刺取精术(testicular sperm extraction,TESE)。

2-2 青春期前

精子生成开始前的男孩,睾丸组织冷冻在欧美的医疗机构内开始了试验性研究[17]。但目前就从冻存的人睾丸组织中获得精子的技术尚未确立。

二次参考文献

1. ASCO 指南

　　[1] Lee SJ，Schover LR，Partridge AH，et al. ASCO Recommendations on Fertility Preservation in Cancer Patients [J]. *J Clin Oncol*. 2006；24(18)：2917-2931

　　[2] Loren AW，Mangu PB，Beck LN，et al. Fertility Preservation for Patients with Cancer：ASCO Clinical Practice Guideline update [J]. *J Clin Oncol*. 2013；31(19)：2500-2510

　　[3] ASCO. Fertility Preservation for Patients with Cancer：American Society of Clinical Oncology Clinical Practice Guideline Update (2013). *ASCO Guidelines Data Supplement* [EB/OL]

2. FertiPROTEKT 的方针

Wolft MV，Montag M，Dittrich，et al. Fertility preservation in women — a practical guide to preservation techniques and therapeutic strategies in breast cancer，Hodgkin's lymphoma and borderline ovarian tumours by the fertility preservation network FertiPROTEKT [J]. *Arch Gynecol Obstet*. 2011；284(2)：427-435

参考文献
　　　　　　　　　　　　　　　　　　　　　　　　　　　　　　　()：证据水平

[1] Loren AW，Mangu PB，Beck LN，et al. Fertility preservation for patients with cancer：American Society of Clinical Oncology clinical practice guideline update [J]. *J Clin Oncol*. 2013；31(19)：2500-2510 　(指南)

[2] The Practice Committees of the American Society for Reproductive Medicine and the Society for Assisted Reproductive Technology. Mature oocyte cryopreservation：a guideline [J]. *Fertil Steril*. 2013；99(1)：37-43 　(指南)

[3] Boots CE，Meister M，Cooper AR，et al. Ovarian stimulation in the luteal phase：systematic review and meta-analysis [J]. *J Assist Reprod Genet*. 2016；33(7)：971-980 　(Ⅰ)

[4] Cakmak H，Katz A，Cedars MI，et al. Effective method for emergency fertility preservation：random-start controlled ovarian stimulation [J]. *Fertil Steril*. 2013；100(6)：1673-1680 　(Ⅳa)

[5] The Practice Committee of the American Society for Reproductive Medicine. Ovarian tissue cryopreservation：a committee opinion [J]. *Fertil Steril*. 2014；19(5)：1237-1243 　(指南)

[6] Bastings L，Beerendonk CC，Westphal JR，et al. Autotransplantation of cryopreserved ovarian tissue in cancer survivors and the risk of reintroducing malignancy：a systematic review [J]. *Hum Reprod Update*. 2013；19(5)：483-506 　(综述)

[7] Sorensen SD，Greve T，Wielenga VT，et al. Safety considerations for transplanting cryopreserved ovarian tissue to restore fertility in female patients who have recovered from Ewing's sarcoma [J]. *Future Oncol*. 2014；10(2)：277-283 　(Ⅴ)

[8] Abir R，Feinmesser M，Yaniv I，et al. Occasional involvement of the ovary in Ewing sarcoma [J]. *Hum Reprod*. 2010；25(7)：1708-1712 　(Ⅴ)

[9] Greve T，Wielenga VT，Grauslund M，et al. Ovarian tissue cryopreserved for fertility preservation from patients with Ewing or other sarcomas appear to have no tumour cell contamination [J]. *Eur J Cancer*. 2013；49(8)：1932-1938 　(Ⅴ)

[10] Rosendahl M，Greve T，Andersen CY. The safety of transplanting cryopreserved ovarian tissue in cancer patients：a review of the literature [J]. *J Assist Reprod Genet*. 2013；30(1)：11-24 　(综述)

[11] Dolmans MM，Luyckx V，Donnez I，et al. Risk of transferring malignant cells with transplanted frozen-thawed ovarian tissue [J]. *Fertil Steril*. 2013；99(6)：1514-1522 　(Ⅴ)

[12] Demeestere I，Brice P，Peccatori FA，et al. No Evidence for the Benefit of Gonadotropin-Releasing Hormone Agonist in Preserving Ovarian Function and Fertility in Lymphoma Survivors Treated with Chemotherapy：Final Long-Term Report of a Prospective Randomized Trial [J]. *J Clin Oncol*. 2016；34(22)：2568-2574 　(Ⅱ)

[13] Irtan S，Orbach D，Helfre S，et al. Ovarian transposition in prepubescent and adolescent girls with cancer [J]. *Lancet Oncol*. 2013；14(13)：e601 - e608 　(Ⅴ)

[14] Green DM，Sklar CA，Boice JD Jr，et al. Ovarian failure and reproductive outcomes after childhood cancer treatment：results from the Childhood Cancer Survivor Study [J]. *J Clin Oncol*. 2009；27(14)：2374-2381 　(Ⅳa)

[15] Jakes AD，Marec-Berard P，Phillips RS，et al. Critical Review of Clinical Practice Guidelines for Fertility Preservation in Teenagers and Young Adults with Cancer [J]. *J Adolesc Young Adult Oncol*. 2014；3(2)：144-152 　(指南)

[16] Kakogawa J，Nako T，Kawamura K，et al. Successful Pregnancy After Sacrectomy Combined with Chemotherapy and Radiation for Ewing Sarcoma [J]. *Case Report and Literature Review*. 2015；28(3)：e79 - e81 　(Ⅴ)

[17] Picton HM，Wyns C，Anderson RA，et al. ESHRE Task Force On Fertility Preservation In Severe Diseases. A European perspective on testicular tissue cryopreservation for fertility preservation in prepubertal and adolescent boys [J]. *Hum Reprod*. 2015；30(1)：2463-2475 　(Ⅳb)

骨与软组织恶性肿瘤患者有生育需求时，治疗结束后何时生育或者妊娠合适？

推荐

1. 使用有致畸作用的化疗药，考虑要等到体内检测不到化疗药及其代谢产物，或者考虑给予与其相当的避孕时间。 **推荐等级 C1**

2. 男性患者如果有化疗和全身放疗前的冻存精子，根据患者希望的时间即可进行体外受精。 **推荐等级 B**

3. 治疗结束后最初的 2 年，要考虑复发和转移的风险很高。 **推荐等级 C1**

背景和目的

检索骨与软组织肿瘤高度恶性的患者，化疗结束后成功怀孕至分娩的时间，探讨有关可以妊娠或生育的时间。

说明

1. 治疗后至恢复生育力的观察时间

1-1 有关怀孕和分娩

有报道提示高度恶性的骨与软组织肿瘤患者化疗后 5 年以上的观察期中，尤其是女性，对妊娠和分娩的影响有限，也没有与胎儿相关的先天异常[1-3]。但是近年来日本的报告显示，对高度恶性的骨与软组织肿瘤，接受大剂量化疗的男性患者有生育力低下[4]。

1-2 有关睾丸和卵巢功能

男性由于开始的化疗就是多药联用，所以精子产生功能迅速下降，治疗后 2 年[5,6]到 5 年[7]才能恢复。近年来，与其他肿瘤一样，逐渐明了对高度恶性的骨与软组织肿瘤的化疗使用的药品种类、累积给药剂量的影响会造成无精子症。顺铂的累积给药剂量超过 $400\,mg/m^2$ 的病例[6]，特别是烷化剂环磷酰胺的累积给药剂量在 $7.5\,g/m^2$ 以上[7,8]，异环磷酰胺的累积给药剂量在 $60\,g/m^2$ 以上[9]，或者 $42\,g/m^2$ 以上[10]的病例，会造成永久性无精子症[11]。关于女性卵巢功能障碍，有报告指出随着时间的推移，月经周期得以恢复[5,12]的另一方面，给予烷化剂的病例，因为有直接的卵巢功能障碍作用，患者治疗期间有月经不调和停经，如果高龄，治疗后会导致永久性停经，直至闭经，显示年龄与使用药物的关联性[9,13,14]。因此，不仅是男性，女性也必须在化疗前考虑生育力保存。另外，骨髓移植、盆腔放疗与化疗相比，导致卵巢功能早衰的风险更高[15]。

2. 治疗后精子和卵巢功能恢复正常的时间

高度恶性骨与软组织肿瘤治疗后的女性患者，希望怀孕时要考虑的要素有：治疗结束的时间、患者的年龄、患者的卵巢功能[16]。有关化疗结束后的时间，通常原始卵泡不易受药物的影响，但因为推测卵子暴露于药物受到致畸作用的影响，考虑从原始卵泡到排卵为止的时间，化疗结束后希望有一段间隔期。男性患者的情况下，由于精子生成过程中精原干细胞在化疗中也有体细胞分裂，因此考虑有因药物引起 DNA

损害的可能性。另外,其 DNA 损伤是否能够得到修复至今仍然没有一定的共识。

3. 开始、继续怀孕时必须参考的时间

高度恶性骨与软组织肿瘤治疗结束后的最初 2 年以内,复发率和转移率都很高[17],在治疗后的复发、转移的随访检查时,会推荐这一期间要进行 3～6 次的局部和肺部的影像学检查[18,19],所以有必要努力最大限度地减轻这些射线检查对胎儿暴露的影响。

二次参考文献

1. ASCO 指南

[1] Lee SJ, Schover LR, Partridge AH, et al. ASCO Recommendations on Fertility Preservation in Cancer Patients [J]. *J Clin Oncol*. 2006;24(18):2917-2931

[2] Loren AW, Mangu PB, Beck LN, et al. Fertility Preservation for Patients with Cancer:ASCO Clinical Practice Gurdeine update [J]. *J Clin Oncol*. 2013;31(19):2500-2510

参考文献   ():证据水平

[1] Yonemoto T, Tatezaki S, Ishii T. et al. Marriage and fertility in long-term survivors of high grade osteosarcoma [J]. *Am J Clin Oncol*. 2003;26(6):513-516   (Ⅳb)

[2] Hosalkar HS, Henderson KM, Weiss A, et al. Chemotherapy for bone sarcoma does not affect fertility rates or childbirth [J]. *Clin Orthop Relat Res*. 2004;428(428):256-260   (Ⅴ)

[3] Longhi A, Porcu E, Petracchi S, et al. Reproductive functions in female patients treated with adjuvant and neoadjuvant chemotherapy for localized osteosarcoma of the extremity [J]. *Cancer*. 2000;89(9):1961-1965   (Ⅴ)

[4] Yonemoto T, Ishii T, Takeuchi Y, et al. Recently intensified chemotherapy for high-grade osteosarcoma may affect fertility in long-term male survivors [J]. *Anticancer Res*. 2009;29(2):763-767   (Ⅳb)

[5] Shamberger RC, Rosenberg SA, Seipp CA, et al. Effects of high-dose methotrexate and vincristine on ovarian and testicular functions in patients undergoing postoperative adjuvant treatment of osteosarcoma [J]. *Cancer Treat Rep*. 1981;65(9-10):739-746   (Ⅴ)

[6] Levine J, Canada A, Stern CJ. Fertility preservation in adolescents and young adults with cancer [J]. *J Clin Oncol*. 2010;28(32):4831-4841   (指南)

[7] Meistrich ML, Wilson G, Brown BW, et al. Impact of cyclophosphamide on long-term reduction in sperm count in men treated with combination chemotherapy for Ewing and soft tissue sarcomas [J]. *Cancer*. 1992;70(11):2703-2712   (Ⅴ)

[8] Kenney LB, Laufer MR, Grant FD, et al. High risk of infertility and long term gonadal damage in males treated with high dose cyclophosphamide for sarcoma during child hood [J]. *Cancer*. 2001;91(3):613-621   (Ⅴ)

[9] Williams D, Crofton PM, Levitt G. Does ifosfamide affect gonadal function? [J]. *Pediatr Blood Cancer*. 2010:50 (2):347-351   (Ⅴ)

[10] Longhi A, Macchiagodena M, Vitali G, et al. Fertility in male patients treated with neoadjuvant chemotherapy for osteosarcoma [J]. *J Pediatr Hematol Oncol*. 2003;25(4):292-296   (Ⅴ)

[11] Yonemoto T, Takahashi M, Maru M, et al. Marriage and fertility in long-term survivors of childhood, adolescent and young adult (AYA) high-grade sarcoma [J]. *Int J Clin Oncol*. 2016;21(4):801-807   (Ⅳb)

[12] Wikström AM, Hovi L, Dunkel L, et al. Restoration of ovarian function after chemotherapy for osteosarcoma [J]. *Arch Dis Child*. 2003;88(5):428-431   (Ⅴ)

[13] Shamberger RC, Sherins RJ, Ziegler JL, et al. Effects of postoperative adjuvant chemotherapy and radiotherapy on ovarian function in women undergoing treatment for soft tissue sarcoma [J]. *J Natl Cancer Inst*. 1981;67(6):1213-1218   (Ⅴ)

[14] Longhi A, Pignotti E, Versari M, et al. Effect of oral contraceptive on ovarian function in young females undergoing neoadjuvant chemotherapy treatment for osteosarcoma [J]. *Oncol Rep*. 2003;10(1):151-155   (Ⅴ)

[15] Raciborska A, Bilska K, Filipp E, et al. Ovarian function in female survivors after multimodal Ewing sarcomatherapy [J]. *Pediatr Blood Cancer*. 2015;62(2):341-345   (Ⅳb)

[16] Peccatori FA, Azim HA Jr, Orecchia R, ESMO Guidelines Working Group, et al. Cancer, pregnancy and fertility:ESMO Clinical Practice Guidelines for diagnosis, treatment and follow-up [J]. *Ann Oncol*. 2013;24 (Suppl 6):160-170   (指南)

[17] Sawamura C, Matsumoto S, Shimoji T, et al. How long should we follow patients with soft tissue sarcomas? [J]. *Clin Orthop Relat Res*. 2014;472(472): 842-848 (Ⅴ)

[18] ESMO/European Sarcoma Network Working Group. Bone sarcomas: ESMO Clinical Practice Guidelines for diagnosis, treatment and follow-up [J]. *Ann Oncol*. 2014;25 (Suppl 3): 113-123 (指南)

[19] ESMO/European Sarcoma Network Working Group. Soft tissue and visceral sarcomas: ESMO Clinical Practice Guidelines for diagnosis treatment and follow-up [J]. *Ann Oncol*. 2014;25 (Suppl 3): 102-112 (指南)

骨与软组织系统

骨与软组织系统 CQ4

盆腔骨与软组织恶性肿瘤治疗后,是否有妊娠和分娩的可能?

推荐

> 尽管有各种各样的风险,但盆腔骨与软组织恶性肿瘤治疗后的妊娠和分娩(自然分娩)是可能的。
>
> 推荐等级 C1

背景和目的

随着对盆腔骨与软组织恶性肿瘤综合治疗的进步和疗效的提高,治疗后的育龄期女性生存者的妊娠和分娩机会也在不断增加。在此,将就盆腔骨与软组织恶性肿瘤治疗后是否可以妊娠和分娩进行探讨。

说明

1. 对盆腔骨与软组织恶性肿瘤的治疗

首先,对盆腔骨与软组织恶性肿瘤治疗的概要进行说明。治疗有手术、化疗和放疗。由于本章不是治疗指南,所以盆腔骨与软组织恶性肿瘤的治疗相关文献不在此刊载引用。

1-1 手术

由于解剖学的原因,盆腔骨与软组织恶性肿瘤多是长到体积巨大时才被发现。因此,手术治疗是骨与软组织恶性肿瘤中最困难的手术,且并发症也很多。手术方法有半骨盆切除术和骶骨切除术等。

1-1-1 半骨盆切除术

通常的有半骨盆切除术(hemipelvectomy)和患肢保存的内半骨盆切除术(internal hemipelvectomy)。根据肿瘤存在的部位,有骨盆切除的各种范围。作为切除范围的分类,以国际保肢学会(International Society of Limb Salvage,ISOLS)的分类最为有名。半骨盆切除术伴随的并发症,有血肿形成、皮瓣的血流障碍、皮肤感觉障碍、感染、运动障碍、深静脉血栓、挛缩、进行性脊柱变形等可能。

1-1-2 骶骨切除术

有骶骨部分切除术(partial sacrectomy)和全骶骨切除术(total sacrectomy)。只要不切除第一骶骨椎体的 1/2 以上,还是可以保持骨盆的稳定的。全骶骨切除术由于无法保持骨盆的稳定性,有必要进行加固骨盆稳定的重建术。骶骨切除术根据切除水平,会产生各种神经症状。并发症可能有运动障碍、感觉障碍、皮肤感觉障碍、褥疮、感染、深静脉血栓、挛缩、神经性膀胱以及建立人工肛门等。

1-2 化疗

对于骨肉瘤,使用甲氨蝶呤、阿霉素、顺铂等。对于尤文肉瘤,使用长春新碱、阿霉素、环磷酰胺、异环磷酰胺、依托泊苷等。对于软组织肉瘤,使用异环磷酰胺、阿霉素等。低度恶性的肉瘤,通常不使用化疗。

1-3 放疗

一般的放疗对于骨与软组织恶性肿瘤通常都是无效的,但对于尤文肉瘤有效,有使用放疗的。对尤文肉瘤的放疗,通常进行根治射线剂量 50 Gy 以上的照射。近年来,对于不能手术的盆腔骨与软组织恶性肿瘤有进行质子重离子治疗的。由于还没有质子重离子治疗的长期观察病例,所以有关其疗效和并发症尚不清楚。

2. 盆腔骨与软组织恶性肿瘤治疗后的生育（妊娠和分娩）

有关化疗后的妊娠和分娩，请参照总论。在此仅就手术和放疗后的妊娠和分娩进行说明。

2-1 与手术相关的妊娠和分娩风险

根据手术方法和半骨盆切除术的切除水平，其生育风险有很大的不同。要根据不同的病例，产科、儿科以及骨科医师有必要对术后是否可以生育进行充分探讨。同时，患者与医务工作者也有必要进行充分讨论[1]。

骨盆的破坏导致骨盆不稳定时，会引起胎位不正[1]。同时，Browne 等报告，由于半骨盆切除术使骨盆不稳定、肌肉疝和延迟破水的风险增加[1]。片山等也报告半骨盆切除术后的子宫脱垂风险增加[2]。另外，Bergh 等报告，尽管骨盆缺乏支持性，但半骨盆切除术后的妊娠和分娩经过令人惊奇的顺利[3]。

2-2 与放疗有关的妊娠和分娩风险

有关放疗对生育力的影响，详细请参见总论。以下进行简单的解说。

有报告指出腹部的放疗射线剂量超过 40 Gy 会使卵巢和子宫的生育力丧失。报告称腹部放疗（20～30 Gy）后，97％的女性患者发生卵巢功能不全。另一方面，也有报告显示即使因肿瘤治疗导致卵巢功能不全，也有自然妊娠的可能性[4]。

Browne 等对腹部以及盆腔的放疗照射关联的生育风险的有关文献进行了综述[1]。报告风险如下。死产（stillbirth）（也有不增加死产风险的报道）、胎盘附着异常（placental attachment disorders）、胎儿生长受损（impaired fetal growth）、胎位不正（fetal malposition）、早产（preterm labour）、未成熟儿（prematurity）、低体重儿（low birth weight）、新生儿死亡（neonatal death）、妊娠高血压（hypertensive disorders in pregnancy）、流产（miscarriage）（也有不增加流产风险的报告）、先兆早产（threatened labour）、先天异常（congenital malformations）（也有不增加先天异常风险的报告）。对于这些风险有必要进行充分的准备。

从经验上来说，初潮后接受放疗的女性似乎并发症较少[1]。

2-3 生育力保存方法的选择

由于化疗和放疗会造成不孕风险，近年来，在骨盆骨与软组织恶性肿瘤治疗前有不少患者选择了生育力保存治疗。生育力保存方法有三种选择，即胚胎（受精卵）冷冻、卵子冷冻、卵巢组织冷冻保存。此外，实施盆腔放疗时，还可选择卵巢移位术[5]。上述各种方法的有关特征请参照总论。这些与本 CQ"盆腔骨与软组织恶性肿瘤治疗后的妊娠和分娩"无关，不在此讨论。但是开始肿瘤治疗前，有必要知道这些选择，而且是否有可能利用这些选择，也有必要在肿瘤治疗前就进行探讨。

2-4 分娩方法的选择（自然分娩 vs 剖宫产）

分娩方法有自然分娩和剖宫产。Chihara 等报告，由于半骨盆切除术造成"骨盆变形（pelvic distortion）"非常严重时，有必要进行剖宫产分娩[6,7]。手术创伤的瘢痕严重时，也需要进行剖宫产分娩[8]。Kakogawa 等报告了放疗有引起盆腔底部损伤的可能性，必须进行剖宫产的病例[9]。另一方面，Browne 等报告了半骨盆切除术后自然分娩出生的病例[1]。骨盆恶性骨肿瘤患者的自然分娩有困难，但由于切除了骨盆骨肿瘤，减少了骨性制约，反而使自然分娩变得更为容易。同时，Browne 等还认为应该支持半骨盆切除术后的自然分娩，考虑剖宫产相关的风险（感染、出血、盆腔器官的损伤、将来的胎位不正等），更应该提倡自然分娩[1]。

2-5 妊娠和分娩成功的病例报告

1964 年以后时有半骨盆切除术后妊娠和分娩的报告[8,10-12]。2000 年以后半骨盆切除术后妊娠和分娩成功的有 4 例报告。报告显示了通常的半骨盆切除术后妊娠和分娩成功的 3 例[1,2,13]，以及保存患肢的半骨盆切除术后成功妊娠和分娩的 1 例[6,7]。

另一方面，2000 年以后骶骨切除术后妊娠和分娩成功的有 2 例报告。Kakogawa 等报告了骶骨部分切除术（S1/2 水平）后的妊娠和分娩成功病例[9]。Barson 等报告了全骶骨切除术后妊娠和分娩成功的病例[14]。

　　Rodriguez-Wallberg[15]等报告了 1 例盆腔反复放疗后进行卵巢移植获得妊娠和分娩成功的尤文肉瘤病例。日本国内笠原等也报告了 1 例盆腔放疗后妊娠和分娩成功的横纹肌肉瘤病例[16]。

3. 小结

　　如上所述，有各种风险的报告，也有骨盆骨与软组织恶性肿瘤治疗后妊娠和分娩成功病例的报告。在理解并考虑这些风险的基础上，医师与患者之间有必要进行充分讨论后再决定是否妊娠和分娩[1]。患者选择妊娠和分娩时，医师必须针对风险尽最大的努力来制订对策。

　　有关骨盆骨与软组织恶性肿瘤治疗后的妊娠和分娩，只有少量的证据级别较低的病例报告和病例收集研究，尚不能得出明确的结论。但是从多个妊娠和分娩成功的病例报告中，还是认为"尽管有各种风险，但盆腔骨与软组织恶性肿瘤治疗后的妊娠和分娩（自然分娩）是可能的"。

二次参考文献

1. ASCO 指南

　　[1] Lee SJ, Schover LR, Partridge AH, et al. ASCO Recommendations on Fertility Preservation in Cancer Patients [J]. *J Clin Oncol*. 2006;24(18): 2917-2931

　　[2] Loren AW, Mangu PB, Beck LN, et al. Fertility Preservation for Patients with Cancer: ASCO Clinical Practice Guideline Update [J]. *J Clin Oncol*. 2013;31(19): 2500-2510

参考文献

（ ）：证据水平

　　[1] Browne JL, Oudijk MA, Holtslag HR, et al. Vaginal delivery after hemipelvectomy and pelvic radiotherapy for chondrosarcoma [J]. *BMJ Case Rep*. 2014;2014: bcr2014205785
（Ⅳb）

　　[2] 片山佳代，武井美城，葉山智工，他. 骨肉腫に対する骨盤半截術施行後妊娠の1例[J]. 日本産科婦人科学会関東連合地方部会会報. 2007;44: 31-35
（Ⅴ）

　　[3] Bergh PA, Bonamo J, Breen JL. Pregnancy after hemipelvectomy: a case report and review of the literature [J]. *Int J Gynaecol Obstet*. 1988;27(2): 277-283
（Ⅴ）

　　[4] Bath LE, Tydeman G, Critchley HO, et al. Spontaneous conception in a young woman who had ovarian cortical tissue cryopreserved before chemotherapy and radiotherapy for a Ewing's sarcoma of the pelvis: case report [J]. *Hum Reprod*. 2004;19(11): 2569-2572
（Ⅴ）

　　[5] Irtan S, Orbach D, Helfre S, et al. Ovarian transposition in prepubescent and adolescent girls with cancer [J]. *Lancet Oncol*. 2013;14(13): e601-e608
（Ⅴ）

　　[6] Chihara IG, Osada H, Iitsuka Y, et al. Pregnancy after limb-sparing hemipelvectomy for Ewing's sarcoma. A case report and review of the literature [J]. *Gynecol Obstet Invest*. 2003;56(4): 218-220
（Ⅴ）

　　[7] 後藤泉，飯塚美徳，加米建志，他. ユーイング肉腫による骨盤半截術後に妊娠・分娩に至った一例[J]. 日本産科婦人科字会関東連合地方部会会報. 2001;38: 239
（Ⅴ）

　　[8] Wallach, Edward E. Cregan and Burslem: Pregnancy and successful caesarean section after hemipelvectomy for malignant disease [J]. *Br Med J*. 1965;92(2): 289
（Ⅴ）

　　[9] Kakogawa J, Nako T, Kawamura K, et al. Successful Pregnancy After Sacrectomy Combined With Chemotherapy and Radiation ror Ewing sarcoma: Case Report and Literature Review [J]. *J Pediatr Adolesc Gynecol*. 2015;28(1): e79-e81
（Ⅴ）

　　[10] Brockunier A. Vaginal delivery following hemipelvectomy for malignant neoplasm of the bone and soft parts. A report of 3 deliveries in 2 patients [J]. *Obstet Gynecol*. 1964;23(1): 67-71
（Ⅴ）

　　[11] Nuss RC, Lee JH. Pregnancy following hemipelvectomy. Report of a case [J]. *Obstet Gynecol*. 1967;29(6): 789-791
（Ⅴ）

　　[12] Holzaepiel JH. Pregnancy and delivery post radical hemipelvectomy [J]. *Obstet Gynecol*. 1973;42(3): 455-458　（Ⅴ）

　　[13] Heetkamp A, Feijen HW, Papatsonis DN. Spontaneous delivery after hemipelvectomy because of chondrosarcoma: a case report and review of the literature [J]. *Am J Perinatol*. 2008;25(4): 255-258
（Ⅴ）

　　[14] Barsan VV, Briceno V, Gandhi M, et al. Long-term follow-up and pregnancy after complete sacrectomy with lumbopelvic reconstruction: case report and literature review [J]. *BMC Pregnancy Child birth*. 2016;16(1): 1　（Ⅴ）

［15］ Rodriguez-Wallberg KA，Karlström PO，Rezapour M，et al. Full-term newborn after repeated ovarian tissue transplants in a patient treated for Ewing sarcoma by sterilizing pelvic irradiation and chemotherapy ［J］. *Acta Obstet Gynecol Scand*. 2015;94(3): 324-328 　　　（Ⅴ）

［16］ 笠原勝幸,笠井宗一郎,岩崎廉平,他. 悪性腫瘍に対する化学療法治療後の妊娠・出産について[J]. *中部日本整形外科災害外科学会雑誌*. 2001;44: 1107-1108 　　　（Ⅴ）

骨与软组织系统

脑 总 论

根据脑肿瘤的特征、推荐治疗、预后等,把生育力保存的要点进行如下分类:

(1) 化疗、放疗对生育力保存有影响的儿童脑肿瘤:髓母细胞瘤、松果体母细胞瘤、室管膜瘤。

(2) 肿瘤自身引起下丘脑-垂体系统功能紊乱,化疗、放疗影响生育力保存的儿童脑肿瘤:中枢神经系统的生殖细胞瘤、视交叉-下丘脑毛细胞型星形细胞瘤、其他星形细胞瘤。

(3) 肿瘤自身引起下丘脑-垂体功能障碍,放疗对生育力保存有影响的儿童肿瘤:颅咽管瘤。

(4) 根据预后有必要慎重应对生育力保存的儿童肿瘤:弥漫性内生性脑桥胶质瘤、丘脑星形细胞瘤、一部分胚胎性肿瘤(多层菊形团胚胎性肿瘤、富含神经毡和真菊形团的胚胎性肿瘤、非典型性畸胎瘤/横纹肌样肿瘤、脉络丛癌)。

(5) 青春期和年轻成人 Adolescent and young adult(AYA)(15～39 岁年龄段)脑肿瘤患者与儿童不同,诊断时已婚可能性较高。神经胶质瘤的比例较高,替莫唑胺(TMZ)是常用治疗药物。放疗和 TMZ 治疗前有必要考虑生育力保存。

儿童、青春期和年轻成人的脑肿瘤患者的诊断时,参照总论,CQ1。

儿童、青春期和年轻成人的脑肿瘤患者的治疗计划时,参照 CQ2。

儿童、青春期和年轻成人的脑肿瘤患者的治疗结束后,希望生育时,参照 CQ3。

原发性脑肿瘤是每年 10 万人口中有 14～20 人发病的少见疾病[1,2]。根据 2016 年出版的 WHO 脑肿瘤病理分类,所有的原发性脑肿瘤有 150 种以上的实体瘤被亚分类[3]。

能全部概括病理分类、发生年龄、发生部位的全部信息的统计并不多,但日本脑神经外科学会收集的全国脑肿瘤的调查报告[*Report of Brain Tumor Registry of Japan*(2014),13th edition]已经充分收录了这些信息和日本临床现场统计所得的流行病学数据[4]。该报告收集了从 2001～2004 年在日本主要的脑神经外科医疗机构治疗的全部登记在案的脑肿瘤,总计 13 431 例,发病年龄在 15 岁以下的儿童脑肿瘤有 829 例。其中,术后进行化疗和放疗的患者,按顺序分别为包括毛细胞型星形细胞瘤在内的神经胶质瘤有 252 例、中枢神经系统胚胎性肿瘤 178 例、髓母细胞瘤 123 例、颅咽管瘤 104 例、室管膜瘤 81 例。这些肿瘤中除髓母细胞瘤以外的包括胚胎性脑肿瘤(后述),占了儿童脑肿瘤的 90% 以上。

在此,从生育力保存的观点出发,对这些代表性的儿童脑肿瘤以及 15 岁以上 40 岁未满的 AYA 年龄段的原发性脑肿瘤相关的推荐治疗方法以及预后进行概括和归纳。

此外,有关实际的治疗流程(图 9-1)和化疗对性腺损伤的危险性,可以参考本指南的儿科肿瘤项(儿科肿瘤 CQ2、表 6-1、表 6-2 见本书第 100～103 页)。

1. 髓母细胞瘤(medulloblastoma)

儿童脑肿瘤中代表性的肿瘤,是发病率约为 5 人/100 万人年的罕见疾病的代表[5]。好发年龄为 15 岁以下,发病的高峰在 6 岁前后[4]。WHO 分类为 Ⅳ 期,病理类型分为 classic type(经典型)、desmoplastic/nodular type(促纤维增生型/结节型)、medulloblastoma with extensive nodularity(广泛结节型髓母细胞瘤)、large cell/anaplastic type(大细胞型/间变型)4 种类型。其中,desmoplastic/nodular type(促纤维增生型/结节型)、medulloblastoma with extensive nodularity(广泛结节型髓母细胞瘤)预后相对较好,large

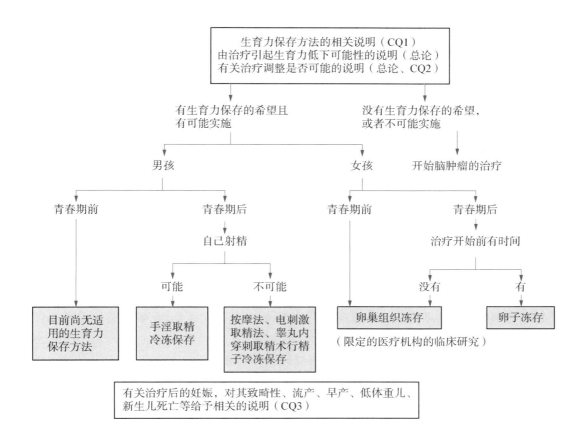

●图 9-1 ●有关脑肿瘤的生育力保存的流程

cell/anaplastic type(大细胞型/间变型)的预后不良[6]。肿瘤切除术后,根据三个要素(年龄、术后残存肿瘤的多少、有无转移病灶),分为 average risk 组和 poor risk 组来制订治疗方案。诊断时满足年龄在 3 岁以上、影像上的最大残存病灶在 1.5 cm² 以下、无转移性病灶这三个条件的为 average risk 组,其他的为 poor risk 组。Poor risk 组再分为未满 3 岁组和 3 岁以上组[7-10]。

Average risk 组推荐进行放疗(颅后窝 32.4 Gy + 全脑和全脊髓 23.4 Gy)和化疗(铂类制剂和烷化剂是关键药物)治疗。2000 年以后的报告显示 5 年的无病生存率达 80% 以上,转归得到了显著的改善[7,8]。

对于未满 3 岁的 poor risk 组,选择化疗以回避和延期对中枢神经系统的放疗,进行化疗(以铂类制剂和烷化剂为中心时,可以联用大剂量甲氨蝶呤)和联用骨髓救援疗法的大剂量烷化剂化疗[11]。病理分型为 desmoplastic/nodular type(促纤维增生型/结节型)的 5 年无病生存率为 60%,转归较好,但其他病理分型的 5 年无病生存率则为 50% 以下[12]。

3 岁以上的 poor risk 组,残存肿瘤大,而且存在转移病灶,与 average risk 组一样进行化疗和放疗(颅后窝 19.8 Gy + 全脑和全脊髓 36.0 Gy),再加上 boost(增强)照射[7,9]。

上述化疗使用的烷化剂有环磷酰胺、异环磷酰胺、甲基苄肼、洛莫司汀(日本未上市)等,还有联用铂类制剂,对患儿的生育力有极大的负面影响。而且实施放疗时,必须要考虑对下丘脑-垂体神经内分泌功能的负面影响,尤其是对于女性患者进行全脑全脊髓照射时,更要考虑卵巢的被照射量。这时,有必要使用调强适形放疗(intensity modulated radiation therapy,IMRT)以尽量降低卵巢局部的被暴露量[13]。另外从 2016 年起,日本国内儿童脑肿瘤的质子重离子放疗开始适用保险,可以期待对下丘脑-垂体系统和卵巢的被照射量得以进一步降低[14]。

此外,除髓母细胞瘤以外的胚胎性脑肿瘤,有松果体母细胞瘤(pineoblastoma)、多层菊形团胚胎性肿瘤(embryonal tumor with multilayered rosettes,ETMR)、富含神经毡和真菊形团的胚胎性肿瘤(embryonal tumor with abundant neuropil and true rosettes,ETANTR)、非典型性畸胎瘤/横纹肌样肿瘤

(atypical teratoid/rhabdoid tumor，AT/RT)、脉络丛癌(choroid plexus carcinoma)等，这些肿瘤的发生率极其罕见，尚无确立的标准治疗方法[4,15,16]。松果体母细胞瘤参照髓母细胞瘤的治疗方法，其他的肿瘤多需要更高强度的治疗，如果能够期待长期生存的话，有必要考虑生育力保存。

2. 弥漫性内生性脑桥神经胶质瘤(diffuse intrinsic pontine glioma，DIPG)

包括脑桥在内的脑干发生的神经胶质瘤的病理状态有多种多样，无法一概而论，但有一组主要发生在脑桥，呈现出弥漫性生长，且好发于儿童的肿瘤群称为弥漫性内生性脑桥神经胶质瘤(DIPG)[17]。由于症状进展迅速，且病灶位于中枢神经系统中的生命中枢的脑桥部位，因此要确认组织分型非常困难。多数是MRI等的诊断后，进行放疗。化疗对预后的贡献不明。最近总结的临床研究结果的报告也显示，生存期的中位值不到 12 个月[18,19]。

有关患儿的生育力保存，必须平衡考虑生存与预后再予以实施。

3. 毛细胞型星形细胞瘤(pilocytic astrocytoma)

好发于儿童的 WHO 分类为 Grade Ⅰ 的脑肿瘤，好发部位为小脑、大脑半球、视交叉-下丘脑。因为小脑、大脑半球的毛细胞型星形细胞瘤的治疗首选手术摘除，只有视交叉-下丘脑病变的患者才会有生育力保存问题。

视交叉-下丘脑毛细胞型星形细胞瘤又称为视神经胶质瘤(optic glioma)，占儿童脑肿瘤的 3%～5%[4]。多数起源于视交叉沿视索向下丘脑生长，要完全摘除极其困难。根据影像学所见和活检病理进行诊断，推荐的治疗为卡铂/顺铂的铂类制剂作为关键药物(key drug)进行反复化疗[20,21]。该化疗不能期待使肿瘤有显著的缩小，只能阻止肿瘤增大，有时候肿瘤也有可能会缓慢缩小。有报告报道，化疗无效时可进行放疗，这时首选定位放疗[22]。由于肿瘤会造成下丘脑-垂体神经内分泌功能障碍和由化疗造成性腺功能低下。因此，有必要在治疗前、治疗中和治疗后对间脑垂体及性腺功能进行适当的监测，选择合适的介入时机。

4. 室管膜瘤(ependymoma)

这是呈现出儿童和成人双峰性发病的肿瘤，儿童和成人的发病率相同。儿童室管膜瘤占儿童脑肿瘤的 5%[4]。推荐以尽量手术切除肿瘤为主和对残存肿瘤进行放疗为辅[23,24]的治疗。放疗要进行肿瘤部位的三维照射和使用调强适形放疗(IMRT)对残存肿瘤或肿瘤病灶进行局部照射[25]，通常不进行全脑照射和全脑和全脊髓照射。化疗是为了回避和延期放疗为目的的以儿童病例为中心进行的。尤其见于婴幼儿的后颅窝室管膜瘤，由于累及下位脑神经的神经根的病例难以进行肿瘤全摘除，而大多使用化疗[26]。使用的药物为包括烷化剂在内的化疗联合用药治疗。

实施了化疗的儿童病例和放疗照射野包含了下丘脑-垂体系的病例，应该考虑生育力保存。

5. 其他的儿童神经胶质瘤(other pediatric astrocytoma)

儿童好发的丘脑神经胶质瘤，具有与弥漫性内生性脑桥神经胶质瘤(DIPG)相同的生物学背景，预后不良[27]。

其他的神经胶质瘤的发病情况，生物学上还有很多不明的情况，因此尚无已经确立的治疗方法[28]。放疗照射野包含了下丘脑-垂体系的病例、有需要长期控制肿瘤而反复使用烷化剂和铂类制剂的病例时，有必要考虑生育力保存。

6. 中枢神经系统生殖细胞肿瘤(central nervous system germ cell tumor)

该肿瘤是从儿童期到青春期和年轻成人(AYA 年龄段)都好发的肿瘤[4]。包括日本在内的东南亚地区，病例数占儿童脑肿瘤总病例数的 15% 左右[29,30]，欧美较少约为个位数%[2]，患儿多为亚裔。好发部位为松果体区、鞍上区和基底节区,这些部位同时出现多个肿瘤的情况并不少见[4]。病理诊断和影像以及从肿瘤标志物(血清和脑脊液中的 AFP 值和 hCG 值)的组合,可分为生殖细胞瘤组和非生殖细胞瘤组进行治疗[31,32]。中枢神经系统以外的生殖细胞瘤,标准治疗为单独的化疗,但中枢神经系统生殖细胞瘤推荐进行化疗和放疗联用[33,34]。生殖细胞瘤组常使用铂类制剂和依托泊苷的化疗和全脑室 24 Gy 的放疗照射。非生殖细胞瘤组进行铂类制剂和依托泊苷以及烷化剂的三药联用加上全脑放疗(根据情况也有进行全脑和全脊髓照射),根据情况还要进行外周血干细胞移植和骨髓移植联用的大剂量化疗。生殖细胞瘤组的 10 年生存期为 90% 左右,非生殖细胞瘤组的 10 年生存期为 50%～60%[32]。

从生育力保存的观点来看,以下 3 点很重要。

(1)由蝶鞍区病变引起的下丘脑-垂体系统的功能低下以及性腺功能低下;

(2)由化疗造成的性腺功能低下;

(3)由放疗造成的下丘脑-垂体系统的功能低下以及性腺功能低下。

7. 颅咽管瘤(craniopharyngioma)

儿童期和成人期都会发病,但具有儿童期(5～9 岁)和 30～40 岁年龄段双峰性发病的特征[4]。垂体区的蝶鞍内垂体前叶和蝶鞍上的垂体柄都有病灶发生,发病时有下丘脑-垂体功能不全[35]。推荐的治疗为尽可能的全部切除术 + 放疗,或者是肉眼下的全切除术,不推荐化疗[36,37]。从生育力保存的观点来看,手术前后的下丘脑-垂体系统的功能以及性腺功能的评估非常重要。

8. 青春期和年轻成人(AYA 年龄段)的原发性脑肿瘤

AYA 年龄段的脑肿瘤和儿童脑肿瘤的最大区别,是诊断时已婚的比例较高。从生育力保存的观点,可以说 AYA 年龄段的患者与儿童患者生活在不同的社会环境中。根据日本脑神经外科学会的脑肿瘤全国统计调查报告[4],AYA 年龄段发病率高的原发性脑肿瘤有垂体腺瘤 1195 例,神经胶质瘤 1040 例[毛细胞型星形细胞瘤 125 例,WHO 分类 Grade Ⅱ 的 385 例,WHO 分类 Grade Ⅲ 的 314 例,WHO 分类 Grade Ⅳ(胶质母细胞瘤)216 例],脑膜瘤 852 例,神经鞘瘤 393 例,上皮样囊肿 152 例,颅咽管瘤 91 例,血管母细胞瘤 81 例,中枢神经系统生殖细胞瘤 77 例,髓母细胞瘤以及胚胎性肿瘤 36 例,恶性淋巴瘤 21 例。其中,垂体腺瘤、脑膜瘤、神经鞘瘤、上皮样囊肿、血管母细胞瘤是主要以手术治疗为主的肿瘤群,病变位于下丘脑-垂体部位时,有必要在术前和术后评估包括下丘脑-垂体系统的内分泌功能的基础上,说明生育力保存的意义。

AYA 年龄段脑肿瘤与儿童脑肿瘤最大的不同是神经胶质瘤所占的比例很高。尤其是 WHO 的分类为 grade Ⅱ 以上的神经胶质瘤的治疗,放化疗成为重要的治疗手段。有必要考虑放疗照射野为下丘脑-垂体系统的病例,以及化疗频繁使用烷化剂替莫唑胺的病例对生育力的影响。美国临床肿瘤学会(American Society of Clinical Oncology,ASCO)有关生育力保存的指南中[38]指出,含有替莫唑胺的化疗方案和全脑照射的放疗组合,无论男女都被分类为性腺毒性高风险组,需要根据不同病例的预后情况,强烈希望在治疗前就进行生育力保存的说明和实施。

脑

参考文献

[1] Kuratsu J, Takeshima H, Ushio Y. Trends in the incidence of primary intracranial tumors in Kumamoto, Japan [J]. *Int J Clin Oncol*, 2001;6(4): 183-191

[2] Ostrom QT, Gittleman H, Farah P, et al. CBTRUS statistical report: Primary brain and central nervous system tumors diagnosed in the United States in 2006-2010 [J]. *Neuro Oncol*, 2013;15 (Suppl 2): ii1-56

[3] Louis DN, Ohgaki H, Wiestler OD, et al. (eds). WHO Classification of Tumours of the Central Nervous System [M]. Lyon: IARC Press, 2016

[4] Committee of Brain Tumor Registry of Japan. Report of Brain Tumor Registry of Japan (2001-2004) [M]. 13th edition. Tokyo: Neurol Med Chir, 2014

［5］ Curran EK, Le GM, Sainani KL, et al. Do children and adults differ in survival from medulloblastoma? A study from the SEER registry ［J］. *J Neurooncol*, 2009;95(1): 81-85

［6］ Louis DN, Ohgaki H, Wiestler OD, et al. (eds). Pathology & Genetics of Tumours of the Central Nervous System ［M］. Lyon: IARC Press, 2007

［7］ Packer RJ, Gajjar A, Vezina G, et al. Phase Ⅲ study of craniospinal radiation therapy followed by adjuvant chemotherapy for newly diagnosed average-risk medulloblastoma ［J］. *J Clin Oncol*, 2006;24(25): 4202-4208

［8］ Gajjar A, Chintagumpala M, Ashley D, et al. Risk-adapted craniospinal radiotherapy followed by high-dose chemotherapy and stem-cell rescue in children with newly diagnosed medulloblastoma (St Jude Medulloblasto-ma-96): long-term results from a prospective, multicenter trial ［J］. *Lancet Oncol*, 2006;7(10): 813-820

［9］ Zeltzer PM, Boyett JM, Finlay JL, et al. Metastasis Stage, Adjuvant Treatment, and Residual Tumor are Prognostic Factors for Medulloblastoma in Children: Conclusions from the Children's Cancer Group 921 Randomized Phase Ⅲ Study ［J］. *J Clin Oncol*, 1999;17(3): 832

［10］ Johnston DL, Keene D, Bartels U, et al. Medulloblastoma in children under the age of three years: a retrospective Canadian review ［J］. *J Neuro-Oncol*, 2009;94(1): 51-56

［11］ Rutkowski S, Bode U, Deinlein F, et al. Treatment of early childhood medulloblastoma by postoperative chemotherapy alone ［J］. *N Engl J Med*, 2005;352(10): 978-986

［12］ Rutkowski S, von Hoff K, Emser A, et al. Survival and Prognostic Factors of Early Childhood Medulloblastoma: An International Meta-Analysis. *J Clin Oncol*, 2010;28(33): 4961-4968

［13］ Pichandi A, Ganesh KM, Jerrin A, et al. Cranio Spinal Irradiation of Medulloblastoma Using High Precision Techniques—A Dosimetric Comparison ［J］. *Technol Cancer Res Treat*, 2014;14(4): 491-496

［14］ Yock TI, Yeap BY, Ebb DH, et al. Long-term toxic effects of proton radiotherapy for paediatric medulloblastoma: a phase 2 single-arm study ［J］. *Lancet Oncol*, 2016;17(3): 287-298

［15］ Chintagumpala M, Hassall T, Palmer S, et al. A pilot study of risk-adapted radiotherapy and chemotherapy in patients with supratentorial PNET ［J］. *Neuro Oncol*, 2009;11(1): 33-40

［16］ Adamek D, Sofowora KD, Cwiklinska M, et al. Embryonal tumor with abundant neuropil and true rosettes: an autopsy case-based update and review of the literature ［J］. *Childs Nerv Syst*, 2013;29(5): 849-854

［17］ Massimino M, Spreafico F, Biassoni V, et al. Diffuse pontine gliomas in children: changing strategies, changing results? A mono-institutional 20-year experience ［J］. *J Neurooncol*, 2008;87(3): 355-361

［18］ Wagner S, Warmuth-Metz M, Emser A, et al. Treatment options in childhood pontine gliomas ［J］. *J Neurooncol*, 2006: 79(3): 281-287

［19］ Warren K, Bent R, Wolters PL, et al. A phase 2 study of pegylated interferon-2b (PEG-Intron®) in children with diffuse intrinsic pontine glioma ［J］. *Cancer*. 2012;118(14): 3607-3613

［20］ Sawamura Y, Kamoshima Y, Kato T, et al. Chemotherapy with cisplatin and vincristine for optic pathway/hypothalamic astrocytoma in young children ［J］. *Jpn J Clin Oncol*, 2009;39(5): 277-283

［21］ Packer RJ, Ater J, Allen J, et al. Carboplatin and vincristine chemotherapy for children with newly diagnosed progressive low-grade gliomas ［J］. *J Neurosurg*, 1997;86(5): 747-754

［22］ Combs SE, Schulz-Ertner D, Moschos D, et al. Fractionated stereotactic radiotherapy of optic pathway gliomas: tolerance and long-term outcome ［J］. *Int J Radiat Oncol Biol Phys*, 2005;62(3): 814-819

［23］ Tihan T, Zhou T, Holmes E, et al. The prognostic value of histological grading of posterior fossa ependymomas in children: a Children's Oncology Group study and a review of prognostic factors ［J］. *Mod Pathol*, 2008; 21(2): 165-177

［24］ Korshunov A, Golanov A, Sycheva R, et al. The histologic grade is a main prognostic factor for patients with intracranial ependymomas treated in the microneurosurgical era: an analysis of 258 patients ［J］. *Cancer*, 2004;100(6): 1230-1237

［25］ Merchant TE, Li C, Xiong XX, et al. Conformal radiotherapy after surgery for paediatric ependymoma: a prospective study ［J］. *Lancet Oncol*, 2009;10(3): 206-207

［26］ Korshunov A, Witt H, Hielscher T, et al. Molecular staging of intracranial ependymoma in children and adults ［J］. *J Clin Oncol*, 2010;28(19): 3182-3190

［27］ Schwartzentruber J, Korshunov A, Liu XY, et al. Driver mutations in histone H3. 3 and chromatin remodeling genes in paediatric glioblastoma ［J］. *Nature*, 2012;482(7384): 226-231

［28］ Diaz AK, Baker SJ. The Genetic Signatures of Pediatric High-Grade Glioma: No Longer a One-Act Play ［J］. *Semin Radilat Oncol*, 2014;24(4): 240-247

[29] Cho KT, Wang KC, Kim SK, et al. Pediatric brain tumors: statistics of SNUH, Korea (1959-2000) [J]. *Childs Nerv Syst*, 2002;18(6-7): 30-37

[30] Wong TT, Ho DM, Chang KP, et al. Primary pediatric brain tumors: statistics of Taipei VGH, Taiwan (1975-2004) [J]. *Cancer*, 2005;104(10): 2156-2167

[31] Calaminus C, Rolf K, Jennifer W, et al. SIOP CNS GCT 96: final report of outcome of a prospective, multinational nonrandomized trial for children and adults with intracranial germinoma, comparing craniospinal irradiation alone with chemotherapy followed by focal primary site irradiation for patients with localized disease [J]. *Neuro Oncol*, 2013;15(6): 788-796

[32] Matsutani M, Japanese Pediatric Brain Tumor Study Group. Combined chemotherapy and radiation therapy for CNS germ cell tumors—the Japanese experience [J]. *J Neurooncol*, 2001;54(3): 311-316

[33] Balmaceda C, Heller G, Rosenblum M, et al. Chemotherapy without irradiation — a novel approach for newly diagnosed CNS germ cell tumors: results of an international cooperative trial. The First International Central Nervous System Germ Cell Tumor Study [J]. *J Clin Oncol*, 1996;14(11): 2908-2915

[34] Kellie, SJ, Boyce H, Dunkel IJ, et al. Primary chemotherapy for intracranial nongerminomatous germ cell tumors: results of the second international CNS germ cell study group protocol [J]. *J Clin Oncol*, 2004;22(5): 846-853

[35] Weiner HL, Wisoff JH, Rosenberg ME, et al. Craniopharyngiomas: a clinicopathological analysis of factors predictive of recurrence and functional outcome [J]. *Neurosurgery*, 1994;35(6): 1001-1010

[36] Duff JM, Meyer FB, Ilstrup DM, et al. Long-term Outcomes for Surgically Resected Craniopharyngiomas [J]. *Neurosurgery*, 2000;46(2): 291-302

[37] Tomita T, Bowman RM. Craniopharyngiomas in children: surgical experience at Children's Memorial Hospital [J]. *Childs Nerv Syst*, 2005;21(8-9): 729-746

[38] Loren AW, Mangu PB, Beck LN, et al. Fertility Preservation for Patients with Cancer: American Society of Clinical Oncology Clinical Practice Guideline Update [J]. *J Clin Oncol*, 2013;31(19): 2500-2510

脑

脑肿瘤患者的生育力保存有哪些方法？

推荐

脑肿瘤患者的生育力保存,根据性别、青春期前或后适用的方法不同,以下记载了各种方法相关的推荐等级。

1. 预测病变以及治疗(手术、放疗、化疗等)只累及下丘脑-垂体的功能低下导致不孕不育高风险时,推荐治疗前进行充分的说明和治疗后的卵巢功能监测,推荐适当的雌-孕激素补充疗法。 **推荐等级 B**

2. 有配偶的女性患者,推荐进行胚胎(受精卵)冷冻保存。 **推荐等级 B**

3. 无配偶的青春期以后的女性患者,考虑进行卵子的冷冻保存。 **推荐等级 C1**

4. 无论是否有配偶,卵巢组织冻存虽然尚属于研究阶段,但在没有足够的时间进行胚胎(受精卵)或卵子冷冻时和青春期前等促排卵困难时,可以考虑在有实施可能的医疗机构进行卵巢组织冷冻保存。 **推荐等级 C1**

5. 不推荐把 GnRH 激动剂作为生育力保存的目的。 **推荐等级 C2**

6. 青春期以后的男性患者,推荐进行精子冷冻保存。 **推荐等级 B**

7. 青春期前的男孩,目前尚无可以适用的生育力保存方法。 **推荐等级 无**

背景和目的

　　脑肿瘤与其他的肿瘤相比,其特点是好发于儿童、AYA 年龄段。同时,因手术、放疗、化疗使下丘脑-垂体神经内分泌功能、性腺功能受到损害,成为治疗后的性功能和生育力低下的原因。由此严重影响年轻人的生活质量,在原疾患治愈后随着时间的流逝,该问题逐渐显现。因此,治疗前充分评估对于生殖功能的影响及探讨其对策则显得尤为重要。

　　本 CQ 分别对:①预测手术、头部照射的放疗等引起下丘脑-垂体功能低下造成生殖功能障碍时;②化疗、脊髓放疗等引起性腺功能障碍时,这两种情况进行脑肿瘤患者的生育力保存的探讨。

说明

　　1. 预测手术、头部照射的放疗等引起下丘脑-垂体神经内分泌功能低下造成生育功能障碍时

　　ASCO 的指南 2013 版记载了 40 Gy 的头部放疗照射会在治疗后引起停经,同时日本儿童内分泌学会为了登记有儿童期肿瘤病史的成人(childhood cancer survivors,CCS)向医师发布的追踪随访指南(ver1.1)中,也指出了 30 Gy 以上的头部放疗照射会引起促性腺激素分泌功能的障碍,可能导致性腺功能低下症的危险性上升。另外,还指出了头部的 18 Gy 以上中等剂量的照射,会引起一过性促性腺激素的过

度分泌发生性早熟，然后可能导致性腺功能低下。另外，下丘脑-垂体的外科治疗也可能成为引起中枢性性腺功能低下症的原因。这些中枢性的性腺功能低下症，并非睾丸和卵巢功能本身受到损伤，所以不必进行事前的配子和胚胎冷冻保存等的生育力保存，但因为可能引起继发性的睾丸和卵巢功能障碍，为了将来的妊娠，从早期就要提供青春期以后的激素（雄激素/雌激素以及孕激素）补充疗法进行促排卵等的不孕不育治疗必要性等的信息，则显得尤为重要。

2. 化疗、脊髓放疗等引起性腺功能障碍时

不限于脑肿瘤，其他一般的肿瘤治疗，ASCO 的指南 2013 版中记载了对于青春期前的女孩进行 10～15Gy 的盆腔放疗、30～39 岁女性给予 5 g/m² 的环磷酰胺化疗，会伴有中等程度的卵巢毒性风险。有必要注意这种风险是表现为治疗后有停经发生，而不是对卵巢储备功能的影响和发生中长期的早发卵巢功能不全的风险。考虑患者的年龄、生育史和生育愿望，在进行有可能引起卵巢功能障碍风险的治疗时，需要在治疗前考虑生育力保存。根据是否有配偶、治疗开始前是否有足够的时间，可选择胚胎冷冻、卵子冷冻、卵巢组织冷冻保存。原则上有配偶的患者选择胚胎冷冻保存，由于各种原因导致无法取精的病例，也可以考虑选择卵子的冷冻保存。另外，有关使用 GnRH 激动剂的卵巢休眠疗法，由于是减缓卵巢毒性的非损伤性方法，大量的前瞻性研究正在进行，目前从生育力保存的观点出发，主流的看法对其效果持否定态度[1-3]。

男性患者的情况下，对于下丘脑-垂体神经内分泌功能低下引起生殖功能障碍的，可以进行激素补充疗法。而由化疗引起的高风险性腺功能障碍情况下，推荐治疗前的精子冷冻保存。

二次参考文献

[1] Loren AW，Mangu PB，Beck LN，et al. Fertility Preservation for Patients With Cancer：American Society of Clinical Oncology clinical practice guideline update［J］. *J Clin Oncol*，2013；31(19)：2500-2510

[2] 日本小児内分泌学会 CCS 委員会. 小児がん経験者(CCS)のための医師向けフォローアップガイド(ver1. 2)2016［EB/OL］. http://jspe. umin. jp/medical/gui. html（accessed October 14，2016）

参考文献

（）：证据水平

[1] Blumenfeld Z，Evron A. Endocrine prevention of chemotherapy-induced ovarian failure［J］. *Curr Opin Obstet Gynecol*，2016；28(4)：223-229
（综述）

[2] Demeestere I，Brice P，Peccatori FA，et al. No evidence for the Benefit of Gonadotropin-Releasing Hormone Agonist in Preserving Ovarian Function and Fertility in Lymphoma Survivors Treated With Chemotherapy：Final Long-Term Report of a Prospective Randomized Trial［J］. *J Clin Oncol*，2016；34(22)：2568-2574
（Ⅱ）

[3] Lambertini M，Boni L，Michelotti A，et al. Ovarian Suppression With Triptorelin During Adjuvant Breast Cancer Chemotherapy and Long-term Ovarian Function，Pregnancies，and Disease-Free Survival［J］. *JAMA*，2015；314(24)：2632-2640
（Ⅱ）

脑

脑 CQ2

如果脑肿瘤患者在治疗开始前提出希望保存生育力时，是否能够接受因实施生育力保存而延迟治疗开始？

推荐

在考虑原疾患的治疗时机和患者状态的基础上，希望尽早开始肿瘤治疗。　　　　推荐等级 C1

背景和目的

治疗结束后的缓解状态下，希望生育的患者正在增加。而且在治疗开始前希望实施保存生育力的患者也在逐年增多。另一方面，脑肿瘤有 150 种的肿瘤病理分型，治疗方法、治疗时间等对生育力保存的影响程度各不相同[1]。在此探讨有关脑肿瘤患者治疗开始前提出希望保存生育力的情况下，能够在多大程度上允许延迟开始治疗的时间。

说明

脑肿瘤，包括预后完全不同的各种类型的肿瘤，根据不同的肿瘤性质，进行相应的手术治疗、放疗和化疗。对妊娠有影响的放疗和化疗开始前需要探讨进行生育力保存的问题，但有紧急情况需要进行脑脊液引流（第三脑室穿刺引流术、脑室置管引流术、侧脑室-腹腔分流术）和肿瘤切除术等手术治疗的情况时，还有在控制神经症状和内分泌症状以及引流等治疗管理同时，要求紧急开始肿瘤治疗等的情况，有不少因为没有时间和状态的关系而无法进行生育力保存。目前对于脑肿瘤患者，能够等待延迟开始治疗的时间以及容许生育的时间尚无明确的证据和结论[2]。

根据脑肿瘤的发生部位、手术和化疗的内容以及放疗的部位和范围，有下丘脑-垂体以及性腺被损害而致性激素的分泌减少，以及卵子和精子数量减少的情况[3-5]。

另一方面，根据肿瘤的类型，治疗前先进行活检，再进行化放疗，如有肿瘤残存需要再次切除残存肿瘤的情况，也有计划全切除术以及针对残存肿瘤，或者进行辅助治疗目的的化放疗治疗的情况存在。另外，还有标准治疗后进行外周血干细胞移植并使用大剂量化疗的情况。从预后的观点来看，生存中位值有未满 12 个月的弥漫性内生性脑桥神经胶质瘤（DIPG），也有 5 年生存率达 80％的髓母细胞瘤和治愈率更高的生殖细胞瘤[6]。

综上，必须提出在治疗开始前该患儿（患者）的生育力保存需要多少时间、在进行肿瘤治疗计划的什么阶段实施生育力保存？也有为了预后不良的肿瘤实施生育力保存而延迟治疗计划使患者的生存期预后更差且生存至育龄期的可能性极低，不得不放弃生育力保存的情况，所以需要考虑各种各样的术前状况[6]。

为此，应尽可能在优先考虑进行肿瘤治疗的同时，由多学科团队合作制订生育力保存的治疗计划，必须建立和完善在治疗机构内尽最大可能制订综合治疗方案的体制。

二次参考文献

1. ASCO 指南
   ［1］Lee SJ, Schover LR, Partridge AH, et al. ASCO Recommendations on Fertility Preservation in Cancer Patients. *J Clin Oncol*. 2006;24(18): 2917-2931
   ［2］Loren AW, Mangu PB, Beck LN, et al. Fertility Preservation for Patients with Cancer: ASCO Clinical Practice Guideline Update. *J Clin Oncol*, 2013;31(19): 2500-2510

［3］ ASCO. Fertility Preservation for Patients with Cancer: American Society of Clinical Oncology Clinical Practice Guideline Update（2013）［EB/OL］. *ASCO Guidelines Data Supplement*

2. Children's Oncology Group. Long-Term Follow-Up Guidelines for Survivors of Childhood，Adolescent，and Young Adult Cancers［EB/OL］. Version 4.0. Available at: http://www.survivorshipguidelines.org（accessed August 07,2016）

3. 日本小児内分泌学会 CCS 委員会・小児がん経験者(CCS)のための医師向けフォローアップガイド（verl.1)2011［EB/OL］. Available at. http://jspe.umin.jp/medical/gui.html（accessed August 07,2016）

4. 関口将軌,三善陽子,左合治彦. 小児がん既往妊娠［M］.周産期医学. 2016;46: 1263-1267

参考文献

（）：证据水平

［1］ Louis DN，Ohgaki H，Wiestler OD，et al.（eds）. WHO Classification of Tumours of the Central Nervous System ［M］. Lyon: IARC Press, 2016 （其他）

［2］ Hyman JH，Tulandi T. Fertility preservation Options After Gonadotoxic Chemotherapy ［J］. *Clin Med Insights Reprod Health*，2013;7(7): 61-69 （Ⅵ）

［3］ Philippe DM，Myriam D，Marie-Claire V，et al. Increased aneuploidy in spermatozoa from testicular tumour patients after chemotherapy with cisplatin, etoposide and bleomycin［J］. *Hum Reprod*，2001;16(6): 1204-1208 （Ⅵ）

［4］ Meirow D，Lewis H，Nugent D，et al. Subclinical depletion of primordial follicular reserve in mice treated with cyclophosphamide: clinical importance and proposed accurate investigative tool［J］. *Hum Reprod*，1999;14(7): 1903-1907 （Ⅵ）

［5］ Littley MD. Shalet SM，Beardwell CG，et al. Radiation-induced hypopituitarism is dose-dependent ［J］. *Clin Endocrinol Oxf*，1989;31(3): 363-373 （Ⅵ）

［6］ 松谷雅生. 脳腫瘍治療学［M］.京都: 金芳堂,2016 （Ⅴ）

脳

脑肿瘤患者希望生育时，在治疗结束后何时可以生育或妊娠？

推荐

1. 使用有致畸作用的化疗药，考虑要等到体内检测不到化疗药及其代谢产物，或者考虑给予与其相应的避孕时间。 **推荐等级** C1

2. 妊娠的许可，要根据相关诊疗科医师的综合判断来考虑。 **推荐等级** C1

背景和目的

　　近年来，随着脑肿瘤治疗的疗效改善，治疗结束后希望生育的年轻肿瘤患者也在逐年增加。除了已经得到医师允许可以妊娠的长期维持在缓解状态的患者，还有正在考虑生育而被诊断为脑肿瘤的，面临需要同时进行肿瘤治疗的患者。脑肿瘤患者具有原疾患以及因治疗有可能引起下丘脑-垂体神经内分泌功能异常、神经认知功能异常和合并癫痫等，所以有必要慎重应对有生育需求的患者。在此，将探讨脑肿瘤患者治疗结束后希望生育时，何时可以生育或妊娠。

说明

　　儿童脑肿瘤为较少见的疾患，在 1990 年以后获得长期生存之后，才有了一些比较系统的临床研究，所以世界上尚无前瞻性的治疗研究为基础的妊娠和分娩报告。为此，只是参照了性腺功能障碍和有儿童期肿瘤病史幸存者的大规模队列研究 Childhood Cancer Survivor Study（CCSS）等的妊娠和分娩报道[1-6]。儿童和 AYA 年龄段的生殖细胞瘤，如果不使用烷化剂治疗，则对性腺的影响不大，根据发生部位以应对内分泌异常为中心进行治疗。AYA 年龄段发生率高的垂体腺瘤、脑膜瘤、神经鞘瘤，以手术治疗为主，需要根据病变部位考虑造成的内分泌异常，但没有对性腺的直接影响。发病率高的还有神经胶质瘤，多使用对生育力有影响的烷化剂替莫唑胺和大剂量的放疗，因疗效不佳几乎没有与生育力相关的报告。所以，在制订推荐措施时，是在参考其他肿瘤以及非恶性肿瘤患者证据的同时，根据脑肿瘤患者的特征来进行的。

　　根据脑肿瘤的发生部位、化疗的内容、放疗的部位和范围，下丘脑-垂体以及性腺功能障碍有引起性激素分泌减少、卵子或者精子的数量减少的情况。无论男女，在肿瘤治疗中以及治疗结束后，必须有一定时间的避孕期。女性一般从原始卵泡发育到排卵为止需要大约 6 个月时间。原始卵泡随年龄增加而减少，但化疗和放疗会使其数量急剧减少[7,8]。由治疗也可造成卵泡发育不良和支持其发育的周围结缔组织和血管的损伤[9,10]。

　　脑肿瘤患者妊娠许可的时间，根据疾病情况而有不同的判断。例如从婴幼儿期到学龄期好发的髓母细胞瘤，5 年后的复发率低[11]，妊娠可能的时间内，由肿瘤本身成为问题的不多。好发于从青春期到年轻成人的生殖细胞瘤，治疗时间也短，能够期待高治愈率。儿童低恶度的神经胶质瘤，与成人的低恶性的神经胶质瘤不同，很少有恶性转化，采用化疗而非全摘除病例，在度过青春期后，肿瘤的生长多被控制于稳定状态。成人型的神经胶质瘤没有明确的生存曲线，高度恶性的神经胶质瘤的 2 年生存率极其不佳且神经症状也很严重。肿瘤状态下妊娠会有肿瘤恶化的情况[12]，即使是肿瘤治疗前需要进行胚胎或卵子冷冻保存时，也必须由肿瘤科、脑外科以及妇产科医师一起对母体是否可继续妊娠的情况进行综合评价和讨论后才可决定是否允许妊娠。

脑肿瘤患者,除了由肿瘤自身或者由治疗引起下丘脑-垂体-性腺功能障碍的情况外,还有可能并发认知功能异常或癫痫等,有必要慎重应对有生育需求的患者。由头颅放疗引起的垂体功能低下症的发生率,根据照射剂量不同,治疗后随时间推迟而逐渐显现[13,14]。有报告显示髓母细胞瘤治疗后的女性,原发性性腺功能不全和激素补充疗法的发生率,36 Gy 全脑和全脊髓放疗的(craniospinal irradiation,CSI)要比24Gy 放疗的高,联合大剂量化疗的治疗时发生率是最高的[15]。儿童髓母细胞瘤进行以环磷酰胺和顺铂为中心的干细胞紧急治疗联用的强化化疗与放疗,代表性的治疗方案之一,SJMB96 方案治疗的胚胎性脑肿瘤[髓母细胞瘤,原发性神经外胚层瘤(primitive neuroectodermal tumor,PNET)、非典型性畸胎瘤/横纹肌样肿瘤(AT/RT)]有 1/4 的性早熟和性晚熟发生,有80％发生原发性卵巢功能不全,但接近一半可以恢复[16]。使用 SJMB96 方案进行立体三维照射原发病灶的,下丘脑-垂体的放疗剂量,CSI 24 Gy 和局部照射的标准风险组 40 Gy 相当;CSI 39.6 Gy 和局部照射的高风险组的 50 Gy 相当;与卵巢的放疗剂量 5～6 Gy相当[16]。使用质子重离子照射时,可以无视 CSI 的卵巢照射量。另外,脑幕下肿瘤的情况,CSI 即使放疗剂量不变,质子重离子的局部照射由于照射野是限定的,所以对于下丘脑-垂体的照射量还是比较低的[17]。有很多报告显示,对女性进行下丘脑-垂体 30 Gy 以上照射、卵巢 5 Gy 以上的照射有生育例数减少,但也有下丘脑-垂体 22～27 Gy 的照射就引起生育力低下的报告[18]。在青春期前后进行 1～9 Gy 的卵巢照射可能有不同影响[4]。

有卵巢功能减退的女性患者,一般进行(周期性)女性激素补充的 Kauffman 治疗,但在希望生育时,要选择与病例相适应的卵巢刺激法。脊髓照射含卵巢照射野时,会造成卵巢功能不全以外,还有含子宫照射野的情况,会有因子宫肌肉纤维化引起子宫肌肉伸展不良、子宫容量减少、血管障碍、内膜功能受损造成流、早产的可能性[19],铂类制剂会引起肾脏功能障碍,非典型性畸胎瘤/横纹肌样肿瘤(AT/RT)主要使用的蒽环类化疗药会引起心功能不全[20]等的风险。脑肿瘤治疗后的女性妊娠时,从怀孕至分娩有必要根据各种风险进行相应的跟踪随访。实施了侧脑室-腹腔分流术时,有必要考虑对妊娠许可进行慎重讨论,但妊娠时有必要严密管理分流压,同时也有必要考虑脑室心房分流术等的重建术。

促性腺激素分泌低下的男性患者进行 hCG(human chorionic gonadotropin)治疗,但希望生育时,要选择 hCG 和 rFSH(recombinant follicle stimulation hormone)治疗。肿瘤治疗引起的精子数量减少因治疗强度而不同,一过性的治疗后可以恢复,所以在有必要时进行精液的反复检查。精子生成恢复期发现的精子染色体异常可能是由于化疗药引起,所以要对患者说明适当避孕期的必要性[21]。肿瘤治疗引起的细胞染色体异常根据精子生成的各阶段而不同[22]。再生增殖活跃的精原细胞是最容易被损害的,精原细胞的储存一旦枯竭即可造成无精子症。放疗对非分裂细胞精子的分化过程影响较小。精子的形成约需要 70 d,放疗直接照射后由睾丸内残留的精子细胞的分化来维持生育力。化疗后马上怀孕时,要进行遗传咨询。有肿瘤治疗前冷冻保存的精子,夫妇希望时即可进行不孕治疗。由神经系统的损伤引起的勃起和射精障碍的患者,性激素补充疗法也无法改善的无精子症患者,适用睾丸内穿刺取精术(testicular sperm extraction,TESE)和显微授精(intracytoplasmic sperm injection,ICSI)。

二次参考文献

1. ASCO 指南
   [1] Lee SJ, Schover LR, Partridge AH, et al. ASCO Recommendations on Fertility Preservation in Cancer Patients [J]. *J Clin Oncol*. 2006;24(18):2917-2931
   [2] Loren AW, Mangu PB, Beck LN, et al. Fertility Preservation for Patients with Cancer:ASCO Clinical Practice Guideline Update. *J Clin Oncol*, 2013;31(19):2500-2510
   [3] ASCO. Fertility Preservation for Patients with Cancer:American Society of Clinical Oncology Clinical Practice Guideline Update(2013)[EB/OL]. *ASCO Guidelines Data Supplement*
2. Children's Oncology Group. Long-Term Follow-Up Guidelines for Survivors of Childhood,Adolescent,and Young Adult Cancers[EB/OL]. Version 4.0. Available at:http://www.survivorshipguidelines.org(accessed August 07,2016)

3. 日本小児内分泌学会 CCS 委員会. 小児がん経験者（CCS）のための医師向けフォローアップガイド（verl. 2）2016［EB/OL］. Available at：http：//jspe. umin. jp/medical/gui. html（accessed October 14，2016）

4. 関口将軌，三善陽子，左合治彦. 小児がん既往妊娠［J］. 周産期医学. 2016；46： 1263-1267

参考文献 （）：证据水平

［1］ Chow EJ，Stratton KL，Leisenring WM，et al. Pregnancy after chemotherapy in male and female survivors of childhood cancer treated between 1970 and 1999：a report from the Childhood Cancer Survivor Study cohort［J］. *Lancet Oncol*，2016，17(5)： 567-576 （Ⅳa）

［2］ Hudson MM，Ness KK，Gurney JG，et al. Clinical Ascertainment of Health Outcomes Among Adults Treated for Childhood Cancer［J］. *JAMA*，2013；309(22)： 2371-2381 （Ⅳa）

［3］ Green DM，Kawashima T，Stovall M，et al. Fertility of Female Survivors of Childhood Cancer：A Report From the Childhood Cancer Survivor Study［J］. *J Clin Oncol*，2010；28(16)： 2677-2685 （Ⅳa）

［4］ Green D. Sklar C，Boice J，et al. Ovarian Failure and Reproductive Outcomes After Childhood Cancer Treatment：Results From the Childhood Cancer Survivor Study［J］. *J Clin Oncol*，2009；27(14)： 2374-2381 （Ⅳa）

［5］ Gunnes MW，Lie RT，Bjorge T，et al. Reproduction and marriage among male survivors of cancer in childhood. adolescence and young adulthood：a national cohort study［J］. *Br J Cancer*，2016；114(3)： 348-356 （Ⅳa）

［6］ Kenney LB，Cohen LE，Shnorhavorian M，et al. Male Reproductive Health After Childhood，Adolescent. and Young Adult Cancers：A Report From the Children's Oncology Group［J］. *J Clin Oncol*，2012；30(27)： 3408-3416 （Ⅵ）

［7］ Wallace WHB，Thomson AB，Kelsey TW. The radiosensitivity of the human oocyte［J］. *Hum Reprod*，2003；18(1)： 117-121 （Ⅵ）

［8］ Meirow D，Lewis H. Nugent D，et al. Subclinical depletion of primordial follicular reserve in mice treated with cyclophosphamide：clinical importance and proposed accurate investigative tool［J］. *Hum Reprod*，1999；14(7)： 1903-1907 （Ⅵ）

［9］ Morgan S，Anderson RA，Gourley C，et al. How do chemotherapeutic agents damage the ovary？［J］. *Hum Reprod Update*. 2012；18(5)： 525-535 （Ⅵ）

［10］ Meirow D，Biederman H. Anderson RA，et al. Toxicity of chemotherapy and radiation on female reproduction［J］. *Clin Obstet Gynecol*. 2010；53(4)： 727-739 （Ⅵ）

［11］ Packer RJ，Zhou T，Holmes E，et al. Survival and secondary tumors in children with medulloblastoma receiving radiotherapy and adjuvant chemotherapy：results of Children's Oncology Group trial A9961［J］. *Neum Oncol*，2013；15(1)： 97-103 （Ⅳa）

［12］ Yust-Katz S，Groot JFD，Liu D，et al. Pregnancy and glial brain tumors［J］. *Neuro Oncol*，2014；16(9)： 1289-1294 （Ⅴ）

［13］ Littley MD，Shalet SM，Beardwell CG，et al. Radiation-induced hypopituitarism is dose-dependent［J］. *Clin Endocrinol Oxf*，1989；31(3)： 363-373 （Ⅵ）

［14］ Chemaitilly W，Li Z，Huang S，et al. Anterior hypopituitarism in adult survivors of childhood cancers treated with cranial radiotherapy：a report from the St Jude Lifetime Cohort study［J］. *J Clin Oncol*，2015；33(5)： 492-500 （Ⅳb）

［15］ Balachandar S，Dunkel IJ，Khakoo Y，et al. Ovarian function in survivors of childhood medulloblastoma：Impact of reduced dose craniospinal irradiation and high-dose chemotherapy with autologous stem cell rescue［J］. *Pediatr Blood Cancer*，2015；62(2)： 317-321 （Ⅴ）

［16］ De Wire M，Green D，Sklar C，et al. Pubertal development and primary ovarian insufficiency in female survivors of embryonal brain tumors following risk-adapted craniospinal irradiation and adjuvant chemotherapy［J］. *Pediatr Blood Cancer*，2015；62(2)： 329-334 （Ⅳa）

［17］ Yock T，Yeap B，Ebb D，et al. Long-term toxic effects of proton radiotherapy for paediatric medulloblastoma：a phase 2 single-arm study［J］. *Lancet Oncol*. 2016；17(11)： 287-298 （Ⅳa）

［18］ Green DM，Nolan VG，Kawashima T，et al. Decreased fertility among female childhood cancer survivors who received 22 to 27 Gy hypothalamic/pituitary irradiation. A report from the childhood cancer survivors study［J］. *Fertil Steril*，2011；95(6)： 1922-1927. e1 （Ⅳa）

［19］ Signorello LB，Mulvihill JJ，Green DM，et al. Stillbirth and neonatal death in relation to radiation exposure before conception：a retrospective cohort study［J］. *Lancet*. 2010；376(9741)： 624-630 （Ⅳa）

［20］ Armenian SH，Hudson MM，Mulder RL，et al. Recommendations for cardiomyopathy surveillance for survivors of childhood cancer：a report from the International Late Effects of Childhood Cancer Guideline Harmonization Group［J］. *Lancet Oncol*，2015；16(3)： e123-e136 （Ⅳ）

[21] Philippe DM, Myriam D, Marie-Claire V, et al. Increased aneuploidy in spermatozoa from testicular tumour patients after chemotherapy with cisplatin, etoposide and bleomycin [J]. *Hum Reprod*, 2001;16(6): 1204-1208　　　　(Ⅴ)

[22] Meistrich ML. Effects of chemotherapy and radiotherapy on spermatogenesis in humans [J]. *Fertil Steril*, 2013;100(5): 1180-1186　　　　(Ⅵ)

脑

消化系统

消化系统 总 论

消化系统恶性肿瘤包括食管、胃、结直肠、肝和胆道、胰腺5大脏器的癌症。这些癌症都好发于高龄者,年轻人发病有不少与遗传性疾病相关(CQ2)。消化系统恶性肿瘤如果能够早期发现,大多可以通过内窥镜和外科手术切除得以治愈,但对于进展至晚期的病例,要注意盆腔内手术技术和术前术后辅助化疗(放疗)引起的对生育力的负面影响(CQ1、CQ2)。另外,确认已经有卵巢等转移浸润和不能切除或复发的病例,关于生育力保存必须慎重考虑预后(CQ1、CQ2)。一般常用于消化道恶性肿瘤的化疗药物引起高风险生殖毒性的不多(参见第176页表10-3、表10-4),但须注意都有致畸作用。目前与生育力相关的消化系统恶性肿瘤的证据不多,与恶性肿瘤特别相关的生育力保存方法(CQ3)和可能妊娠的时期(CQ4),与其他脏器的肿瘤相同。

1. 流行病学

通常消化系统的恶性肿瘤多发生于高龄者,有生育力保存问题的40岁以下的发病率仅为1‰或更低(下页表10-1),根据发病部位的不同往往有一些相关特征。日本食管癌的90%以上是鳞状上皮癌,饮酒、吸烟是风险因素。按年龄来看,45岁后开始增多,随年龄增加而增加。胃癌的原因之一为幽门螺旋杆菌,从1960年以后呈现出逐渐减少的倾向,发病率为第二位。大多在40岁以后发病,但引人注目的是弥漫性浸润性胃癌(Scirrhus,硬癌)的发生在20~29岁的女性中呈现出小高峰。结直肠癌的发病率近年有增加的倾向,2012年的发病数为第一位。年轻发病的结直肠癌有家族性结肠息肉病和林奇综合征(遗传性非息肉病性大肠癌)等的遗传性恶性疾患(CQ2)。肝细胞癌的发生与肝炎病毒的持续感染有关,以1935年前后的出生者为高峰,最近年轻人的发病很少。胰腺癌的发病也是从60岁以后增加,未满40岁的发病很少。胆管癌中的胆囊癌的发病率女性是男性的1.5倍,但近年来有减少的倾向,年轻人的发病很低。

●表10-1 ●消化系统恶性肿瘤不同年龄的罹患数

原发病灶	性别	0~19岁	20~29岁	30~39岁	40~49岁	50岁以上
食管癌	男	0	2	44	362	18 175
	女	0	4	39	88	3251
胃癌	男	7	45	505	1820	88 629
	女	9	91	482	1501	39 070
结直肠癌	男	12	149	787	2857	73 560
	女	2	114	611	2266	54 217
肝癌	男	19	19	144	608	27 833
	女	39	29	60	146	14 780
胰腺癌	男	6	6	98	416	17 550
	女	7	16	82	151	16 315
胆管癌	男	0	0	36	142	11 756
	女	0	1	33	89	11 566

(日本国立癌症研究中心癌症信息服务部,癌症登记和统计,2012)

2. 病情

2-1 食管癌

早期食管癌定义为局限于黏膜内的病变,淋巴结转移和远处转移的发生率很低,内镜下切除术可以期待治愈,但浸润到比黏膜下层更深时,淋巴结转移的发生率较高。病情进一步进展,会有伴随肝、肺、骨等的远处转移。另外,食管因邻接气管、肺、心脏、大动脉,当浸润到这些器官(T4)时,即使没有远处转移,也会因呼吸困难和出血等原因致死。

2-2 胃癌

根据浸润程度分为仅浸润到黏膜下层的早期胃癌和浸润到肌层以上的晚期胃癌。早期胃癌可以通过内镜下切除术和外科切除术获得90%以上的治愈率,但随着进展,不仅是淋巴结转移和肝转移等远处转移逐渐增多,而且特别是弥漫性浸润性胃癌(Scirrhus,硬癌)伴随腹膜转移的很多。大量腹膜转移时,则成为消化道梗阻、腹水、肾积水、闭塞性黄疸等的原因。

2-3 结直肠癌

结直肠癌与胃癌一样,分为仅浸润到黏膜下层的早期结直肠癌和浸润到肌层以上的晚期结直肠癌。早期结直肠癌可以通过内镜下切除术和外科切除术获得90%以上的治愈率,但随着进展,会伴有消化道梗阻等的症状、肝和肺等的远处转移。另外,直肠癌会浸润前列腺、膀胱、骶骨等相邻器官,伴有疼痛、排便和排尿困难等症状。

2-4 肝癌

原发性肝癌分为肝细胞癌和胆管细胞癌,本章中胆管细胞癌被列入了胆管癌中。肝细胞癌伴有慢性肝炎以及肝硬化,其预后不仅与肿瘤的进展相关,而且还根据肝功能的情况而有所不同。肿瘤的主要症状有肝功能减退引起的黄疸和倦怠感等,还有肝硬化和门静脉浸润引起的门脉高压导致的腹水和静脉瘤等,以及肿瘤自身引起的饱胀感和肿瘤破裂等症状。

2-5 胰腺癌

胰腺癌很难早期发现且容易发生远处转移,是预后最差的恶性肿瘤之一。原发于胰头部肿瘤,多由于梗阻性黄疸被发现。胰腺背侧有肠系膜上动脉等的血管浸润(局部浸润)时,则无法进行病灶切除术。胰腺癌除了较多见的肝转移等远处转移,和胃癌相似伴有腹膜转移的也较多。

2-6 胆管癌

胆管癌包括肝内胆管癌、肝外胆管癌、胆囊癌和包括十二指肠乳头部癌。难于早期发现,常常以出现黄疸为主要症状。一旦浸润则伴有远处转移,且由于局部浸润引起胆管梗阻并发胆管炎。

3. 治疗概要

3-1 食管癌

局限于黏膜内的EP、LPM病变,发生淋巴结转移极少,适合内镜下切除[1]。有报道指出,浸润到黏膜下层的T1b期的食管癌,标准治疗为单独外科手术切除,但5-FU和顺铂(FP方案)联用的化放疗也有4年生存率81%的良好治疗效果[2]。而且,有报道指出,对于Ⅱ/Ⅲ期(除T4外)的食管癌,使用FP方案进行术前辅助化疗是标准治疗,5年生存率为55%[3],FP方案联用的化放疗(FP-RT)也是可选择的以根治为目标的治疗手段之一(5年生存率37%)[4]。另外,对于即使没有远处转移但因浸润气管和大动脉而不能切除的局部浸润病例,进行FP-RT治疗的治愈率只在20%左右[5]。对于伴有远处转移的Ⅳ期或者术后复发病例,作为一线化疗FP方案被认为是标准治疗[6],二线化疗广泛使用紫杉醇[7],但仅用化疗其生存期的中位值未满1年,很难得到根治性治疗。

3-2 胃癌

病变局限于黏膜内的T1a胃癌的淋巴结转移极少,肿瘤的部位和大小能够被一次性全切除的情况下,适用内镜切除术[8]。不适用内镜切除术的Ⅰ到Ⅲ期的病例,在进行胃切除术的同时根据进展情况进行至少 2 组淋巴结的清扫[9]。如果病理学上被确认为Ⅱ期或者Ⅲ期时,术后辅助化疗单用替吉奥(S-1)1 年,或者卡培他滨联用奥沙利铂(CapeOX)6 个月,与只行外科切除的 5 年生存率为 60％～65％相比,生存率可以提高到 70％～75％。对于无法切除或者复发胃癌,一线化疗使用 S-1 和卡培他滨等的氟化嘧啶与顺铂和奥沙利铂联用(HER2 阳性时,联用曲妥珠单抗)[12,13]为标准治疗,二线化疗推荐使用紫杉醇和新生血管抑制剂雷莫芦单抗联用[14]。三线化疗延长生命的效果尚无比较试验的检验,但可以使用伊立替康[15]。但是仅用化疗生存期的中位值为 13～14 个月,要得到根治非常困难。

3-3 结直肠癌

结直肠癌的腺瘤,cTis(M)癌以及 cT1(SM)轻度浸润病变时,经内镜切除术是较好的适用方法[16]。Ⅰ～Ⅲ期病例适合进行外科切除,但对于高风险的Ⅱ期以及Ⅲ期病例,术后的辅助化疗采用单独氟化嘧啶类药物[17]或者联用奥沙利铂[18]治疗 6 个月。在日本对于Ⅲ期病例,单用氟化嘧啶的术后辅助化疗可以获得约 75％的无病生存率[17]。但是年轻人多发的林奇综合征等患者存在微卫星高不稳定性(microsatellite instability high)时,预后较好,有关术后辅助化疗的意义有不同的意见。即使有肝脏和肺部转移,外科切除的情况下也能获得 40％左右的 5 年生存率,对于Ⅳ期的病例,尚未确立术后辅助化疗的意义[19]。对于无法手术的病例,氟化嘧啶、奥沙利铂、伊立替康等的细胞毒化疗药和血管新生抑制剂贝伐单抗[20]联用以及对 RAS 基因野生型的,用抗人表皮细胞生长因子受体(epidermal growth factor receptor,EGFR)抗体药物西妥昔单抗[21]、帕尼单抗[22]联用。另外,还有二线解救方案治疗用的瑞戈非尼[23]和曲氟尿苷/盐酸替吡嘧啶复方片(Lonsurf)[24]。无法手术的病例基本上只有化疗,生存期的中位值为 30 个月,极难获得根治,但化疗敏感而转变为可手术的情况下,可以获得 40％左右的 5 年生存率[25]。在欧美,为了防止局部复发和保存肛门功能,对于直肠癌患者,在术前广泛使用氟化嘧啶的放化疗,但日本的标准治疗为伴随侧方淋巴结清扫的外科切除术。一旦切除或损伤神经丛则会引起性功能低下[26]。

3-4 肝癌

多见于以乙肝、丙肝以及肝硬化基础上的发病,不少呈多发性。根据疾病分期和 Child-Pugh 分类等评估的肝功能情况,对治疗方法的选择有很大的影响(下页图 10-1)。外科切除术或射频消融前后的辅助化

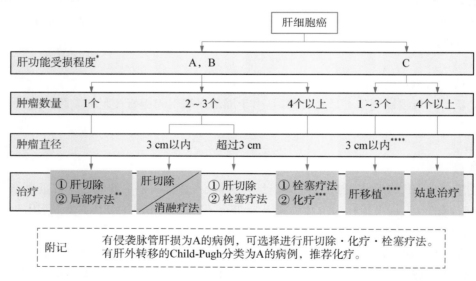

●图 10-1 ●肝细胞癌的治疗流程

[日本肝脏学会.肝癌诊疗指南(2013 年版)[M].日本东京:金原出版,2013:15]

疗的意义尚未确立。即使肿瘤无法手术但局限于肝脏内时，可进行栓塞治疗。有远处转移时和无法进行包括栓塞治疗在内的局部治疗时，可进行全身化疗。血管新生抑制剂索拉非尼作为标准治疗，但生存期的中位值仅为 10 个月左右。

3-5 胰腺癌

胰腺癌很难早期发现，而且即使在 T1 期，发生远处转移的也较多。对于可以手术切除的病例，以外科手术为主，5 年生存率为 10％～20％，预后极差。最近，有报道提示术后辅助化疗进行 S-1（替吉奥）单独治疗 6 个月，有 40％的 5 年生存率[28]。即使没有远处转移，只要有肠系膜上动脉等的重要血管浸润时，即作为局部进展的胰腺癌就不可进行手术切除，虽然可进行化放疗，但放疗的意义尚不确定。对于手术不能切除和复发的病例，以往使用吉西他滨单药[29]或者与 EGFR 抑制剂厄洛替尼[30]联用，但最近的标准治疗为使用 5-FU、奥沙利铂、伊立替康三药联用的 FOLFIRINOX 疗法[31]，或者吉西他滨与纳米白蛋白紫杉醇两药联用疗法[32]。只用化疗的生存期中位值为 11 个月左右，要得到根治极其困难。

3-6 胆道系统肿瘤

包括了肝内胆管癌、肝外胆管癌、胆囊癌、Vater 乳头部癌。日本的规定将肝内胆管癌分类在了肝癌中，但本书将其归类在胆道系统肿瘤中。除了体检等发现的胆囊癌以外，其他的肿瘤都难以早期发现。手术可能的情况下，以外科切除术为主，手术前后的辅助化疗方案尚未明确。有报道显示 5 年生存率胆管癌为 26％、胆囊癌为 42％、Vater 乳头部癌为 51％。对于无法手术和复发的病例，一线化疗的标准治疗是吉西他滨与顺铂联用[33]，二线化疗尚未明确，但日本多用 S-1[34]。只进行化疗的生存期中位值约为 11 个月，要得到根治极其困难。

4. 预后

参见表 10-2。

● 表 10-2 ● 日本全国肿瘤（成人病）中心协议会加盟机构的 5 年相对生存率的比较：15 岁以上未满 95 岁

		全国癌症中心协议会加盟机构（2005～2006）			院内癌症登记（2007 年）		
		对象患者数	占比（％）	相对生存率（％）	对象患者数	占比（％）	相对生存率（％）
胃	Ⅰ期	9080	60.9	97.8	16698	62.3	93.6
	Ⅱ期	1319	8.8	66.7	2149	8.0	62.0
	Ⅲ期	1441	9.7	49.1	2376	8.9	42.0
	Ⅳ期	2543	17.0	7.9	4350	16.2	7.1
	不详	535	3.6	71.2	1089	4.1	61.4
	全体	14918	100.0	74.1	26808	100.0	71.3
结肠	Ⅰ期	1495	24.4	99.9	3591	27.2	95.7
	Ⅱ期	1436	23.5	93.0	2780	21.0	83.9
	Ⅲ期	1523	24.9	85.9	3445	26.0	79.0
	Ⅳ期	1255	20.5	18.3	2440	18.4	16.9
	不详	414	6.8	87.5	953	7.2	69.2
	全体	6123	100.0	77.1	13225	100.0	72.4
直肠	Ⅰ期	949	25.0	97.4	2236	27.8	93.8
	Ⅱ期	973	25.7	90.9	1661	20.7	82.6
	Ⅲ期	1011	26.7	75.4	2129	26.5	74.8
	Ⅳ期	613	16.2	22.6	1412	17.6	16.9
	不详	245	6.5	84.6	387	4.8	69.4
	全体	3791	100.0	77.0	8030	100.0	71.8
肝脏	Ⅰ期	967	32.1	62.0	3398	37.9	56.2
	Ⅱ期	835	27.7	41.1	2525	28.2	37.5
	Ⅲ期	709	23.5	19.7	1969	22.0	14.0
	Ⅳ期	373	12.4	4.9	732	8.2	2.0
	不详	132	4.4	25.2	331	3.7	18.3
	全体	3016	100.0	37.9	8958	100.0	35.9

（出处：日本国立癌症研究中心肿瘤信息服务部，癌症登记和统计；肿瘤诊疗协作组织医院院内肿瘤登记部，2007 年生存率报告书）

消化系统

● 表 10-3 ● 消化系统恶性肿瘤治疗引起的性腺毒性的风险分类(女性)ASCO 2013

风险	疾病	治疗方法	文献
高风险 (>70%)	直肠癌	直肠癌切除术 + 术后辅助化放疗(氟化嘧啶)	Clin Colorectal Cancer. 2015;14(1):31-34
中风险 (30%~70%)	胃癌、结直肠癌、胰腺癌	奥沙利铂	ASCO 指南
	食管癌、胃癌、胆管癌	顺铂	ASCO 指南
低风险 (<30%)	食管癌、胃癌、结直肠癌、胰腺癌、胆管癌	5-FU	ASCO 指南
	胰腺癌、胆管癌	吉西他滨	ASCO 指南
	家族性结肠息肉病	全结肠 + 直肠切除,回肠储袋肛管吻合术或回肠直肠吻合术	Ann Surgery, 2010;252(2):341-344

● 表 10-4 ● 消化系统恶性肿瘤治疗引起的性腺毒性的风险分类(男性)ASCO 2013

风险	疾病	治疗方法	文献
中风险 勃起和射精障碍	直肠癌	直肠癌切除术	Ann Oncol, 2012;23(1):19-27

LIVESTRONG 基金会生育希望计划(www. livestrong. org/fertilehope)

　　基金会不直接或间接地从事医学实践。此处提供的信息既不是有意也不是暗示构成医疗建议、诊断或治疗。所提供的任何信息都不应被视为完整的,并且不得用于代替您的医生或其他医疗保健提供者的就诊、电话、咨询或建议。在开始新的治疗之前,或在你可能有任何关于医疗状况的问题之前,一定要亲自拜访或与合格的医疗服务提供者交谈。不要因为你在这里读到的东西而忽视或延迟寻求医疗建议。

参考文献

［1］日本食道学会. 食道掘診断・治療ガイドライン［M］. 東京:金原出版,2012

［2］Kato H, Sato A, Fukuda H, et al. A phase Ⅱ trial of chemoradiotherapy for stage Ⅰ esophageal squamous cell carcinoma: Japan Clinical Oncology Group Study (JCOG9708) ［J］. *Jpn J Clin Oncol*. 2009;39(10):638-643

［3］Ando N, Kato H, Igaki H, et al. A Randomized Trial Comparing Postoperative Adjuvant Chemotherapy with Cisplatin and 5-Fluorouracil Versus Preoperative Chemotherapy for Localized Advanced Squamous Cell Carcinoma of the Thoracic Esophagus (JCOG9907) ［J］. *Ann Surg Oncol*, 2012;19(1):68-74

［4］Kato K, Muro K, Minashi K, et al. Phase Ⅱ Study of Chemoradiotherapy with 5-Fluorouracil and Cisplatin for Stage Ⅱ-Ⅲ Esophageal Squamous Cell Carcinoma: JCOG Trial (JCOG 9906) ［J］. *Int J Radiat Oncol Biol Phys*, 2011;81(3):684-690

［5］Shinoda M, Ando N, Kato K, et al. Randomized study of low-dose versus standard-dose chemoradiotherapy for unresectable esophageal squamous cell carcinoma (JCOG0303) ［J］. Cancer Sci, 2015;106(4):407-412

［6］Iizuka T, Kakegawa T, Ide H, et al. Phase Ⅱ Evaluation of Cisplatin and 5-Fluorouracil in Advanced Squamous Cell Carcinoma of the Esophagus: A Japanese Esophageal Oncology Group Trial ［J］. *Jpn J Clin Oncol*, 1992;22(3):172-176

［7］Kato K, Tahara M, Hironaka S, et al. A phase Ⅱ study of paclitaxel by weekly 1-h infusion for advanced or recurrent esophageal cancer in patients who had previously received platinum-based chemotherapy ［J］. *Cancer Chemother Pharmacol*, 2011;67(6):1265-1272

［8］Ono H, Kondo H, Gotoda T, et al. Endoscopic mucosal resection for treatment of early gastric cancer ［J］. *Gut*, 2001;48(2):225-229

［9］Sasako M, Sano T, Yamamoto S, et al. D2 lymphadenectomy alone or with para-aortic nodal dissection for gastric cancer ［J］. *N Engl J Med*, 2008;359(5):453-462

［10］Sakuramoto S, Sasako M, Yamaguchi T, et al. Adjuvant chemotherapy for gastric cancer with S-1, an oral fluoropyrimidine［J］. *N Engl J Med*，2007;357(18)：1810-1820

［11］ Bang YJ，Kim YW，Yang HK，et al. Adjuvant capecitabine and oxaliplatin for gastric cancer after D2 gastrectomy (CLASSIC)：a phase 3 open-label，randomised controlled trial［J］. *Lancet*，2012;379(9813)：315-321

［12］ Koizumi W，Narahara H，Hara T，et al. S-1 plus cisplatin versus S-1 alone for first-line treatment of advanced gastric cancer (SPIRITS trial)：a phase Ⅲ trial-ScienceDirect［J］. *Lancet Oncol*，2008;9(3)：215-221

［13］ Bang YJ，Van Cutsem E，Feyereislova A，et al. Trastuzumab in combination with chemotherapy versus chemotherapy alone for treatment of HER2-positive advanced gastric or gastro-oesophageal junction cancer (ToGA)：a phase 3, open-label，randomised controlled trial［J］. *Lancet*，2010;376(9742)：687-697

［14］ Wilke H，Muro K，Van Cutsem E，et al. Ramucirumab plus paclitaxel versus placebo plus paclitaxel in patients with previously treated advanced gastric or gastro-oesophageal junction adenocarcinoma (RAINBOW)：a double-blind，randomised phase 3 trial［J］. *Lancet Oncol*. 2014;15(11)：1224-1235

［15］ Kang JH，Lee SI，Lim DH，et al. Salvage chemotherapy for pretreated gastric cancer：a randomized phase Ⅲ trial comparing chemotherapy plus best supportive care with best supportive care alone［J］. *J Clin Oncol*. 2012;30(13)：1513-1518

［16］ 田中信治，樫田博史，京藤登，他. 大腸 ESD/EMRガイドライン［J］. 日本消化器内視鏡学会雑誌. 2014;56：1598-1617

［17］ Shimada Y，Hamaguchi I，Mizusawa J，et al. Randomised phase Ⅲ trial of adjuvant chemotherapy with oral uracil and tegafur plus leucovorin versus intravenous fluorouracil and levofolinate in patients with stage Ⅲ colorectal cancer who have undergone Japanese D2/D3 lymph node dissection：final results of JCOG0205［J］. *Eur J Cancer*. 2014;50(13)：2231-2240

［18］ André T，Boni C，Mounedji-Boudiaf L，et al. Oxaliplatin，fluorouracil，and leucovorin as adjuvant treatment for colon cancer［J］. *N Engl J Med*，2004;350(23)：2343-2351

［19］ Mitry E，Fields AL，Bleiberg H，et al. Adjuvant chemotherapy after potentially curative resection of metastases from colorectal cancer：a pooled analysis of two randomized trials. *J Clin Oncol*，2008;26(30)：4906-4911

［20］ Saltz LB，Clarke S，Diaz-Rubio E，et al. Bevacizumab in combination with oxaliplatin-based chemotherapy as first-line therapy in metastatic colorectal cancer：a randomized phase Ⅲ study［J］. *J Clin Oncol*，2008;26(12)：2013-2019

［21］ Van Cutsem E，Köhne CH，Hitre E，et al. Cetuximab and chemotherapy as initial treatment for metastatic colorectal cancer. *N Engl J Med*. 2009;360(14)：1408-1417

［22］ Douillard JY，Siena S，Cassidy J，et al. Randomized，Ⅲ trial of panitumumab with infusional fluorouracil，leucovorin，and oxaliplatin (FOLFOX4) versus FOLFOX4 alone as first-line treatment in patients with previously untreated metastatic colorectal cancer：the PRIME study. *J Clin Oncol*，2010;28(31)：4697-4705

［23］ Grothey A，Van Cutsem E，Sobrero A，et al. Regorafenib monotherapy for previously treated metastatic colorectal cancer (CORRECT)：an international，multicentre，randomised，placebo-controlled，phase 3 trial［J］. *Lancet*. 2013;381(9863)：303-312

［24］ Mayer RJ，Cutsem EV，Falcone A，et al. Randomized trial of TAS-102 for refractory metastatic colorectal cancer［J］. *N Engl J Med*，2015;372(20)：1909-1919

［25］ Lam VWT，Spiro C，Laurence JM，et al. A systematic review of clinical response and survival outcomes of downsizing systemic chemotherapy and rescue liver surgery in patients with initially unresectable colorectal liver metastases［J］. *Ann Surg Oncol*，2012;19(4)：1292-1301

［26］ Traa MJ，De Vries J，Roukema JA，et al. Sexual (dys) function and the quality of sexual life in patients with colorectal cancer：a systematic review［J］. *Ann Oncol*，2012;23(1)：19-27

［27］ Llovet JM，Ricci S，Mazzaferro V，et al. Sorafenib in advanced hepatocellular carcinoma［J］. *N Engl J Med*，2008;359(4)：378-390

［28］ Uesaka K，Boku N，Fukutomi A，et al. Adjuvant chemotherapy of S-1 versus gemcitabine for resected pancreatic cancer：a phase 3, open-label，randomised，non-inferiority trial (JASPAC 01)［J］. *Lancet*，2016;388(10041)：248-257

［29］ Burris HA，Moore MJ，Cripps MC，et al. Improvements in survival and clinical benefit with gemcitabine as first-line therapy for patients with advanced pancreas cancer：a randomized trial［J］. *J Clin Oncol*，1997;15(6)：2403-2413

［30］ Moore MJ，Goldstein D，Hamm J，et al. Erlotinib plus gemcitabine compared with gemcitabine alone in patients with advanced pancreatic cancer：a phase Ⅲ trial of the National Cancer Institute of Canada Clinical Trials Group［J］. *J Clin Oncol*，2007;25(15)：1960-1966

［31］ Conroy T，Desseigne F，Ychou M，et al. FOLFIRINOX versus gemcitabine for metastatic pancreatic cancer［J］. *N Engl J Med*，2011;364(19)：1817-1825

［32］ Von Hoff DD，Ervin T，Arena FP，et al. Increased survival in pancreatic cancer with nab-paclitaxel plus gemcitabine.

消化系统

N Engl J Med, 2013;369(18): 1691-1703

[33] Valle J, Wasan H, Palmer DH, et al. Cisplatin plus gemcitabine versus gemcitabine for biliary tract cancer [J]. *N Engl J Med*, 2010;362(14): 1273-1281

[34] Sasaki T, Isayama H, Nakai Y, et al. Multicenter phase Ⅱ study of S-1 monotherapy as second-line chemotherapy for advanced biliary tract cancer refractory to gemcitabine [J]. *Invest New Drugs*, 2012;30(2): 708-713

消化系统 CQ1

哪些消化系统恶性肿瘤患者有生育力保存治疗的指征？

推荐

> 接受预计有高风险不孕不育的肿瘤治疗时，在考虑治疗内容和生存预后等的基础上，再考虑生育力保存。
>
> **推荐等级** C1

背景和目的

消化系统恶性肿瘤的罹患者多为高龄患者，且由于多为难治性肿瘤，有关生育力保存方面的探讨较少，近年来，随着综合治疗和诊断方法的进步，治疗效果得以很大提高，生育力保存的重要性逐渐引人注目。另一方面，消化系统恶性肿瘤患者的有关生育力保存的不利之处并不明确，关于生育力保存的时期和技术也未确定。消化系统恶性肿瘤中直肠癌的化放疗，女性有高风险，标准化疗主要是中度风险或低风险性腺毒性（第 176 页表 10-3），美国临床肿瘤学会（American Society of Clinical Oncology，ASCO）的指南中，推荐在治疗前就要提供因治疗引起不孕可能性的有关信息。消化系统恶性肿瘤治疗引起的生育力低下的风险，报告多以结直肠癌为中心，对包括生育力保存的不利之处进行了广泛的探讨。

说明

有关直肠癌手术后性功能低下的综述，显示男性有 5%～88% 的术后性功能低下，主要有勃起障碍、射精困难的增加。有报告显示影响因素有年龄、手术方式、有无神经保留、有无联用放疗等[1]，可能的情况下要考虑神经保留手术。女性患者，从腹膜反折部位以上的结肠癌手术引起生育力低下的风险有限[2]，有报道提示根据对溃疡性结肠炎、家族性结肠息肉病的伴回肠储袋-肛管吻合的全结肠切除术的荟萃分析，生育力障碍的风险可上升 3.91 倍[3]。其原因考虑为术后盆腔内粘连的影响，针对直肠癌的手术，必须考虑生育力低下的可能性。

有关化疗的影响，有报告对 50 岁以下的 Ⅱ 期或者 Ⅲ 期的结肠癌术后，采用奥沙利铂、5-Fu/亚叶酸钙（FOLFOX）方案进行术后辅助化疗的 73 例的系列病例中，显示可评价的 49 例中有 21 例（41%）在化疗中有停经，其中 8 例（16%）化疗结束 1 年后尚未恢复月经[4]。另外，有报告显示在 Ⅱ 或者 Ⅲ 期的结肠癌患者的研究中，术后实施了辅助化疗（FOLFOX、XELOX、卡培他滨）的结肠癌 72 例中有 7 例（9.7%）在化疗中有停经，其中 3 例（4%）化疗结束 1 年后尚未恢复月经[5]。术后实施了辅助化放疗（卡培他滨 ± 奥沙利铂，放疗 45～55 Gy）的病例，51 例中有 48 例（94.1%）在化疗中有停经，所有病例治疗后也未见月经恢复[5]。此外，作为消化系统恶性肿瘤常用的化疗药，顺铂属中度风险，5-FU 属低风险（ASCO 指南），有报告报道了结直肠癌患者在 5-FU/亚叶酸钙化疗结束后闭经，用冷冻保存的胚胎（受精卵）可以生育的病例[6]。

有关放疗，除了上述针对直肠癌的术后辅助放疗对生育力的影响相关报告以外，还有直肠癌放疗后有性激素低下的报告[7]。而且，尽管不是消化系统恶性肿瘤的研究，但 Chiarelli 等报道盆腔内的照射量为 20～34.99 Gy 的有 22%，35 Gy 以上的有 32%[8] 显示女性的生育力低下；Lushbaugh 等报道致生育力低下的放疗剂量未满 40 岁的为 20 Gy，40 岁以上的为 6 Gy[9]；有必要结合对生殖器官的照射量和年龄因素来考虑评价对引起生育力低下的可能性。

另一方面，尚无以年轻消化系统恶性肿瘤患者为对象的生育力保存的不利因素相关的研究。再则实施辅助生殖助孕的病例报告中消化系统恶性肿瘤的患者很少[2,10]，使用辅助生殖技术对消化系统恶性肿瘤的治疗成绩的影响也不明。但是,通常有报告认为延迟术后辅助化疗的开始时间会使疗效下降,所以必须考虑为了生育力保存的辅助生殖技术治疗而延迟肿瘤治疗的开始,有可能降低肿瘤治疗的效果[11]。另外,有关不降低肿瘤治疗的效果,延迟肿瘤治疗开始能容许到什么程度,由于尚未进行前瞻性的研究,所以并不清楚。进一步对腹膜转移的患者进行卵巢保存的病例,尤其要注意有卵巢复发的可能性[11]。

对于育龄期的消化系统恶性肿瘤患者,在理解上述生育力低下风险的基础上,要综合考虑肿瘤的进展情况、复发风险和预后、预测的疗程及疗程是否可变更、本人的愿望和社会背景(有无子女、是否已婚)、实施生育力保存引起的不利影响,来探讨有关生育力保存的指征。尤其是接受治疗可能会造成高风险不孕时,要尽早探讨生育力保存,根据需要及时推荐介绍生殖专科医师。

有关提供生育力保存相关的信息,育龄期结直肠癌女性患者接受治疗前咨询的就诊率,有报告包括消化道恶性肿瘤 108 例在内的 918 例中占了全体患者的 61%[12],日本国内几乎没有对于年轻的消化系统恶性肿瘤患者生育力相关的报告,有必要充实对育龄期消化系统恶性肿瘤患者提供相关信息的体制。

二次参考文献

1. ASCO 指南
   [1] Lee SJ, Schover LR, Partridge AH, et al. ASCO Recommendations on Fertility Preservation in Cancer Patients [J]. *J Clin Oncol*. 2006;24(18): 2917-2931
   [2] Loren AW, Mangu PB, Beck LN, et al. Fertility Preservation for Patients with Cancer: ASCO Clinical Practice Guideline Update. *J Clin Oncol*. 2013;31(19): 2500-2510
   [3] ASCO. Fertility Preservation for Patients with Cancer: American Society of Clinical Oncology Clinical Practice Guideline Update (2013) [EB/OL]. *ASCO Guidelines Data Supplement*
2. ESMO 指南
   [1] Peccatori FA, Azim HA, Orecchia R, et al. Cancer, pregnancy and fertility: ESMO Clinical Practice Guidelines for diagnosis, treatment and follow-up [J]. *Ann Oncol*. 2013;24 (Suppl 6): vi 160-170
3. NCCN 指南
NCCN. Adolescent and Young Adult Oncology [EB/OL]. ver. 2 2014. Featured Updates to the NCCN Guidelines
4. 国立がん研究センターがん対策情報センター. がん情報サービス. がん登録・統計[EB/OL]. http://ganjoho. jp/reg_stat/index. html
5. 乳癌患者における妊孕性保持支援のための治療選択および患者支援プログラム・関係ガイドラインの開発班,日本がん・生殖医療研究会. 乳がん患者の妊娠出産と生殖医療に関する診療の手引き2014 年版[M]. 東京:金原出版,2014

参考文献

(): 证据水平

[1] Traa MJ, De Vries JD, Roukema JA, et al. Sexual (dys)function and the quality of sexual life in patients with colorectal cancer: a systematic review [J]. *Ann Oncol*, 2012;23(1): 19-27   (综述)
[2] Spanos CP, Mamopoulos A, Tsapas A, et al. Female fertility and colorectal cancer [J]. *Int J Colorectal Dis*, 2008;23 (8): 735-743   (综述)
[3] Rajaratnam SG, Eglinton TW, Hider P, et al. Impact of ileal pouch-anal anastomosis on female fertility: meta-analysis and systematic review [J]. *Int J Colorectal Dis*, 2011;26(11): 1365-1374   (I)
[4] Cercek A, Siegel CL, Cpanu M, et al. Incidence of Chemotherapy-induced amenorrhea in premenopausal women treated with adjuvant FOLFOX for colorectal cancer [J]. *Clin Colorectal Cancer*, 2013;12(3): 163-167   (V)
[5] Wan J, Gai Y, Li G, et al. Incidence of chemotherapy- and chemoradiotherapy-induced amenorrhea in premenopausal women with stage II/III colorectal cancer [J]. *Clin Colorectal Cancer*, 2015;14(1): 31-34   (V)
[6] Azem F, Amit A, Merimsky O, et al. Successful transfer of frozen-thawed embryos obtained after subtotal colectomy for colorectal cancer and before fluorouracil-based chemotherapy [J]. *Gynecol oncol*, 2004;93(1): 263-265   (V)
[7] Dueland S, Guren MG, Olsen DR, et al. Radiation therapy induced changes in male sex hormone levels in rectal cancer patients [J]. *Radiother Oncol*, 2003;68(3): 249-253   (V)
[8] Chiarelll AM, Marrett LD, Gerarda D. Early Menopause and Infertility in Females after Treatment for Childhood Cancer Diagnosed in 1964-1988 in Ontario, Canada [J]. *Am J Epidemiol*, 1999;150(3): 245-254   (IVa)
[9] Lushbaugh CC, Casarett GW. The effects of gonadal irradiation in clinical radiation therapy: a review [J]. *Cancer*, 1976;37(S2): 1111-1120   (I)

［10］ Elizur SE，Tulandi T，Meterissian S，et al. Fertility Preservation for Young Women with Rectal Cancer—A Combined Approach from One Referral Center ［J］. *J Gastrointest Surg*. 2009;13(6)：1111－1115 （Ⅴ）

［11］ Elias D，Duchalais E，Dartigues P，et al. A new policy regarding ovarian resection in young women treated for peritoneal carcinomatosis ［J］. *Ann Surg Oncol* , 2013;20(6)：1837-1842 （Ⅴ）

［12］ Letourneau JM，Smith JF，Ebbel EE，et al. Racial，socioeconomic，and demographic disparities in access to fertility preservation in young women diagnosed with cancer ［J］. *Cancer*. 2012;118(18)：4579-4588 （Ⅴ）

消化系统

在消化系统恶性肿瘤患者的生育力保存之际，必须进行哪些说明？

推荐

1. 诊断为遗传性肿瘤时，在进行遗传咨询的同时，要有对同时或先后多发可能的生殖系统肿瘤的应对措施以及与生育力相关的说明。 推荐等级 B

2. 肿瘤可能根治时，要说明有关手术并发症、围手术期的辅助放化疗各自可能引起的生育力障碍。 推荐等级 C1

3. 对于晚期肿瘤直接浸润以及转移侵犯生殖系统脏器的治疗，要从原疾患的病程、预后以及生育力保存与否的两方面观点的基础上进行说明。 推荐等级 C1

背景和目的

基于消化系统恶性肿瘤的诊疗，对生育力保存进行必要的病情以及治疗相关的检索。

说明

消化系统恶性肿瘤的诊疗中，宜根据以下的病情以及对应的治疗，考虑引起生育力障碍的可能性。

遗传性肿瘤，除了消化系统恶性肿瘤外，还会产生与生殖系统相关联的肿瘤，发病之际的治疗和预防性手术所引起的生育力障碍。

消化系统恶性肿瘤原发灶等的根治性治疗（手术、手术前后的辅助放化疗）引起的生育力障碍。

晚期肿瘤的生殖系统脏器的浸润、转移、复发及其治疗造成的生育力障碍。

1. 遗传性肿瘤所伴随的情况

年轻人的消化系统恶性肿瘤在诊疗时，要注意遗传性肿瘤。已知的消化系统恶性肿瘤伴有生殖系统肿瘤的遗传性肿瘤有以下几种。

• **林奇综合征**：结直肠癌、子宫癌、胃癌、卵巢癌、肝癌、胆管癌、尿路上皮癌、小肠癌、中枢神经肿瘤、皮脂腺肿瘤、胰腺癌，乳腺癌。

• **色素沉着息肉综合征（Peutz-Jeghers syndrome）**：乳腺癌、结直肠癌、胃癌、小肠癌、胰腺癌、卵巢肿瘤（性索肿瘤）、子宫内膜癌和宫颈癌（minimal deviation adenocarcinoma，MDA），睾丸癌（间质细胞肿瘤）、肺癌。

• **遗传性乳腺卵巢癌（hereditary breast ovarian cancer，HBOC）综合征**：乳腺癌、卵巢癌、前列腺癌、胰腺癌、恶性黑色素瘤。

• **遗传性弥漫性胃癌（hereditary diffuse gastric cancer，HDGC）**：胃癌、乳腺癌（小叶癌）。

• **利-弗劳梅尼综合征（Li-Fraumeni syndrome，LFS）**：软组织肉瘤、骨肉瘤、乳腺癌、急性白血病、结直肠癌、肾上腺癌、脑肿瘤等。

• **Cowden 综合征/PTEN 错构瘤肿瘤综合征（Cowden disease/PTEN hamartoma tumor syndrome，PHTS）**：乳腺癌、甲状腺癌、子宫体癌、脑肿瘤、结直肠癌、肾细胞癌、恶性黑色素瘤。

这些遗传性肿瘤同时有生殖系统器官的癌症发生时,要考虑其病情和治疗引起生育力障碍的可能性。详细请参照该领域生殖系统肿瘤相关的内容。

有关遗传性肿瘤的诊断和病情,是遗传咨询应该说明的内容,请参照相关书籍的相关内容。但生育力不仅是对医学、身体的功能,而且对心理、社会都有很大的影响,针对遗传性肿瘤,与遗传咨询的问题是不可分割的。而且针对这些遗传性肿瘤患者,要进行女性生殖器官相关的预防性切除,必须与充分的遗传咨询一起来探讨其适用范围。Stupart 等调查了林奇综合征患者的生育力,结果显示既往有结直肠癌病史的女性患者,生育比例要比对照组呈有统计学意义的减少[1]。这个报告中,男性患者的生育比例未见有减少,女性从 20~24 岁不同年龄的生育比例呈有意义的减少,25 岁以上即相同,显示了有心理、社会背景因子的影响。另外,直肠癌发生林奇综合征比结肠癌少,后述的治疗因素(含盆腔内操作的手术、放疗)是否对生育力有影响尚不明确。

2. 对于消化系统恶性肿瘤根治治疗伴随的情况

有报道显示,消化系统恶性肿瘤原发灶的有关手术、围手术期的放化疗等治疗有影响生育力的副作用。

2-1 有关手术治疗

有关手术引起的生育力障碍,有报告显示包括腹膜反折部位以下的盆腔操作的直肠切除术,损伤盆腔神经丛会引起男性性功能障碍(男性的勃起、射精障碍)、女性的输卵管粘连不通的生育力损害。

有关性功能障碍的风险,有报告显示男性患者的 5%~88% 有盆腔神经丛损伤伴有勃起、射精障碍[2]。另一方面,有关女性性功能障碍则不清楚,但 Hor 等对溃疡性结肠炎、林奇综合征、家族性结直肠息肉病患者接受回肠储袋-肛管吻合伴全结肠切除术(ileal Pouch-anal anastomosis, IPAA)的女性 127 人进行了电话问询调查,一部分患者承认对性功能有影响,总体结论是对于性功能,这些手术的影响不大[3]。

有关生育力障碍,有报道显示以女性的溃疡性结肠炎以及家族性结直肠息肉病为对象进行的 IPAA,可使风险升高[4]。原因为盆腔内粘连引起的输卵管不通,但对此也有报告显示腹腔镜下手术有降低风险的可能性[3,5]。另一方面,结直肠癌以外的消化系统恶性肿瘤没有因手术引起生育力障碍的,不含盆腔操作的腹部手术对生育力的影响有限。

2-2 有关围手术期的辅助放疗

围手术期的辅助放疗,由于男女性腺的被照射引起的生育力障碍都已非常清楚,所以有必要进行性腺的遮蔽。日本对于直肠癌一般不进行盆腔周围的围手术期放疗,但如果考虑放疗的话,应该考虑卵巢移位术或卵巢遮蔽或者进行胚胎(受精卵)冷冻、卵子冷冻以及卵巢组织的冷冻保存等。另外,已知子宫放疗后会引起宫内体积缩小或血流障碍,即使妊娠也会增加流产和出现低体重儿、早产儿的风险。

2-3 有关围手术期的辅助化疗

围手术期的辅助化疗,对于食管癌、胃癌、结直肠癌、胰腺癌,多使用氟化嘧啶类药物(5-FU、S1、卡培他滨)、铂类制剂(顺铂、奥沙利铂)、吉西他滨。氟化嘧啶类药物以及吉西他滨对生育力障碍的影响较小。顺铂对于女性患者来说,有引发中度卵巢功能不全的风险,对于男性来说,有产生一过性无精子症的风险。奥沙利铂对生育力障碍的风险尚未确立,有报道提示作为 Ⅱ 或 Ⅲ 期的直肠结肠癌的术后辅助化疗,实施 FOLFOX 方案、XELOX 方案、卡培他滨方案的一系列病例中,有一定比例的化疗中的停经(9.7%~41%),化疗后一年的时点,仍可见持续性停经(4%~16%)[7-8](参照 CQ1)。

3. 晚期肿瘤以及治疗引起的生育力障碍

作为由消化系统恶性肿瘤侵袭生殖系统脏器的病情,从原发灶的浸润引起局部进展的肿瘤,要考虑转移和复发。有关直肠结肠癌的局部浸润或者转移和复发,已知如果完全切除肿瘤病灶有治愈或获得长期生存的可能性。其他的消化系统恶性肿瘤由于转移和腹腔转移侵犯了卵巢和子宫等,这样的晚期病情几乎不能期待治愈,因此也无法期待妊娠和分娩的临床过程。综上,有必要充分考虑原疾患的根治性及预后和生育力保存双方的观点,选择合适的治疗方法。在同时切除已有转移的生殖系统器官时,有关对于生育力障碍的对策,请参照该领域肿瘤的章节。

二次参考文献

［1］ NCCN. NCCN Guidelines Genetic/Familial High-Risk Assessment：Breast and Ovarian［EB/OL］. Version 2. 2016. On-line accessed Jul 2016

［2］ NCCN. NCCN Guidelines Genetic/Familial High-Risk Assessment：Colorectal［EB/OL］. Version 1. 2016. On-line accessed Jul 2016

参考文献   (　)：证据水平

［1］ Stupart D，Win AK，Winship IM，et al. Fertility after young-onset colorectal cancer：a study of subjects with Lynch syndrome［J］. *Colorectal Dis*，2015；17(9)：787-793   （Ⅳb）

［2］ Traa MJ，De Vries J，Roukema JA and Den Oudsten BL. Sexual（dys）function and the quality of sexual life in patients with colorectal cancer：a systematic review［J］. *Ann Oncol*. 2012；23(1)：19-27   （综述）

［3］ Hor T，Lefevre JH，Shields C，et al. Female sexual function and fertility after ileal pouch-anal anastomosis［J］. *Int J Colorectal Dis*，2016；31(3)：593-601   （Ⅳb）

［4］ Rajaratnam SG，Eglinton TW，Hider P，et al. Impact of ileal pouch-anal anastomosis on female fertility：meta-analysis and systematic review［J］. *Int J Colorectal Dis*，2011；26(11)：1365-1374   （Ⅰ）

［5］ Bartels SA，D'Hoore A，Cuesta MA，et al. Significantly increased pregnancy rates after laparoscopic restorative proctocolectomy：a cross-sectional study［J］. *Ann Surg*，2012；256(6)：1045-1048   （Ⅳb）

［6］ Spanos CP，Mamopoilos A，Tsapas A，et al. Female fertility and colorectal cancer［J］. *Int J Colorectal Dis*，2008；23 (8)：735-743   （综述）

［7］ Cercek A，Siegel CL，Cpanu M，et al. Incidence of Chemotherapy-induced amenorrhea in premenopausal women treated with adjuvant FOLFOX for colorectal cancer［J］. *Clin Colorectal Cancer*，2013；12(3)：163-167   （Ⅴ）

［8］ Wan J，Gai Y，Li G，et al. Incidence of chemotherapy- and chemoradiotherapy-induced amenorrhea in premenopausal women with stage Ⅱ/Ⅲ colorectal cancer［J］. *Clin Colorectal Cancer*，2015；14(1)：31-34   （Ⅴ）

消化系统恶性肿瘤患者的生育力保存,有哪些方法?

推荐

消化系统恶性肿瘤患者基本上没有什么特殊的、独特的生育力保存方法,还是选择使用与其他肿瘤同样的方法(详细请参照总论)。慎重判断指征情况,如果从考虑安全性的技术上来说,可以探讨如下方案。

> 1. 有配偶的女性患者,推荐胚胎(受精卵)冷冻保存。　　　　　　　　　　　推荐等级 B

> 2. 无配偶的青春期后的女性患者,考虑卵子的冷冻保存。　　　　　　　　　推荐等级 C1

> 3. 无论是否有配偶,冻存卵巢组织虽然尚属于研究阶段,但在没有足够考虑胚胎(受精卵)或者卵子冷冻的时间和青春期前等的促排卵困难时,可以考虑在可实施的医疗机构进行卵巢组织冷冻保存。
> 　　　　　　　　　　　　　　　　　　　　　　　　　　　　　　　　推荐等级 C1

> 4. 女性患者对于直肠癌的放疗,要考虑照射野外的卵巢移位术。　　　　　　推荐等级 C1

> 5. 男性肿瘤患者,推荐精子冷冻保存。　　　　　　　　　　　　　　　　　推荐等级 B

> 6. 实施的手术容易引起勃起射精障碍时,推荐实施保留神经的手术。　　　　推荐等级 B

背景和目的

　　肿瘤患者的生育力保存方法,其推荐等级不同,可以考虑各种方法。具体的手段和方法可以参照总论。本 CQ 中,主要讨论消化系统恶性肿瘤患者有无独特的手术技术和手术方法。

说明

　　这里所列的几乎都是病例报告,必须考虑年轻患者的化疗和放疗的副作用会引起卵巢功能低下、停经、闭经和不孕症相关的对策[1-9],确切的推荐方法还是遵循与其他疾病一样的方法。作为消化系统恶性肿瘤的特征,时有报告显示实施直肠癌的放疗之际,要进行卵巢移位术[10-12]。此外,还有化疗前的体外受精的胚胎(受精卵)冷冻[13]和卵子冷冻保存,以及卵巢组织冷冻保存[14],也有男性相关的生殖功能保存的报道[15]。原则上对于有配偶者,采取胚胎(受精卵)冻存,但由于有因各种情况导致无法取精等情况,有配偶者也可选择进行卵子冷冻。卵巢组织的冻存尚属于研究阶段,没有足够时间取卵时,可以选择在有实施可能的医疗机构进行卵巢组织的冻存保存,但是也有显示消化系统恶性肿瘤转移至卵巢的报告[16,17],有必要慎重应对冷冻保存后的卵巢组织的移植。

二次参考文献

1. ASCO 指南
　　[1] Lee SJ, Schover LR, Partridge AH, et al. ASCO Recommendations on Fertility Preservation in Cancer Patients [J]. *J Clin Oncol*. 2006;24(18): 2917-2931

　［2］ Loren AW，Mangu PB，Beck LN，et al. Fertility Preservation for Patients with Cancer：ASCO Clinical Practice Guideline Update ［J］. *J Clin Oncol*. 2013：31(19)：2500-2510

　［3］ ASCO. Fertility Preservation for Patients with Cancer：American Society of Clinical Oncology Clinical Practice Guideline Update (2013) ［EB/OL］. ASCO Guidelines Data Supplement

2. NCCN 指南

Coccia PF，Pappo AS，Altman J，et al. Adolescent and Young Adult Oncology，ver. 2，2014. Featured Updates to the NCCN Guidelines ［J］. *J NCCN*. 2014；12(1)：21-32

引用文献 ()：证据水平

　［1］ Strong M，Peche W，Scaife C. Incidence of fertility counseling of women of child-bearing age before treatment for colorectal cancer ［J］. *Am J Surg*，2007；194(6)：765-768 （Ⅴ）

　［2］ Frise S，Kreiger N，Gallinger S，et al. Menstrual and reproductive risk factors and risk for gastric adenocarcinoma in women：findings from the canadian national enhanced cancer surveillance system ［J］. *Ann Epidemiol*. 2006；16(12)：908-916 （Ⅴ）

　［3］ Cercek A，Siegel CL，Capanu M，et al. Incidence of chemotherapy-induced amenorrhea in premenopausal women treated with adjuvant FOLFOX for colorectal cancer. *Clin Colorectal Cancer*，2013；12(3)：163-167 （Ⅴ）

　［4］ Kumar A，Merali A，Pond GR，et al. Fertility risk discussions in young patients diagnosed with colorectal cancer. *Curr Oncol*，2012；19(3)：155-159 （Ⅴ）

　［5］ Letourneau JM，Smith JF，Ebbel EE，et al. Racial，socioeconomic，and demographic disparities in access to fertility preservation in young women diagnosed with cancer ［J］. *Cancer*. 2012；118(18)：4579-4588 （Ⅴ）

　［6］ Lucenteforte E，Zucchetto A，Bosetti C，et al. Reproductive and hormonal factors and pancreatic cancer risk in women ［J］. *Pancreas*，2011；40(3)：460-463 （Ⅴ）

　［7］ Nieuwenhuis MH，Douma KF，Bleiker EM，et al. Female fertility after colorectal surgery for familial adenomatous polyposis：a nationwide cross-sectional study ［J］. *Ann Surg*，2010；252(2)：341-344 （Ⅳb）

　［8］ Elizur SE. Tulandi T，Meterissian S，et al. Fertility preservation tor young women with rectal cancer — a combined approach from one referral center. *J Gastrointest Surg*，2009；13(6)：1111-1115 （Ⅴ）

　［9］ Wan I. Gai Y. Li G，et al. Incidence of chemotherapy- and chemoradiotherapy-induced amenorrhea in premenopausal women with stage Ⅱ/Ⅲ colorectal cancer ［J］. *Clin Colorectal Cancer*，2015；14(1)：31-34 （Ⅴ）

　［10］ Kihara K，Yamamoto S，Ohshiro T，et al. Laparoscopic ovarian transposition prior to pelvic irradiation in a young female patient with advanced rectal cancer ［J］. *Surg Case Rep*. 2015；1(1)：113 （Ⅴ）

　［11］ Farber LA，Ames JW，Rush S，et al. Laparoscopic ovarian transposition to preserve ovarian function before pelvic radiation and chemotherapy in a young patient with rectal cancer ［J］. *MedGenMed*，2005；7(1)：66 （Ⅴ）

　［12］ Al-Asari S，Abduljabbar A. Laparoscopic ovarian transposition before pelvic radiation in rectal cancer patient：safety and feasibility ［J］. *Ann Surg Innov Res*，2012；6(1)：1-7 （Ⅴ）

　［13］ Azem F，Amit A，Merimsky O，et al. Successful transfer of frozen-thawed embryos obtained after subtotal colectomy for colorectal cancer and before fluorouracil-based chemotherapy ［J］. *Gynecol Oncol*，2004；93(1)：263-265 （Ⅴ）

　［14］ Fabbri R，Pasquinelli G，Magnani V，et al. Autotransplantation of cryopreserved ovarian tissue in oncological patients：recovery of ovarian function ［J］. *Future Oncol*，2014；10(4)：549-561 （Ⅴ）

　［15］ Hoshi M，Oebisu N，Takada J，et al. Prechemotherapy preservation of fertility in male patients with high-grade malignant bone and soft tissue tumors ［J］. *Mol Clin Oncol*. 2014；2(6)：1111-1114 （Ⅴ）

　［16］ Hoekman EJ，Smit VT，Fleming TP，et al. Searching for metastases in ovarian tissue before autotransplantation：a tailor-made approach ［J］. *Fertil Steril*，2015；103(3)：469-477 （Ⅴ）

　［17］ Kim DD，Park IJ，Kim HC，et al. Ovarian metastases from colorectal cancer：a clinicopathological analysis of 103 patients ［J］. *Colorectal Dis*，2009；11(1)：32-38 （Ⅴ）

消化系统 CQ4

消化系统恶性肿瘤患者有生育需求时,治疗结束后何时可以妊娠?

推荐

> 用过有致畸作用的化疗药,要等到体内检测不到化疗药及其代谢产物,或者给予与其相当的避孕时间。
>
> 推荐等级 C1

背景和目的

消化系统恶性肿瘤的治疗,是以手术、化疗以及放疗为中心的综合治疗,但对妊娠和分娩的影响并不十分清楚。对于治疗结束后有生育需求的患者,肿瘤治疗结束后何时可以妊娠是重要的探讨课题。

说明

由于尚无以消化系统恶性肿瘤患者为对象的与生育力相关的流行病学研究,消化系统恶性肿瘤的治疗对妊娠和分娩的影响并不清楚。另外,有消化系统恶性肿瘤治疗结束后妊娠并分娩出正常婴儿的病例报道[1-3],但有关妊娠可能时间的研究报告则没有。通常,如果肿瘤治疗结束后保持了正常的卵巢功能,妊娠是可能的,但进行了化疗的情况下,有必要考虑化疗药对卵巢的影响。而且,有关化疗药的致畸性问题,建议等待体内检测不到化疗药及其代谢产物,在此期间进行避孕。一般在使用有致畸性化疗药治疗后,多推荐女性要等药物的半衰期的 5 倍基础上加上 30 d,男性要加上 90 d 的避孕期。需要注意的是,消化系统恶性肿瘤的术后药物治疗使用的氟化嘧啶类药物(5-FU、UFT、S1、卡培他滨)、铂类制剂(顺铂、奥沙利铂)、吉西他滨,都有报道显示在动物实验中有致畸作用。

二次参考文献

1. ASCO 指南
   [1] Lee SJ,Schover LR,Partridge AH,et al. ASCO Recommendations on Fertility Preservation in Cancer Patients [J]. *J Clin Oncol*. 2006;24(18):2917-2931
   [2] Loren AW,Mangu PB,Beck LN,et al. Fertility Preservation for Patients with Cancer:ASCO Clinical Practice Guideline Update [J]. *J Clin Oncol*. 2013;31(19):2500-2510
   [3] ASCO. Fertility Preservation for Patients with Cancer:American Society of Clinical Oncology Clinical Practice Guideline Update(2013)[EB/OL]. *ASCO Guidelines Data Supplement*
2. NCCN 指南
   Coccia PF,Pappo AS,Altman J,et al. Adolescent and Young Adult Oncology,ver. 2,2014. Featured Updates to the NCCN Guidelines [J]. *J NCCN*. 2014;12(1):21-32

参考文献

(): 证据水平

[1] Smaldone GM,Richard SD,Krivak TC,et al. Pregnancy After Tumor Debulking and Intraperitoneal Cisplatin for Appendiceal Carcinoid Tumor [J]. *Obstet Gynecol*,2007;110(2):477-479 (Ⅴ)
[2] Elizur SE,Tulandi T. Meterissian S,et al. Fertility preservation for young women with rectal cancer — a combined approach from one referral center [J]. *J Gastrointest Surg*,2009;13(6):1111-1115 (Ⅴ)
[3] Hürmüz P,Sebag-Montefiore D,Byrne P,et al. Successful spontaneous pregnancy after pelvic chemoradiotherapy for anal cancer [J]. *Clin Oncol*,2012;24(6):455-457 (Ⅴ)

《儿童、青春期以及年轻恶性肿瘤患者的生育力保存诊疗指南(2017 版)》
文献检索方式

数据库：PubMed、医中誌

语言：英语、日语

检索时间段：1987 年 1 月～2015 年 12 月

总论

CQ1　对于有生育需求的恶性肿瘤患者,必须提供哪些与生育力保存相关的信息?

PubMed

检索日：2016 年 7 月 19 日(星期二)

No.	检索方式	检索数量
#1	"Neoplasms/therapy" [Majr] OR ((cancer* [TI] OR neoplasm* [TI] OR carcinoma* [TI] OR adenocarcinoma* [TI]) AND (therap* [TI] OR treatment [TI] OR pharmacotherap* [TI] OR chemotherap* [TI]) NOT medline [SB])	820 548
#2	#1 AND delay [TI]	2173
#3	#2 AND (JAPANESE [LA] OR ENGLISH [LA])	1996
#4	#3 AND ("Meta-Analysis" [PT] OR "meta-analysis" [TI] OR "Cochrane Database Syst Rev" [TA] OR systematic review [TI] OR "Practice Guideline" [PT] OR "Practice Guidelines as Topic" [MH] OR guideline* [TI])	29
#5	#3 AND (Review [PT] OR review [TI] OR overview [TI])	118
#6	#4 OR #5	131
#7	#3 AND ("Clinical Trial" [PT] OR "Clinical Trials as Topic" [MH] OR ((clinical trial* [TIAB] OR random* [TIAB]) NOT medline [SB]))	233
#8	#3 AND ("Epidemiologic Studies" [Mesh] OR "Multicenter Study" [PT] OR ((cohort stud* [TIAB] OR multicenter stud [TIAB]) NOT medline [SB]))	600
#9	#7 AND ("Survival Analysis" [Mesh] OR "Survival Rate" [Mesh] OR surviv* [TI] OR "Mortality" [Mesh] OR mortalit [TI])	64
#10	#9 NOT #6	60
#11	#8 AND ("Survival Analysis" [Mesh] OR "Survival Rate" [Mesh] OR surviv* [TI] OR "Mortality" [Mesh] OR "mortalit" [TI])	181
#12	#11 NOT (#6 OR #9)	137

医中誌

检索日：2016 年 5 月 23 日(星期一)

No.	检索方式	检索数量
#1	妊孕性温存/TH or 妊孕性温存/TH or 妊孕性保存/TA or 保存的手術/TA or 保存的管理/TA	1270
#2	腫瘍/TH and (SH＝治療,薬物療法,外科的療法,食事療法,精神療法,放射線療法)	816 192
#3	(腫瘍/TI or 癌/TI) and (療法/TA or 治療/TA or 手術/TA or 外科/TA or 切除/TA)	453 247
#4	#1 and (#2 or #3)	719
#5	#4 and (PT＝総説)	8
#6	#4 and (RD＝ランダム化比較試験,準ランダム化比較試験,比較研究)	20
#7	#4 and (ガイドライン/TH or 研究デザイン/TH or 疫学的研究デザイン/TH or 疫学研究特性/TH)	78
#8	#5 or #6 or #7	93
#9	意思決定/TH or 意思決定/TA	10 880
#10	#4 and #9	6
#11	挙児/TA and 希望/TA	1039
#12	#4 and #11	35
#13	#10 or #12	40
#14	#13 and (PT＝総説)	1
#15	#13 and (RD＝ランダム化比較試験,準ランダム化比較試験,比較研究)	2
#16	#13 and (ガイドライン/TH or 研究デザイン/TH or 疫学的研究デザイン/TH or 疫学研究特性/TH)	7
#17	#5 or #6 or #7	10
#18	#17 not #8	0
#19	#13 not #8	30
#20	#19 and (PT＝原著論文)	17

CQ2 对于有生育需求的女性恶性肿瘤患者,推荐哪些辅助生殖技术?
CQ3 对于有生育需求的男性恶性肿瘤患者,推荐哪些辅助生殖技术?

(fertility preservation) and (assisted reproductive technology)
(fertility preservation) and (assisted reproduction)
(fertility preservation) and embryo and cryopreservation
fertility preservation) and oocyte and cryopreservation
(fertility preservation) and (ovary or ovarian) and cryopreservation
(fertility preservation) and sperm and cryopreservation
(fertility preservation) and (testis or testicular) and cryopreservation
妊孕性温存　and　生殖補助医療
妊孕性温存　and　生殖医療
妊孕性温存　and　卵子　and　凍結
妊孕性温存　and　卵巣　and　凍結
妊孕性温存　and　精子　and　凍結
妊孕性温存　and　精巣　and　凍結

使用以上的检索关键词,按以下的检索方式进行了文献检索。
检索得到的文献中,与女性恶性肿瘤患者的生育力保存相关的文献用于 CQ2,与男性恶性肿瘤患者相关的文献用于 CQ3

另外,有关 CQ2 文献 25～28,用以下关键词进行了手动检索。
(pregnancy outcome) and cancer and survivor
chemotherapy and oocyte and (assisted reproduction)

PubMed
检索日：2016 年 5 月 16 日(星期一)

No.	检索方式	检索数量
＃1	"Fertility Preservation" [Mesh] OR fertility sparing* [TIAB] OR fertility preserve* [TIAB] OR fertility outcome* [TIAB] OR preserve fertilit* [TIAB] OR conservative surg* [TIAB] OR conservative treatment* [TIAB] OR conservative management* [TIAB] OR conservative operation* [TIAB] OR treated conservative1* [TIAB]	50 268
＃2	"Reproductive Techniques, Assisted" [Majr] OR reproductive technique* [TI] OR reproductive technolog* [TI] OR reproductive outcome* [TI] OR reproductive age* [TI] OR reproductive medicine* [TI] OR reproductive function* [TI] OR reproductive safet* [TI] OR reproduction* [TI]	56 697
＃3	＃1 AND ＃2	1175
＃4	"Cryopreservation" [Mesh] AND "Ovum" [Mesh]	2471
＃5	cryopreservation [TIAB] AND (ovum* [TIAB] OR ova [TIAB] OR oocyte [TIAB) NOT medline [SB]	216
＃6	"Cryopreservation" [Mesh] AND "Ovary" [Mesh]	1212
＃7	cryopreservation [TIAB] AND (ovary [TIAB] OR ovarian* [TIAB]) NOT medline [SB]	194
＃8	"Cryopreservation" [Mesh] AND ("Spermatozoa" [Mesh] OR "Sperm Retrieval" [Mesh])	3141
＃9	cryopreservation [TIAB] AND (sperm [TIAB] OR sperms [TIAB] OR spermatozoa [TIAB]) NOT medline [SB]	344
＃10	"Cryopreservation" [Mesh] AND "Testis" [Mesh]	403
＃11	Cryopreservation* [TIAB] AND (testis [TIAB] OR testes [TIAB] OR testicle* [TIAB] OR testicular [TIAB) NOT medline [SB]	79
＃12	＃1 AND (＃4 OR ＃5 OR ＃6 OR ＃7 OR ＃8 OR ＃9 OR ＃10 OR ＃11)	782
＃13	＃3 OR ＃12	1630
＃14	＃13 AND (English [LA] OR Japanese [LA])	1487
＃15	＃14 AND ("Meta-Analysis" [PT] OR "meta-analysis" [TIAB] OR "Cochrane Database Syst Rev" [TA] OR "systematic review" [TIAB] OR "Guideline" [PT] OR "Guidelines as Topic" [MH] OR guideline* [TIAB])	110
＃16	＃14 AND (Review [PT] OR review [TI] OR overview [TI])	450
＃17	"Cryopreservation" [Majr] OR "cryopreserv" [TI])	17 190
＃18	＃16 AND (＃2 OR ＃17)	378
＃19	"Neoplasms/therapy" [Majr]	793 567
＃20	＃18 AND ＃19	156
＃21	＃20 NOT ＃15	129
＃22	＃16 AND "Neoplasms/therapy" [Mesh]	249
＃23	＃22 NOT (＃15 OR ＃21)	88

医中誌
检索日：2016 年 5 月 16 日(星期一)

No.	检索方式	检索数量
＃1	妊孕性温存/TH or 妊孕性温存/TH or 妊孕性保存/TA or 保存的手术/TA or 保存的管理/TA	1270
＃2	生殖補助技術/TH or 生殖補助技術/TA or 生殖補助医療/TA or 生殖医療/TA	24 640
＃3	＃1 and ＃2	965

文献检索方式

No.	检索方式	检索数量
#4	#3 and（精液保存/TH or 精子銀行/TH or 精液保存/AL or 精子銀行/AL or 精子バンク/AL）	23
#5	（凍結保存/TH or 凍結/TA）and（卵/TH or 卵子/TA or 卵細胞/TA or 卵母細胞/1A）	1 129
#6	（凍結保存/TH or 凍結/TA）and（卵巣/TH or 卵巣/TA）	628
#7	（凍結保存/TH or 凍結/TA）and（精子/TH or 精子/TA or 精子採取/IH）	1 374
#8	（凍結保存/TH or 凍結/TA）and（精巣/TH or 精巣/TA or 睾丸/1A）	298
#9	#1 and（#5 or #6 or #7 or #8）	181
#10	#3 or #9	966
#11	#10 and（PT＝総説）	12
#12	#10 and（RD＝ランダム化比較試験,準ランダム化比較試験,比較研究）	24
#13	#10 and（ガイドライン/TH or 研究デザイン/TH or 疫学的研究デザイン/TH or 疫学研究特性/TH）	89
#14	#11 or #12 or #13	111
#15	腫瘍/TH and（SH＝治療,薬物療法,外科的療法,食事療法,精神療法,放射線療法）	816 192
#16	（腫瘍/TI or 癌/TI）and（療法/TA or 治療/TA or 手術/TA or 外科/TA or 切除/TA）	453 247
#17	#10 and（#15 or #16）	607
#18	#17 not #14	522
#19	#18 and（PT＝原著論文）	73

CQ4 针对遗传性肿瘤患者,应该提供哪些与生育力保存相关的信息?

PubMed

检索日：2016 年 6 月 17 日（星期五）

No.	检索方式	检索数量
#1	"Fertility Preservation" [Mesh] OR fertility sparing* [TIAB] OR fertility preserve* [TIAB] OR fertility outcome [TIAB] OR preserve fertilit* [TIAB] OR conservative surg* [TIAB] OR conservative treatment* [TIAB] OR conservative management* [TIAB] OR conservative operation* [TIAB] OR treated conservative* [TIAB]	50 504
#2	#1 AND "Neoplastic Syndromes，Hereditary" [Mesh]	144
#3	#1 AND "Neoplasms/genetics" [Mesh]	187
#4	#1 AND（"Genes，BRCA1"[Mesh] OR "Genes，BRCA2"[Mesh]）	18
#5	#1 AND（familial cancer* [TIAB] OR familial tumo* [TIAB] OR hereditary cancer* [TIAB] OR hereditary tumo* [TIAB] OR BRCA* [TIAB]）	35
#6	#2 OR #3 OR #4 OR #5	335
#7	"Fertility" [Mesh] OR fertility [TIAB] OR fecundability [TIAB] OR fecundity [TIAB]	88 600
#8	#7 AND "Neoplastic Syndromes，Hereditary" [Mesh]	58
#9	#7 AND "Neoplasms/genetics" [Mesh]	334
#10	#7 AND（"Genes，BRCA1"[Mesh] OR "Genes，BRCA2"[Mesh]）	37
#11	#7 AND（familial cancer* [TIAB] OR familial tumo* [TIAB] OR hereditary cancer* [TIAB] OR hereditary tumo* [TIAB] OR BRCA* [TIAB]）	83
#12	#8 OR #9 OR #10 OR #11	434
#13	#6 OR #12	705
#14	#13 AND（English [LA] OR Japanese [LA]）	626
#15	#14 AND（"Meta-Analysis" [PT] OR "meta-analysis" [TIAB] OR "Cochrane Database Syst Rev" [TA] OR systematic review* [TIAB] OR "Guideline" [PT] OR "Guidelines as Topic" [MH] OR guideline* [TIAB]）	18
#16	#14 AND（Review [PT] OR review [TI] OR overview [TI]）	161
#17	#16 NOT #15	152
#18	#14 AND（"Genetic Counseling" (Mesh) OR "Preconception Care" [Mesh] OR "Directive Counseling" [Mesh] OR counsel* [TIAB]）	35
#19	#18 NOT（#15 OR #17）	19

医中誌

检索日：2016 年 6 月 17 日（星期五）

No.	检索方式	检索数量
#1	妊孕性温存/TH or 妊孕性温存/TH or 妊孕性保存/TA or 保存的手術/TA or 保存的管理/TA	1 299
#2	生殖能力/TH or 生殖能/TA or 受精能/TA or 受胎能/TA or 妊孕性/TA	5 456
#3	腫瘍症候群-遺伝性/TH	21 206
#4	BRCA1 遺伝子/TH or BRCA2 遺伝子/TH	836
#5	（遺伝性/TA or 家族性/TA or BRCA/TA）and（腫瘍/TA or 癌/TA）	5 397
#6	（腫瘍/TH）and（SH＝遺伝学）	58 474
#7	（腫瘍/TH）and（遺伝性/TA or 家族性/TA）	6 752

No.	检索方式	检索数量
#8	(#1 or #2) and (#3 or #4 or #5 or #6 or #7)	19
#9	#8 and (PT＝原著論文,総説)	6
#10	#8 and (RD＝メタアナリシス,ランダム化比較試験,準ランダム化比較試験,比較研究,診療ガイドライン)	0
#11	#8 and (ガイドライン/TH or 研究デザイン/TH or 疫学的研究デザイン/TH or 疫学研究特性/TH)	1
#12	#9 or #11	6
#13	#8 not #12	13

以上检索方式得到的文献中判断没有可采用的文献,然后根据制订小组成员间的综述,判断有必要追加采用2篇文献。

女性生殖系统

CQ1 哪些宫颈癌患者有生育力保存治疗的指征?

CQ2 针对宫颈癌患者的生育力保存可采取怎样的手术方法?

PubMed

检索日：2016 年 7 月 5 日(星期二)

No.	检索方式	检索数量
#1	"Uterine Cervical Neoplasms/therapy" [Mesh] OR ((cervical [TIAB] OR cervix [TIAB]) AND (cancer [TIAB] OR neoplasm* [TIAB] OR carcinoma* [TIAB] OR adenocarcinoma* [TIAB]) AND (therapy [TIAB] OR therapeutic* [TIAB] OR treatment [TIAB] OR radiotherapy [TIAB] OR radiation [TIAB] OR chemotherap* [TIAB] OR pharmacotherap* [TIAB] OR surgery [TIAB] OR surgical [TIAB] OR operati* [TIAB] OR radiochemo* [TIAB] OR chemoradio* [TIAB] NOT medline [SB]	32 287
#2	"Fertility" [Mesh] OR "Fertility Preservation" [Mesh] OR fertility sparing* [TIAB] OR fertility outcome* [TIAB] OR preserve fertility* [TIAB] OR fertility conserve* [TIAB]	37 914
#3	conservative surg* [TIAB] OR conservative treatment* [TIAB] OR conservative management* [TIAB] OR conservative operation* [TIAB] OR conserving surg* [TIAB] OR conserving treatment* [TIAB] OR conserving management* [TIAB] OR conserving operation* [TIAB] OR treated conservative* [TIAB] OR conservatively treat* [TIAB] OR preserving surg* [TIAB] OR preserving treatment* [TIAB] OR preserving management* [TIAB] OR preserving operation* [TIAB] OR ovarian preserv* [TIAB] OR ovaries preserv* [TIAB] OR ovary preserv* [TIAB]	54 396
#4	#04 #1 AND (#2 OR #3)	831
#5	#4 AND (JAPANESE [LA] OR ENGLISH [LA])	712
#6	#5 AND (Review [PT] OR "Meta-Analysis" [PT] OR "meta-analysis" [TI] or "Cochrane Database Syst Rev" [TA] OR review [TI] OR "Practice Guideline" [PT] OR "Practice Guidelines as Topic" [MH] OR guideline* [TI] OR overview [TI])	195
#7	Uterine Cervical Neoplasms/surgery" [Mesh] OR ((cervical [TIAB] OR cervix [TIAB]) AND (cancer [TIAB] OR neoplasm* [TIAB] OR carcinoma* [TIAB] OR adenocarcinoma* [TIAB]) AND (surgery [TIAB] OR surgical [TIAB] OR operati* [TIAB]) NOT medline [SB])	9838
#8	#7 AND (#2 OR #3)	633
#9	#8 AND (JAPANESE [LA] OR ENGLISH [LA])	548
#10	#9 AND ("Clinical Trial" [PT] OR "Clinical Trials as Topic" [MH] OR ((clinical trial* [TIAB] OR random* [TIAB] NOT medline [SB]))	26
#11	#9 AND ("Epidemiologic Studies" [Mesh] OR "Multicenter Study" [PT] OR ((cohort stud* [TIAB] OR multicenter stud* [TIAB))NOT medline [SB]))	196
#12	#9 AND ("Treatment Outcome" [Mesh] OR "Treatment Failure" [Mesh])	105
#13	#10 OR #11 OR #12) NOT #6	211
#14	#5 NOT #9	164
#15	#14 AND ("Clinical Trial" [PT] OR "Clinical Trials as Topic" [MH] OR ((clinical trial* [TIAB] OR random* [TIAB]) NOT medline [SB]))	8
#16	#14 AND ("Epidemiologic Studies" [Mesh] OR "Multicenter Study" [PT] OR ((cohort study* [TIAB] OR multicenter study* (TIAB]) NOT medline [SB]))	42
#17	#14 AND ("Treatment Outcome"|Mesh] OR "Treatment Failure" [Mesh])	20
#18	(#15 OR #16 OR #17) NOT (#6 OR #13)	46

CQ3 哪些子宫体癌患者有生育力保存治疗的指征(大剂量孕激素疗法)?

PubMed

检索日：2016 年 7 月 6 日(星期三)

No.	检索方式	检索数量
#1	"Endometrial Neoplasms/therapy" [Mesh] OR (endometrial [TIAB] OR endometrium [TIAB]) AND (cancer* [TIAB] OR neoplasm* [TIAB] OR carcinoma [TIAB] OR adenocarcinoma* [TIAB]) AND (therapy [TIAB] OR therapeutic* [TIAB] OR treatment [TIAB] OR radiotherapy [TIAB] OR radiation [TIAB] OR chemotherap* [TIAB] OR pharmacotherap* [TIAB] OR surgery [TIAB] OR surgical [TIAB] OR operation* [TIAB] OR radiochemo* [TIAB] OR chemoradio* [TIAB]) NOT medline [SB]	8 107

文献检索方式

No.	检索方式	检索数量
#2	"Fertility"（Mesh] OR "Fertility Preservation"［Mesh] OR fertility sparing*［TIAB] OR fertility preserve*［TIABJ OR fertility outcome*［TIAB] OR preserve fertilit*［TIAB] OR fertility conserve*［TIAB]	37915
#3	conservative surg*［TIAB] OR conservative treatment*［TIAB] OR conservative therap*［TIAB] OR conservative management*［TIAB] OR conservative operation*［TIAB] OR conserving surg*［TIAB] OR conserving treatment*［TIAB] OR conserving therap*［TIAB] OR Conserving management"［TIAB] OR conserving operation*［TIAB] OR treated conservative*［TIAB] OR conservatively treat*［TIAB] OR preserving surg*［TIAB] OR preserving treatment*［TIAB] OR preserving management*［TIAB] OR preserving operation*［TIAB] OR preserve*［TIAB] OR ovaries preserv*［TIAB] OR ovary preserve*［TIAB] OR ovary preserve*［TIAB] OR preserve childbear*［TIAB]	61502
#4	#1 AND（#2 OR #3）	342
#5	#4 AND（JAPANESE［LA] OR ENGLISH［LA]）	305
#6	#5 AND（Review［PT] OR "Meta-Analysis"［PT] OR "meta-analysis"［TI] OR "Cochrane Database Syst Rev"［TA] OR review［TI] OR review［TI] OR "Practice Guideline"［PT] OR "Practice Guidelines as Topic"［MH] OR guideline*［TI] OR overview［TI]	95
#7	#5 AND（"Clinical Trial"［PT] OR "Clinical Trials as Topic"［MH] OR（（clinical trial*［TIAB] OR random*［TIAB] OR phase I stud*［TIAB] OR phase Ⅱ stud*［TIAB] OR phase Ⅲ stud*［TIAB]）NOT medline［SB]））	20
#8	#5 AND（"Epidemiologic Studies"［Mesh] OR "Multicenter Study"［PT] OR（（cohort stud*［TIAB] OR multicent stud*［TIAB]）NOT medline［SB]	78
#9	（#7 OR #8）NOT #6	78
#10	#5 AND（"Treatment Outcome"［Mesh] OR "Treatment Failure"［Mesh] OR "Pregnancy Outcome"［Mesh]）	89
#11	#10 NOT（#6 OR #9）	32

医中誌
检索日：2016 年 7 月 6 日（星期三）

No.	检索方式	检索数量
#1	子宮内膜腫瘍/TH or 子宮内膜腫瘍/TA or 子宮体がん/TA or 子宮体ガン/TA or 子宮体癌/TA or 子宮体部がん/TA or 子宮体部ガン/TA or 子宮体部惠性腫瘍/TA or 子宮体部癌/TA or 子宮体部腫瘍/TA or 子宮内膜ガン/TA or 子宮内膜癌/TA	20815
#2	#1 and（SH＝治療的利用,治療,薬物療法,外科的療法,移植,放射線療法）	7203
#3	#1 and（治療/TH or 治療/TA or 療法/TA）	7050
#4	#2 or #3	9992
#5	妊孕性温存/TH or 生殖能力/TH or 妊孕性温存/TA or 生殖能力/TA or 保存的/TA	30728
#6	#4 and #5	396
#7	#6 and（PT＝総説）	4
#8	#6 and（RD＝ランダム化比較試験,準ランダム化比較試験,比較研究）	7
#9	#6 and（研究デザイン/TH or 疫学的研究デザイン/TH or 疫学研究特性/TH or ガイドライン/TH）	41
#10	#6 and（メタアナリシス/TA or システマティックレビュー/TA or システマティックレビュー/TA or ガイドライン/TA or 臨床試験/TA or 比較試験/TA or ランダム/TA or 無作為/TA or コホート/TA or 比較対照/TA）	8
#11	#7 or #8 or #9 or #10	52
#12	#6 and（PT＝原著論文）	102
#13	#12 not #11	83

CQ4　哪些卵巢恶性肿瘤患者有生育力保存治疗的指征？
CQ5　卵巢恶性肿瘤患者选择生育力保存可采取哪些手术方式？

PubMed
检索日：2016 年 3 月 28 日（星期一）

No.	检索方式	检索数量
#1	"Ovarian Neoplasms/therapy"［Majr]	17126
#2	（ovarian cancer*［TI] OR ovarian neoplasm*［TI] OR ovarian tumor*［TI] OR ovarian carcinoma*［TI] OR ovarian germ cell tumor*［TI] OR ovarian borderline malignan*［TI] OR low malignant potential*［TI] OR borderline tumor*［TI]）AND（therapy［TIAB] OR theraputic*［TIAB] OR surgery*［TIAB] OR surgical*［TIAB] OR treatment*［TIAB] OR operati*［TIAB]）NOT medline［SB]	1793
#3	（#1 OR #2）AND（English［LA] OR Japanese［LA]）	16416
#4	"Fertility"［Mesh] OR "Fertility Preservation"［Mesh] OR fertility sparing*［TIAB] OR fertility preserv*［TIAB] OR fertility outcome*［TIAB] OR preserve fertility*［TIAB]	37317
#5	#3 AND #4	347
#6	conservative surg*（TIAB] OR conservative treatment*［TIAB] OR conservative management*［TIAB] OR conservative operation*［TIAB] OR treated conservative*［TIAB]	46448
#7	#3 AND #6	321
#8	childbearing age*［TIAB] OR reproductive age*［TIAB] OR young wom*（TIAB] OR young patient*［TIAB] OR adolescent girl*［TIAB] OR adolescent*［TI]	181252

No.	检索方式	检索数量
#9	#3 AND #8	365
#10	#5 OR #7 or #9	717
#11	#10 AND (Review［PT］OR "Meta-Analysis"［PT］OR "meta-analysis"［TI］OR "Cochrane Database Syst Rev"［TA］OR review［TI］OR "Practice Guideline"［PT］OR "Practice Guidelines as Topic"［MH］OR guideline［TI］OR overview［TI］	199
#12	#10 AND ("Clinical Trial"［PT］OR "Clinical Trials as Topic"［MH］OR (clinical trial*［TIAB］OR random*［TIAB］) NOT medline［SB］)) NOT #11	31
#13	#10 AND ("Epidemiologic Studies"［Mesh］OR "Multicenter Study"［PT］OR ((cohort stud*［TIAB］OR multicenter stud*［TIAB］) NOT medline［SB］)) NOT (#11 OR #12)	207

CQ6　生育力保存治疗后应该如何实施妊娠支持?
PubMed
检索日：2016 年 5 月 20 日（星期五）

No.	检索方式	检索数量
#1	"Ovarian Neoplasms/therapy"［Majr］	17 306
#2	("ovarian cancer"［TI］OR ovarian neoplasm*［TIJ OR ovarian tumo*［TI］OR ovarian carcinoma*［TI］OR ovarian tumo*［TI］OR ovarian boydline malignan*［TI］OR low malignan potential*［TI］OR bordline tumo*［TI］OR ovarian clear cell adenocarcinoma*［TI］OR (ovary［TI］AND clear cell carcinoma［TI］)) AND germ cell tumo"［TI］OR ovarian borderline malignan*［TI］OR low malignant potential［TI］OR borderline (therapy［TIAB］OR therapeutic*［TIAB］OR treatment［TIAB］OR surgery［TIAB］OR surgical［TIAB］OR Operati*［TIAB］OR hysterectom*［TIAB］)	18 695
#3	Uterine Cervical Neoplasms/therapy"［Majr］	18 909
#4	(cervical cancer*［TI］OR cervical neoplasm*［TI］) OR cervical carcinoma［TI］) AND (therapy［TIAB］OR therapeutic*［TIAB］OR treatment［TIAB］OR surgery［TIAB］OR surgical［TIAB］OR operation*［TIAB］OR hysterectom*［TIAB］)	9 526
#5	Endometrial Neoplasms/therapy"［Majr］	3 569
#6	(endometrial cancer*［TI］OR endometrial carcinoma*［TI］OR endometrial adenocarcinoma*［TI］) AND (cancer［TIAB］OR neoplasm*［TIAB］OR carcinoma*［TIAB］) AND (therapy［TIAB］OR therapeutic*［TIAB］OR treatment［TIAB］OR surgery［TIAB］OR surgical［TIAB］OR operation*［TIAB］OR hysterectomy*［TIAB］)	6 238
#7	#1 OR #2 OR #3 OR #4 OR #5 OR #6) AND (English［LA］OR Japanese［LA］)	48 822
#8	"Fertility Preservation"［Mesh］OR fertility sparing*［TIAB］OR fertility preserv*［TIAB］OR fertility outcome*［TIAB］OR preserve fertilit*［TIAB］OR conservative surg*［TIAB］OR conservative treatment*［TIAB］OR conservative management*［TIAB］OR conservative operation*［TIAB］OR treated conservativel*［TIAB］	50 242
#9	#7 AND #8	1 261
#10	"Conization"［Mesh］OR conization*［TIAB］OR "Trachelectomy"［Mesh］OR trachelectom*［TIAB］	2 549
#11	(#3 OR #4) AND #10 AND (English［LA］OR Japanese［LA］)	933
#12	"Medroxyprogesterone Acetate"［Mesh］OR medroxyprogesterone acetate*［TIAB］	6 660
#13	(#5 OR #6) AND #12 AND (English［LA］OR Japanese［LA］)	212
#14	"Fertility"［Mesh］OR "Infertility, Female/therapy"［Mesh］OR "Neoplasm Recurrence, Local"［Mesh］OR recurrence*［TI］OR "Pregnancy"［Mesh］OR "Pregnancy Outcome"［Mesh］OR pregnanc*［TI］OR "Reproductive Techniques, Assisted"［Mesh］OR reproductive technique*［TIAB］OR reproductive technolog*［TIAB］OR reproductive outcome*［TIAB］OR reproductive age*［TIAB］OR reproductive medicine*［TIAB］OR reproductive function*［TIAB］OR reproductive safet*［TIAB］OR reproduction*［TIAB］OR "Young Adult"［Mesh］OR young women［TIAB］OR young patient*［TI］OR girl*［TI］	1 524 084
#15	(#9 OR #11 OR #13) AND #14	1 195
#16	#15 AND ("Meta-Analysis"［PT］OR "meta-analysis"［TI］OR "Cochrane Database Syst Rev"［TA］OR "Practice Guideline"［PT］OR "Practice Guidelines as Topic"［MH］OR guideline*［TI］)	36
#17	#15 AND ("Clinical Trial"［PT］OR "Clinical Trials as Topic"［MH］OR ((clinical trial*［TIAB］OR random*［TIAB］) NOT medline［SB］))	61
#18	#17 NOT #16	60

乳腺
CQ1　哪些乳腺癌患者有生育力保存治疗的指征?
PubMed
检索日：2017 年 1 月 28 日（星期六）

No.	检索方式	检索数量
#1	"Neoplasms/therapy"［Majr］OR ((cancer*［TI］OR neoplasm*［TI］OR carcinoma*［TI］OR adenocarcinoma［TI］) AND (therapy［TIAB］OR therapeutic*［TIAB］OR treatment［TIAB］OR radiotherapy［TIAB］OR radiation［TIAB］OR chemotherapy*［TIAB］OR pharmacotherapy*［TIAB］OR surgery［TIAB］OR surgical［TIAB］OR operation*［TIAB］OR radiochemo*［TIAB］OR chemoradio*［TIAB］) NOT medline［SB］)	897 287

No.	检索方式	检索数量
#2	"Fertility" [Mesh] OR "Fertility Preservation" [Mesh] OR fertility sparing [TIABJ OR fertility preserve* [TIAB] OR fertility outcome* [TIAB] OR preserve fertility* [TIAB] OR fertility conserve* [TIAB]	38 908
#3	"Pregnancy" [Mesh] OR "Pregnancy Outcome" [Mesh] OR "Pregnancy Rate" [Mesh] OR (pregnan* [TIAB] NOT medline [SB])	843 687
#4	#1 AND (#2 OR #3)	11 810
#5	#4 AND (JAPANESE [LA] OR ENGLISH [LA])	9 522
#6	#5 AND "Meta-Analysis" [PT] OR "meta-analysis" [TI] OR "Cochrane Database Syst Rev" [TA] OR systematic review* [TI] OR "Practice Guideline" [PT] OR "Practice Guidelines as Topic" [MH] OR guideline* [TI])	323
#7	"Breast Neoplasms/therapy" [Mesh] OR ((breast [TIAB] OR mamma* [TIAB]) AND (cancer* [TIAB] OR neoplasm* [TIAB] OR carcinoma* [TIAB] OR adenocarcinoma* [TIAB]) AND (therapy [TIAB] OR therapeutic* [TIAB] OR treatment [TIAB] OR radiotherapy [TIAB] OR radiation [TIAB] OR chemotherap* [TIAB] OR pharmacotherap* [TIAB] OR surgery [TIAB] OR surgical [TIAB] OR operation* [TIAB] OR radiochemo* [TIAB] OR chemoradio* [TIAB]) NOT medline [SB])	129 863
#8	#7 AND (#2 OR #3)	1 911
#9	#8 AND (JAPANESE [LA] OR ENGLISH [LA])	1 613
#10	#9 AND ("Randomized Controlled Trial" [PT] OR "Randomized Controlled Trials as Topic" [MH] OR (random* [TIAB] NOT medline [SB]))	52
#11	#9 AND ("Clinical Study" [PT] OR "Clinical Studies as Topic" [MH] OR ((clinical trial* [TIAB] OR random* [TIAB] OR observational study* [TIAB]) NOT medline [SB]))	99
#12	#9 AND ("Epidemiologic Studies" [Mesh] OR "Comparative Study" [PT] OR "Multicenter Study" [PT] OR ((cohort study* [TIAB] OR comparative study* [TIAB] OR follow-up study* [TIAB] OR case control* [TIAB]) NOT medline [SB]))	303
#13	(#10 OR #11 OR #12) NOT #6	354
#14	#9 AND ("Prognosis" [Mesh] OR prognos* [TI])	426
#15	#14 NOT (#6 OR #13)	274

CQ2 乳腺癌患者希望生育力保存时,可以允许延迟化疗开始吗?
PubMed
检索日:2016 年 7 月 9 日(星期六)

No.	检索方式	检索数量
#1	"Breast Neoplasms/mortality" [Majr] OR ((breast [TI] OR mamma* [TI]) AND (cancer* [TI] OR neoplasm* [TI] OR carcinoma* [TI] OR adenocarcinoma* [TI]) AND (mortalit* [TI] OR survive* [TI]) NOT medline [SB])	6 146
#2	#1 AND delay* [TIAB]	131
#3	#2 AND (JAPANESE [LA] OR ENGLISH [LA])	127
#4	#3 AND ("Meta-Analysis" [PT] OR "meta-analysis" [TI] OR "Cochrane Database Syst Rev" [TA] OR systematic review* [TI] OR "Practice Guideline" [PT] OR "Practice Guidelines as Topic" [MH] OR guideline* [TI])	6
#5	#3 AND (Review [PT] OR review [TI] OR overview [TI])	18
#6	#4 OR #5	20
#7	"Breast Neoplasms/therapy" [Mesh] OR ((breast [TIAB] OR mamma* [TIAB]) AND (cancer* [TIAB] OR neoplasm* [TIAB] OR carcinoma* [TIAB] OR adenocarcinoma* [TIAB]) AND (therapy [TIAB] OR therapeutic* [TIAB] OR treatment [TIAB] OR radiotherapy [TIAB] OR radiation [TIAB] OR chemotherap* [TIAB] OR pharmacotherap* [TIAB] OR surgery [TIAB] OR surgical [TIAB] OR operation* [TIAB] OR radiochemo* [TIAB] OR chemoradio* [TIAB]) NOT medline [SB])	125 029
#8	#1 AND #7	3 020
#9	#8 AND ("Chemotherapy, Adjuvant" [Mesh] OR adjuvant chemotherapy* [TIAB])	401
#10	#9 AND ("Survival Analysis" [Mesh] OR "Survival Rate" [Mesh] OR surviv* [TI])	357
#11	#10 AND (JAPANESE [LA] OR ENGLISH [LA])	343
#12	#11 AND ("Clinical Trial" [PT] OR "Clinical Trials as Topic" [MH] OR ((clinical trial* [TIAB] OR random* [TIAB]) NOT medline [SB]))	108
#13	#12 NOT #6	108
#14	#11 AND ("Epidemiologic Studies" [Mesh] OR "Multicenter Study" [PT] OR ((cohort stud* [TIAB] OR multicenter stud* [TIAB]) NOT medline [SB]))	181
#15	#14 NOT (#6 OR #12)	133

CQ3 若乳腺癌患者希望生育,从肿瘤预后的角度考虑,治疗结束后何时可以怀孕?
PubMed
检索日:2016 年 7 月 10 日(星期日)

No.	检索方式	检索数量
#1	"Breast Neoplasms/therapy" [Majr] OR ((breast [TI] OR mamma" [TI]) AND (cancer* [TI] OR neoplasm* [TI] OR carcinoma* [TI] OR adenocarcinoma* [TI]) AND (therapy [TI] OR therapeutic* [TI] OR treatment [TI] OR chemotherap* [TI] OR pharmacotherap* [TI] OR radiochemo* [TI] OR chemoradio* [TI]) NOT medline [SB]	73 545

No.	检索方式	检索数量
#2	Fertility" ［Mesh］ OR "Fertility Preservation" ［Mesh］ OR fertility sparing* ［TIAB］ OR fertility preserv* ［TIAB］ OR fertility outcome* ［TIAB］ OR preserve fertility* ［TIAB］ OR fertility conserv* ［TIAB］	37 932
#3	"Pregnancy" ［Mesh］ OR "Pregnancy Outcome" ［Mesh］ OR "Pregnancy Rate" ［Mesh］ OR (pregnancy* ［TIAB］ NOT medline ［SB］	828 282
#4	#1 AND (#2 OR #3)	948
#5	#4 AND JAPANESE ［LA］ OR ENGLISH ［LA］)	786
#6	#5 AND ("Trastuzumab" ［Mesh］ OR trastuzumab* ［TIAB］ OR chemotherap* ［TIAB］ OR endocrine therapy* ［TIAB］)	297
#7	#6 AND ("Meta-Analysis" ［PT］ OR "meta-analysis" ［TI］ OR "Cochrane Database Syst Rev" ［TA］ OR systematic review* ［TI］ OR "Practice Guideline" ［PT］ OR "Practice Guidelines as Topic" ［MH］ OR guideline* ［TI］)	16
#8	#6 AND (Review ［PT］ OR review ［TI］ OR overview ［TI］)	118
#9	#8 NOT #7	107
#10	#6 AND ("Clinical Trial" ［PT］ OR "Clinical Trials as Topic" ［MH］ OR ((clinical trial* ［TIAB］ OR random* ［TIAB］) NOT medline ［SB］	30
#11	#6 AND ("Epidemiologic Studies" ［Mesh］ OR "Multicenter Study" ［PT］ OR ((cohort stud* ［TIAB］ OR multicenter stud* ［TIAB］) NOT medline ［SB］))	53
#12	(#10 OR #11) NOT (#7 OR #9)	61

CQ4 若乳腺癌患者希望生育,由于使用过有致畸性等的药物治疗和放疗,从安全性观点来看治疗结束后多久可以怀孕?

PubMed

检索日：2016 年 7 月 11 日（星期一）

No.	检索方式	检索数量
#1	"Breast Neoplasms/therapy" ［Majr］ OR ((breast ［TI］ OR mamma* ［TI］) AND (cancer* ［TI］ OR neoplasm* ［TI］ OR carcinoma" ［TI］ OR adenocarcinoma* ［TI］) AND (therapy ［TI］ OR therapeutic* ［TI］ OR treatment ［TI］ OR chemotherap* ［TI］ OR pharmacotherap* ［TI］ OR radiochemo* ［TI］ OR chemoradio* ［TI］) NOT medline ［SB］)	74 272
#2	"Fertility" ［Mesh］ OR "Fertility Preservation" ［Mesh］ OR fertility sparing* ［TIAB］ OR fertility preserve* ［TIAB］ OR fertility outcome* ［TIAB］ OR preserve fertilit" ［TIAB］ OR fertility conserv* ［TIAB］	37 932
#3	"Pregnancy" ［Mesh］ OR "Pregnancy Outcome" ［Mesh］ OR "Pregnancy Rate" ［Mesh］ OR (pregnancy* ［TIAB］ NOT medline ［SB］)	828 324
#4	#1 AND (#2 OR #3)	950
#5	#4 AND (JAPANESE ［LA］ OR ENGLISH ［LA］)	788
#6	#5 AND ("Trastuzumab" ［Mesh］ OR trastuzumab* ［TIAB］ OR chemotherap* ［TIAB］ OR endocrine therap ［TIAB］)	31
#7	#6 AND ("Meta-Analysis" ［PT］ OR "meta-analysis" ［TI］ OR "Cochrane Database Syst Rev" ［TA］ OR systematic review* ［TI］ OR "Practice Guideline" ［PT］ OR "Practice Guidelines as Topic" ［MH］ OR guideline* ［TI］)	264
#8	#6 AND (Review ［PT］ OR review ［TI］ OR overview ［TI］)	143
#9	#8 NOT #7	52
#10	#6 AND ("Clinical Trial" ［PT］ OR "Clinical Trials as Topic" ［MH］ OR ((clinical trial* ［TIAB］ OR random* ［TIAB］) NOT medline ［SB］))	38
#11	#6 AND ("Epidemiologic Studies" ［Mesh］ OR "Multicenter Study" ［PT］ OR ((cohort stud* ［TIAB］ OR multicenter stud* ［TIAB］) NOT medline ［SB］))	137
#12	(#10 OR #11) NOT (#7 OR #9)	101

CQ5 有生育需求的乳腺癌患者选择生育力保存有哪些推荐方法?

PubMed

检索日：2016 年 7 月 11 日（星期一）

No.	检索方式	检索数量
#1	"Breast Neoplasms/therapy" ［Majr］ OR ((breast ［TI］ OR mamma* ［TI］) AND (cancer* ［TI］ OR neoplasm* ［TI］ OR carcinoma ［TI］ OR adenocarcinoma* ［TI］) AND (therapy ［TI］ OR therapeutic* ［TI］ OR treatment ［TI］ OR chemotherap* ［TI］ OR pharmacotherap* ［TI］ OR radiochemo* ［TI］ OR chemoradio* ［TI］) NOT medline ［SB］)	74 272
#2	"Fertility" ［Mesh］ OR "Fertility Preservation" ［Mesh］ OR fertility sparing* ［TIAB］ OR fertility preserv* ［TIAB］ OR fertility outcome* ［TIAB］ OR preserve fertilit* ［TIAB］ OR fertility conserv* ［TIAB］	37 932
#3	"Pregnancy" ［Mesh］ OR "Pregnancy Outcome" ［Mesh］ OR "Pregnancy Rate" ［Mesh］ OR (pregnan* ［TIAB］ NOT medline ［SB］)	828 324
#4	#1 AND (#2 OR #3)	950
#5	#4 AND (JAPANESE ［LA］ OR ENGLISH ［LA］)	788
#6	#5 AND ("Trastuzumab" ［Mesh］ OR trastuzumab* ［TIAB］ OR chemotherap* ［TIAB］ OR endocrine therapy* ［TIAB］)	31
#7	#6 AND ("Meta-Analysis" ［PT］ OR "meta-analysis" ［TI］ OR "Cochrane Database Syst Rev" ［TA］ OR systematic review* ［TI］ OR "Practice Guideline" ［PT］ OR "Practice Guidelines as Topic" ［MH］ OR guideline* ［TI］)	264
#8	#6 AND (Review ［PT］ OR review ［TI］ OR overview ［TI］)	143

No.	检索方式	检索数量
#9	#8 NOT #7	52
#10	#6 AND（"Clinical Trial"［PT］OR "Clinical Trials as Topic"［MH］OR（（clinical trial*［TIAB］OR random*［TIAB］）NOT medline［SB］））	38
#11	#6 AND（"Epidemiologic Studies"［Mesh］OR "Multicenter Study"［PT］OR（（cohort study*［TIAB］OR multicenter study*［TIAB］）NOT medline［SB］））	137
#12	（#10 OR #11）NOT（#7 OR #9）	101

泌尿系统

CQ1 哪些泌尿系统恶性肿瘤患者需要进行生育力保存的说明?

PubMed

检索日：2016 年 3 月 26 日（星期六）

No.	检索方式	检索数量
#1	"Urogenital Neoplasms/therapy"［Majr］	128 179
#2	（testicular cancer*［TI］OR testicular neoplasm*［TI］OR testicular tumo*［TI］OR urogenital cancer*［TI］OR urogenital neoplasm［TI］OR urogenital tumo*［TI］）AND（therapy［TIAB］OR theraputic*［TIAB］OR chemotherapy*［TIAB］OR drug therapy*［TIAB］OR pharmacotherp*［TIAB］OR surgery［TIAB］OR surgical*［TIAB］OR treatment*［TIAB］OR operati*［TIAB］OR orchiectom*［TIAB］）NOT medline［SB］	150
#3	（#1 OR #2）AND（English［LA］OR Japanese［LA］）	107 187
#4	"Fertility Preservation"［Mesh］OR fertility preservation*［TI］	1393
#5	#3 AND #4	225
#6	#5 AND（Review［PT］OR "Meta-Analysis"［PT］OR "meta-analysis"［TIJ OR "Cochrane Database Syst Rev"［TA］OR review［TI］OR "Practice Guideline"［PT］OR "Practice Guidelines as Topic"［MH］OR guideline*［TI］OR overview［TI］）	84
#7	#5 AND（"Clinical Trial"［PT］OR "Clinical Trials as Topic"［MH］OR（（clinical trial*［TIAB］OR random*［TIAB］）NOT medline［SB］））	4
#8	#5 AND（"Epidemiologic Studies"［Mesh］OR "Multicenter Study"［PT］OR（（cohort stud*［TIAB］OR multicenter stud*［TIAB］）NOT medline［SB］）	85
#9	（#7 OR #8）NOT #6	79
#10	（"Urogenital Neoplasms"［Majr］OR（（testicular cancer*［TI］OR testicular neoplasm*［TI］OR testicular tumo*［TI］OR urogenital cancer*［TI］OR urogenital neoplasm*［TI］OR urogenital tumo*［TI］）AND medline［SB］））AND（English［LA］OR Japanese［LA］）	302 101
#11	#10 AND（"Infertility, Male"［Mesh］OR（infertilit*［TIAB］NOT medline［SB］））	394
#12	#10 AND（"Sperm Banks"［Mesh］OR "Semen Preservation"［Mesh］OR sperm bank*［TIAB］）	79
#13	#10 AND（"Cryopreservation"［Mesh］OR（cryopreservation*［TIAB］NOT medline［SB］））	189
#14	#11 OR #12 OR #13	571
#15	#14 AND（Review［PT］OR "Meta-Analysis"［PT］OR "meta-analysis"［TI］OR "Cochrane Database Syst Rev"［TA］OR review［TI］OR "Practice Guideline"［PT］OR "Practice Guidelines as Topic"［MH］OR guideline*［TI］OR overview［TI］）	100
#16	#14 AND（"Clinical Trial"［PT］OR "Clinical Trials as Topic"［MH］OR（（clinical trial*［TIAB］OR random*［TIAB］）NOT medline［SB］））	15
#17	#14 AND（"Epidemiologic Studies"［Mesh］OR "Multicenter Study"［PT］OR（cohort stud*［TIAB］OR multicenter stud*［TIAB］）NOT medline［SB］））	104
#18	（#15 OR #16 OR #17）NOT（#6 OR #9）	195

医中誌

检索日：2016 年 3 月 26 日（星期六）

No.	检索方式	检索数量
#1	泌尿生殖器腫瘍/TH and（SH＝治療,薬物療法,外科的療法,食事療法,精神療法,放射線療法）	108 827
#2	（泌尿生殖器腫瘍/AL or 泌尿生殖器癌/AL or 精巣腫瘍/AL or 精巣癌/AL or 睾丸腫瘍/AL）and（療法/AL or 治療/AL or 手術/AL or 外科/AL or 切除/AL）	6 406
#3	#1 or #2	111 062
#4	#3 and（妊孕性温存/TH or 妊孕性温存/AL）	711
#5	#4 and（（PT＝症例報告除く）AND（PT＝原著論文,総説）	98
#6	#3 and（不妊症/TH or 不妊/TI）	709
#7	#3 and（精液保存/TH or 精子/TH or 精子銀行/TH or 精子/AL or 精液/AL）	271
#8	#3 and（凍結保存/TH or 凍結保存/AL）	47
#9	（#6 or #7 or #8）not #5	881
#10	#9 and（（PT＝症例報告除く）AND（PT＝原著論文,総説））	123

CQ2　泌尿系统恶性肿瘤患者在治疗开始时,希望先行生育力保存的情况下,在进行生育力保存同时允许肿瘤治疗延迟开始吗?

PubMed

检索日：2016 年 3 月 22 日（星期二）

No.	检索方式	检索数量
#1	"Testicular Neoplasms" [Majr]	19577
#2	testicular cancer* [TI] OR testicular neoplasm* [TI]	2862
#3	"Chorionic Gonadotropin" [Mesh] OR chorionic gonadotropin [TIAB]	34399
#4	"Sperm Count" [Mesh] OR "Spermatozoa" [Mesh]	63372
#5	sperm (TIAB) OR sperms [TIAB] OR spermatozoa* [TIAB]	77766
#6	(#1 OR #2) AND #3 AND (#4 OR #5)	27
#7	#6 AND (English [LA] OR Japanese [LA])	23

医中誌

检索日：2016 年 3 月 23 日（星期三）

No.	检索方式	检索数量
#1	精巣腫瘍/TH and（SH＝診断,画像診断,X 線診断,放射性核種診断,超音波診断,治療,藥物療法,外科的療法,食事療法,精神療法,放射線療法）	4306
#2	(精巣腫瘍/AL or 精巣癌/AL or 睾丸腫瘍/AL) and（療法/AL or 治療/AL or 手術/AL or 外科/AL or 切除/AL or 診断/AL）	6150
#3	時間因子/TH or 時間管理/TH or 遅延/AL or 延期/AL or タイミング/AL	49877
#4	(#1 or #2) and #3	14
#5	#4 and（CK＝ヒト）	10
#6	精巣腫瘍/TH	8531
#7	精巣腫瘍/AL or 精巣癌/AL or 睾丸腫瘍/AL	8893
#8	"Chorionic Gonadotropin"/TH or "Chorionic Gonadotropin"/AL or 絨毛性性腺刺激ホルモン/AL or 絨毛性ゴナドトロピン/AL	5125
#9	精子/TH or 精子計数/TH or 精子/AL	16700
#10	(#6 or #7) and #8 and #9	5
#11	泌尿生殖器腫瘍/TH and（SH＝診断,画像診断,X 線診断,放射性核種診断,超音波診断,治療,薬物療法,外科的療法,食事療法,精神療法,放射線療法）	138101
#12	(泌尿生殖器腫瘍/AL or 生殖器腫瘍/AL or 泌尿器腫瘍/AL or 前立腺腫瘍/AL or 腎臓腫瘍/AL or 腎細胞癌/AL or 尿管腫瘍/AL or 尿道腫瘍/AL or 膀胱腫瘍/AL or 精巣腫瘍/AL or 子宮腫瘍/AL or 子宮頸部腫瘍/AL or 子宮内膜腫瘍/AL or 膣腫瘍/AL or 卵巣腫瘍/AL or 卵管腫瘍/AL or 陰茎腫瘍/AL or 陰嚢腫瘍/AL or 泌尿生殖器癌/AL or 生殖器癌/AL or 泌尿器癌/AL or 前立腺癌/AL or 腎臓癌/AL or 尿管癌/AL or 尿道癌/AL or 膀胱癌/AL or 精巣腫瘍/AL or 睾丸腫瘍/AL or 子宮癌/AL or 子宮頸部癌/AL or 子宮内膜癌/AL or 膣癌/AL or 卵巣癌/AL or 卵管癌/AL or 陰茎癌/AL or 陰嚢癌/AL) and（療法/AL or 治療/AL or 手術/AL or 外科/AL or 切除/AL or 診断/AL）	172353
#13	時間因子/TH or 時間管理/TH or 遅延/TI or 延期/TI or タイミング/TI	27548
#14	(#11 or #12) and #13	297
#15	#14 and（PT＝原著論文,総説 CK＝ヒト）	140
#16	#15 not（#5 or #10）	139
#17	#17 泌尿生殖器腫瘍/TH	235199
#18	泌尿生殖器腫瘍/AL or 生殖器腫瘍/AL or 泌尿器腫瘍/AL or 前立腺腫瘍/AL or 腎臓腫瘍/AL or 腎細胞癌/AL or 尿管腫瘍/AL or 尿道腫瘍/AL or 膀胱腫瘍/AL or 精巣腫瘍/AL or 子宮腫瘍/AL or 子宮頸部腫瘍/AL or 子宮内膜腫瘍/AL or 膣腫瘍/AL or 卵巣腫瘍/AL or 卵管腫瘍/AL or 陰茎腫瘍/AL or 陰嚢腫瘍/AL or 泌尿生殖器癌/AL or 生殖器癌/AL or 泌尿器癌/AL or 前立腺癌/AL or 腎臓癌/AL or 尿管癌/AL or 尿道癌/AL or 膀胱癌/AL or 精巣癌/AL or 睾丸腫瘍/AL or 子宮癌/AL or 子宮頸部癌/AL or 子宮内膜癌/AL or 膣癌/AL or 卵巣癌/AL or 卵管癌/AL or 陰茎癌/AL or 陰嚢癌/AL	230743
#19	(#17 or #18) and #8 and #9	5
#20	#19 not（#5 or #10 or #16）	0

CQ3　泌尿系统恶性肿瘤患者希望生育时,治疗结束后何时生育或者妊娠合适?

PubMed

检索日：2016 年 3 月 23 日（星期三）

No.	检索方式	检索数量
#1	"Testicular Neoplasms/therapy" [Mesh]	10100
#2	(testicular cancer* [TI] OR testicular neoplasm* [TI]) AND (therapy [TIAB] OR therapeutic* [TIAB] OR chemotherapy* [TIAB] OR drug therapy* [TIAB] OR pharmacotherp* [TIAB] OR surgery [TIAB] OR surgical* [TIAB] OR treatment* [TIAB] OR operation* [TIAB]) AND medline [SB]	1459
#3	#1 OR #2	10354
#4	#3 AND ("Fertility Preservation" [Mesh] OR fertility preservation [TIAB])	24

No.	检索方式	检索数量
#5	#3 AND （（（"Semen Preservation"［Mesh］OR "Spermatozoa"［Mesh］OR "Sperm Banks"［Mesh］）AND "Cryopreservation"［Mesh］）OR sperm cryopreservation*［TIAB］）	74
#6	#3 AND （"Semen Analysis"［Mesh］OR semen analysis*［TIAB］OR semen quality*［TIAB］）	161
#7	#3 AND （"Sperm Retrieval"［Mesh］OR sperm retrieval*［TIAB］OR sperm extraction*［TIAB］）	27
#8	#3 AND （"DNA"［Mesh］OR DNA［TIAB］OR deoxyribonucleic acid*［TIAB］）AND （"Spermatozoa"［Mesh］OR sperm［TIAB］OR sperma*［TIAB］OR sperms［TIAB］）	39
#9	#3 AND （"Fertilization in Vitro"［Mesh］OR "fertilization in vitro"［TIAB］OR "in vitro fertilization"［TIAB］OR intracytoplasmic sperm injection*［TIAB］）	51
#10	#3 AND （"Paternity"［Mesh］OR paternit*［TIAB］）	36
#11	#4 OR #5 OR #6 OR #7 OR #8 OR #9 OR #10	290
#12	"Neoplasms/therapy"［Majr］	785 173
#13	"Fertility Preservation"［Mesh］OR fertility preservation*［TIAB］OR （（"Semen Preservation"［Mesh］OR "Spermatozoa"［Mesh］OR "Sperm Banks"［Mesh］）AND "Cryopreservation"［Mesh］）OR sperm cryopreservation*［TIAB］OR "Semen Analysis"［Mesh］OR semen analysis*［TIAB］OR semen qualit*［TIAB］OR "Sperm Retrieval"［Mesh］OR sperm retrieval*［TIAB］OR sperm extraction*［TIAB］OR （（"DNA"［Mesh］OR DNA［TIAB］OR deoxyribonucleic acid*［TIAB］）AND （"Spermatozoa"［Mesh］OR sperm［TIAB］OR sperma*［TIAB］OR sperms［TIAB］））OR "Fertilization in Vitro"［Mesh］OR "fertilization in vitro"［TIAB］OR "in vitro fertilization"［TIAB］OR intracytoplasmic sperm injection*［TIAB］OR "Paternity"［Mesh］OR paternit*［TIAB］	77 843
#14	"Infertility，Male"［Mesh］	24 027
#15	#12 AND #13 AND #14	197
#16	"Neoplasms/therapy"［Mesh］	1 180 137
#17	"Paternal Exposure"［Mesh］	835
#18	"Pregnancy"［Mesh］	780 987
#19	#16 AND #17 AND #18	9
#20	#11 OR #15 OR #19	419
#21	#20 AND （English［LA］OR Japanese［LA］）	363
#22	#21 AND （Review［PT］OR "Meta-Analysis"［PT］OR "meta-analysis"［TI］OR "Cochrane Database Syst Rev"［TA］OR review［TI］OR "Practice Guideline"［PT］OR "Practice Guidelines as Topic"［MH］OR guideline*［TI］OR overview［TI］）	75

医中誌

检索日：2016 年 3 月 23 日（星期三）

No.	检索方式	检索数量
#1	精巣腫瘍/TH and （SH＝治療,薬物療法,外科的療法,食事療法,精神療法,放射線療法）	3746
#2	（精巣腫瘍/AL or 精巣癌/AL or 睾丸腫瘍/AL）and （療法/AL or 治療/AL or 手術/AL or 外科/AL or 切除/AL）	5586
#3	#1 or #2	5754
#4	#3 and （妊孕性温存/TH or 妊孕性温存/AL）	16
#5	#3 and （（（精液保存/TH or 精子/TH or 精子銀行/TH）and 凍結保存/TH）or 精子凍結保存/AL）	51
#6	#3 and （精液検査/TH or 精液検査/AL or 精液の質/AL）	20
#7	#3 and （精子採取/TH or 精子採取/AL or 精子抽出/AL）	18
#8	#3 and （（DNA/TH or DNA/AL or デオキシリボ核酸/AL）and （精子/TH or 精子/AL））	5
#9	#3 and （体外受精/TH or 体外受精/AL or 卵細胞質内精子注入法/TH or 卵細胞質内精子注入/AL）	25
#10	#3 and 父性/AL	0
#11	#4 or #5 or #6 or #7 or #8 or #9 or #10	104
#12	腫瘍/TH and （SH＝治療,薬物療法,外科的療法,食事療法,精神療法,放射線療法）	806 208
#13	妊孕性温存/TH or 妊孕性温存/AL or （（精液保存/TH or 精子/TH or 精子銀行/TH）and 凍結保存/TH）or 精子凍結保存/AL or 精液検査/TH or 精液検査/AL or 精液の質/AL or 精子採取/TH or 精子採取/AL or 精子抽出/AL or （DNA/TH or DNA/AL or デオキシリボ核酸/AL）and （精子/TH or 精子/AL））or 体外受精/TH or 体外受精/AL or 卵細胞質内精子注入法/TH or 卵細胞質内精子注入/AL or 父性/AL	17 557
#14	不妊症-男性/TH	5574
#15	#12 and #13 and #14	53
#16	父性曝露/TH	65
#17	妊娠/TH	51 424
#18	#12 and #16 and #17	0
#19	#11 or #15	126
#20	#19 and （LA＝日本語,英語）	126
#21	#20 and （PT＝原著論文,総説）	48

CQ4　向有生育需求的泌尿系统恶性肿瘤患者推荐生育力保存治疗时，可推荐哪些方法?

PubMed

检索日：2016 年 3 月 25 日（星期五）

No.	检索方式	检索数量
#1	"Testicular Neoplasms/therapy" [Majr]	5 668
#2	(testicular cancer*[TI] OR testicular neoplasm*[TI] OR testicular tumo*[TI]) AND (therapy [TIAB] OR theraputic*[TIAB] OR chemotherapy*[TIAB] OR drug therapy*[TIAB] OR pharmacotherp*[TIAB] OR surgery [TIAB] OR surgical*[TIAB] OR treatment*[TIAB] OR operati*[TIAB] OR orchiectom*[TIAB]) AND medline [SB]	2 534
#3	#1 OR #2	6 738
#4	#3 AND ("Infertility, Male" [Mesh] OR infertilit*[TI])	207
#5	#3 AND ("Sperm Banks" [Mesh] OR "Semen Preservation" [Mesh] OR sperm bank*[TIAB])	56
#6	#3 AND ("Cryopreservation" [Mesh] OR sperm cryopreservation*[TIAB])	55
#7	#3 AND ("Sperm Retrieval" [Mesh] OR sperm retrieval*[TIAB] OR sperm extraction*[TIAB])	22
#8	#3 AND ("Fertilization in Vitro" [Mesh] OR "fertilization in vitro" [TIAB] OR "in vitro fertilization" [TIAB] OR intracytoplasmic sperm injection*[TIAB])	25
#9	#3 AND (("Orchiectomy" [Mesh] AND (partial*[TIAB] OR "Organ Sparing Treatments" [Mesh])) OR partial orchiectom*[TIAB] OR testis spar*[TIAB])	105
#10	#4 OR #5 OR #6 OR #7 OR #8 OR #9	346
#11	#10 AND (English [LA] OR Japanese [LA])	278
#12	#11 AND (Review [PT] OR "Meta-Analysis" [PT] OR "meta-analysis" [TI] OR "Cochrane Database Syst Rev" [TA] OR review [TI] OR "Practice Guideline" [PT] OR "Practice Guidelines as Topic" [MH] OR guideline*[TI] OR overview [TI])	61

医中誌

检索日：2016 年 3 月 25 日（星期五）

No.	检索方式	检索数量
#1	精巣腫瘍/TH and（SH＝治療,藥物療法,外科的療法,食事療法,精神療法,放射線療法）	3 746
#2	(精巣腫瘍/AL or 精巣癌/AL or 睾丸腫瘍/AL) and（療法/AL or 治療/AL or 手術/AL or 外科/AL or 切除/AL)	5 586
#3	#1 or #2	5 754
#4	#3 and（不妊症-男性/TH or 不妊/AL）	176
#5	#3 and（精液保存/TH or 精子銀行/TH or 精液保存/AL or 精子銀行/AL or 精子バンク/AL）	38
#6	#3 and（凍結保存/TH or 凍結保存/AL）	57
#7	#3 and（精子採取/TH or 精子採取/AL or 精子抽出/AL）	18
#8	#3 and（体外受精/TH or 体外受精/AL or 卵細胞質内精子注入法/TH or 卵細胞質内精子注入/AL）	25
#9	#3 and（((精巣摘出術/TH or 精巣摘出術/AL) and（部分/AL or 温存/AL)) or 精巣温存/AL or 精巣部分摘/AL）	85
#10	#4 or #5 or #6 or #7 or #8 or #9	285
#11	#10 and（PT＝総説）	4
#12	#10 and（RD＝ランダム化比較試験,準ランダム化比較試験,比較研究）	4
#13	#10 and（研究デザイン/TH or 疫学的研究デザイン/TH or 疫学研究特性/TH）	10
#14	#11 or #12 or #13	16
#15	#10 and（PT＝原著論文）	112
#16	#15 not #14	104
#17	精巣腫瘍/TH or 精巣腫瘍/TI or 精巣癌/TI or 睾丸腫傷/TI	9 068
#18	不妊症-男性/TH or 不妊/AL or 精液保存/TH or 精子銀行/TH or 精液保存/AL or 精子銀行/AL or 精子バンク/AL or 凍結保存/TH or 凍結保存/AL or 精子採取/TH or 精子採取/AL or 精子抽出/AL or 体外受精/TH or 体外受精/AL or 卵細胞質内精子注入法/TH or 卵細胞質内精子注入/AL or ((精巣摘出術/TH or 精巣摘出/AL) and（部分/AL or 温存/AL) or 精巣部分摘/AL or 精巣温存/AL	48 881
#19	#17 and #18	338
#20	#19 and（PT＝総説）	4
#21	#19 and（RD＝ランダム化比較試験,準ランダム化比較試験,比較研究）	5
#22	#19 and（研究デザイン/TH or 疫学的研究デザイン/TH or 疫学研究特性/TH）	10
#23	(#20 or #21 or #22) not（#14 or #16）	0

文献检索方式

儿科

CQ1 哪些儿童恶性肿瘤有生育力保存治疗的指征?

PubMed

检索日：2016 年 6 月 21 日（星期二）

No.	检索方式	检索数量
#1	"Neoplasms" [Mesh] OR cancer [TIAB]	3 101 384
#2	Adolescent" [Mesh] OR "Child" [Mesh] OR "Young Adult" [Mesh] OR adolescent* [TI] OR child* [TI] OR girl* [TI] OR young [TI] OR AYA [TI] OR young people* [TIAB] OR young patient* [TIAB] OR young girl* [TIAB] OR young women* [TIAB] OR young cancer patient* [TIAB] OR childhood cancer patient* [TIAB] OR cancer survivor* [TIAB] OR pediatric cancer* [TIAB] OR premenopausal women* [TIAB] OR "Age Factors" [Mesh]	3 258 916
#3	#1 AND #2	415 603
#4	#3 AND (English [LA] OR Japanese [LA])	340 504
#5	#4 AND ("Fertility Preservation" [Mesh] OR fertility preservation* [TIAB])	886
#6	#4 AND ((("Semen Preservation" [Mesh] OR "Spermatozoa" [Mesh] OR "Sperm Banks" [Mesh] OR "Ovum" [Mesh] OR "Gonads" [Mesh] OR "Germ Cells" [Mesh] OR "Ovary" [Mesh] OR "Oocytes" [Mesh]) AND "Cryopreservation" [Mesh]) OR sperm cryopreserv* [TIAB] OR testicular tissue cryopreserve* [TIABJ OR oocyte cryopreserv* [TIAB] OR ovarian tissue cryopreserv* [TIAB] OR ovarian cryopreserv* [TIAB] OR cryopreserved ovarian tissue* [TIAB])	520
#7	#4 AND (ovarian transposition* [TIAB] OR ovarian movement* [TIAB])	73
#8	#4 AND (testicle transposition* [TIAB] OR testicular transposition [TIAB])	3
#9	#4 AND (gonadal shield* [TIAB] OR ("Gonads" [Mesh] AND ("Radiation Protection" [Mesh] OR "Protective Devices" [Mesh])) OR ("Gonads/drug effects" [Mesh] AND "Antineoplastic Agents/adverse effects" [Mesh]) OR ("Gonads/radiation effects" [Mesh] AND "Radiotherapy/adverse effects" [Mesh]) OR ("Primary Ovarian Insufficiency/chemically induced" [Mesh] AND "Antineoplastic Combined Chemotherapy Protocols/adverse effects" (Mesh)))	296
#10	#4 AND LHRH analog* [TIAB]	27
#11	#5 OR #6 OR #7 OR #8 OR #9 OR #10	1 408
#12	#11 AND ("Meta-Analysis" [PT] OR "meta-analysis" [TI] OR "Cochrane Database Syst Rev" [TA] OR "Practice Guideline" [PT] OR "Practice Guidelines as Topic" [MH] OR guideline* [TI])	52
#13	#11 AND (Review [PT] OR review [TI] OR overview [TI])	441
#14	#13 AND ("Fertility Preservation" [Majr] OR fertility preservation* [TI])	189
#15	#14 NOT #12	175
#16	#11 AND ("Clinical Trial" [PT] OR "Clinical Trials as Topic" [MH] OR ((clinical trial* [TIAB] OR random* [TIAB]) NOT medline [SB]))	82
#17	#11 AND ("Epidemiologic Studies" [Mesh] OR "Comparative Study" [PT] OR "Multicenter Study" [PT] OR "Validation Studies" (PT] OR ((cohort stud* [TIAB] OR comparative stud* [TIAB] OR follow-up stud* [TIAB]) NOT medline [SB]))	374
#18	#16 OR (#17 AND ("Fertility Preservation" [Majr] OR fertility preservation* [TI] OR evidence [TI] OR "Childhood Cancer Survivor Study" [TI]))	220
#19	#11 AND committee opinion [TI]	4
#20	(#18 OR #19) NOT (#12 OR #15)	198

医中誌

检索日：2016 年 6 月 21 日（星期二）

No.	检索方式	检索数量
#1	腫瘍/TH or 腫瘍/TI or 癌/TI or がん/TI	1 953 250
#2	小児/TH or 青年/TH or 小児/TA or 青年/TI or 幼児/TI or 子供/TI or 子ども/TI or 児童/TI or ヤングアダルト/TI or がん経験者/TA or がんサバイバー/TA	354 592
#3	#1 and #2	33 088
#4	#3 and (妊孕性温存/TH or 妊孕性温存/TA)	50
#5	#3 and (((精液保存/TH or 精子/TH or 精子銀行/TH or 卵/TH) and 凍結保存/TH) or 精子凍結保存/TA or 精巣凍結保存/TA or 精巣組織凍結保存/TA or 卵子凍結保存/TA or 卵巣凍結保存/TA or 卵巣組織凍結保存/TA)	12
#6	#3 and (卵巣移動/TA or 卵巣位置移動/TA or 精巣移動/TA)	2
#7	#3 and ((性腺/TH and (放射線防護/TH or 防護具/TH)) or 性腺遮蔽/TA)	1
#8	#3 and LHRHアナログ/TA	1
#9	#4 or #5 or #6 or #7 or #8	58
#10	#9 and (PT＝総説)	0
#11	#9 and (RD＝メタアナリシス,ランダム化比較試験、準ランダム化比較試験,比較研究,診療ガイドライン)	1
#12	#9 and (研究デザイン/TH or 疫学的研究デザイン/TH or 疫学研究特性/TH or ガイドライン/TH)	5
#13	#11 or #12	6

No.	检索方式	检索数量
♯14	♯9 and（PT＝症例報告除く）AND（PT＝原著論文）	8
♯15	♯14 not ♯13	4
♯16	♯9 not（♯13 or ♯15）	48

CQ2 恶性肿瘤患儿的生育力保存治疗有哪些方法？

PubMed

检索日：2016 年 6 月 17 日（星期五）

No.	检索方式	检索数量
♯1	"Neoplasms"［Mesh］OR cancer［TIAB］	3 099 757
♯2	"Adolescent"［Mesh］OR "Child"［Mesh］OR "Young Adult"［Mesh］OR adolescent*［TI］OR child*［TI］OR girl*［TI］OR young［TI］OR AYA［TI］OR young people*［TIAB］OR young patient*［TIAB］OR young girl*［TIAB］OR young women*［TIAB］OR young cancer patient*［TIAB］OR childhood cancer patient*［TIAB］OR childhood cancer survivor*［TIAB］OR pediatric cancer*［TIAB］OR premenopausal women*［TIAB］	3 009 486
♯3	♯1 AND ♯2	370 136
♯4	♯3 AND（English［LA］OR Japanese［LA］）	301 399
♯5	♯4 AND（"Fertility Preservation"（Mesh］OR fertility preservation*［TIAB］）	793
♯6	♯4 AND（（（"Semen Preservation"［Mesh］OR "Spermatozoa"［Mesh］OR "Sperm Banks"［Mesh］OR "Ovum"［Mesh］OR "Gonads"［Mesh］OR "Germ Cells"［Mesh］OR "Ovary"［Mesh］OR "Ooctes"［Mesh］）AND "Cryopreservation"［Mesh］）OR sperm cryopreserv*［TIAB］OR testicular tissue cryopreserv*［TIAB］OR Oocyte cryopreserv*［TIAB］OR ovarian tissue cryopreserv*［TIAB］OR ovarian cryopreserv*［TIAB］OR cryopreserved ovarian tissue*［TIAB］）	459
♯7	♯4 AND（ovarian transposition*［TIAB］OR ovarian movement*［TIAB］）	66
♯8	♯4 AND（testicle transposition*［TIAB］OR testicular transposition*［TIAB］）	3
♯9	♯4 AND（gonadal shield*［TIAB］OR（"Gonads"［Mesh］AND（"Radiation Protection"［Mesh］OR "Protective Devices"［Mesh］））OR（"Gonads/drug effects"［Mesh］AND "Antineoplastic Agents/adverse effects"［Mesh］）OR（"Gonads/radiation effects"［Mesh］AND "Radiotherapy/adverse effects"［Mesh］）OR（"Primary Ovarian Insufficiency/chemically induced"［Mesh］AND "Antineoplastic Combined Chemotherapy Protocols/adverse effects"［Mesh］））	265
♯10	♯4 AND LHRH analog*［TIAB］	25
♯11	♯5 OR ♯6 OR ♯7 OR ♯8 OR ♯9 OR ♯10	1 271
♯12	♯11 AND（"Meta-Analysis"［PT］OR "meta-analysis"［TI］OR "Cochrane Database Syst Rev"［TA］OR "Practice Guideline"［PT］OR "Practice Guidelines as Topic"［MH］OR guideline*［TI］）	48
♯13	♯11 AND（Review［PT］OR review［TI］OR overview［TI］）	387
♯14	♯13 AND（"Fertility Preservation"［Majr］OR fertility preservation*［TI］）	166
♯15	♯14 NOT ♯12	153
♯16	♯11 AND（"Clinical Trial"［PT］OR "Clinical Trials as Topic"［MH］OR（（clinical trial*［TIAB］OR random*［TIAB］）NOT medline［SB］））	75
♯17	♯11 AND（"Epidemiologic Studies"［Mesh］OR "Comparative Study"［PT］OR "Multicenter Study"［PT］OR "Validation Studies"［PT］OR（（cohort study*［TIAB］OR comparative study*［TIAB］OR follow-up stud*［TIAB］）NOT medline［SB］））	358
♯18	♯16 OR（♯17 AND（"Fertility Preservation"［Majr］OR fertility preservation*［TI］））	204
♯19	♯11 AND committee opinion*［TI］	2
♯20	♯20（♯18 OR ♯19）NOT（♯12 OR ♯15）	184

根据初次筛选，选择了日语文献 13 篇，英语文献 219 篇。
根据第二次筛选，选择了日语文献 5 篇，英语文献 54 篇。
进一步作为参考的二次参考文献选择了以下的 16 篇论文。

医中誌

检索日：2016 年 6 月 17 日（星期五）

No.	检索方式	检索数量
♯1	腫瘍/TH or 腫瘍/TI or 癌/TI or がん/TI	1 953 250
♯2	小児/TH or 青年/TH or 小児/TA or 青年/TI or 幼児/TI or 子供/TI or 子ども/TI or 児童/TI or ヤングアダルト/TI	354 243
♯3	♯1 and ♯2	32 740
♯4	♯3 and（妊孕性温存/TH or 妊孕性温存/TA）	39
♯5	♯3 and（（（精液保存/TH or 精子/TH or 精子銀行/TH or 卵/TH）and 凍結保存/TH）or 精子凍結保存/TA or 精巣凍結保存/TA or 精巣組織凍結保存/TA or 卵子凍結保存/TA or 卵巣凍結保存/TA or 卵巣組織凍結保存/TA）	8
♯6	♯3 and（卵巣移動/TA or 卵巣位置移動/TA or 精巣移動/TA）	2
♯7	♯3 and（（性腺/TH and（放射線防護/TH or 防護具/TH））or 性腺遮蔽/TA）	1
♯8	♯3 and LHRHアナログ/TA	1

No.	检索方式	检索数量
＃9	＃4 or ＃5 or ＃6 or ＃7 or ＃8	47
＃10	＃9 and（PT＝総説）	0
＃11	＃9 and（RD＝メタアナリシス,ランダム化比較試験、準ランダム化比較試験,比較研究,診療ガイドライン）	1
＃12	＃9 and（研究デザイン/TH or 疫学的研究デザイン/TH or 疫学研究特性/TH or ガイドライン/TH）	4
＃13	＃11 or ＃12	5
＃14	＃9 and（PT＝症例報告除く）AND（PT＝原著論文））	8
＃15	＃14 not ＃13	4
＃16	＃9 not（＃13 or ＃15）	38

CQ3 为了实施生育力保存,可以对患儿的恶性肿瘤治疗进行调整吗?

PubMed
检索日：2016 年 3 月 28 日（星期一）

No.	检索方式	检索数量
＃1	"Neoplasms/therapy"［Majr］OR "Neoplasms/mortality"［Majr］	817 191
＃2	"Time-to-Treatment"［Mesh］	1 705
＃3	＃1 AND ＃2	169
＃4	＃3 AND（Review［PT］OR "Meta-Analysis"［PT］OR "meta-analysis"［TI］OR "Cochrane Database Syst Rev"［TA］OR review［TI］OR "Practice Guideline"［PT］OR "Practice Guidelines as Topic"［MH］OR guideline*［TI］OR overview［TI］）	18
＃5	＃4 AND（English［LA］OR Japanese［LA］）17 件	17
＃6	"Neoplasms/therapy"［Majr］AND（"Child"［Mesh］OR "Adolescent"［Mesh］OR "Young Adult"［Mesh］）	100 471
＃7	(cancer［TI］OR neoplasm*［TI］) AND（therapy［TIAB］OR theraputic*［TIAB］OR chemotherap*［TIAB］OR drug therap*［TIAB］OR pharmacotherp*［TIAB］OR surgery［TIAB］OR surgical*［TIAB］OR treatment*［TIAB］OR operati*［TIAB］）AND（child［TIAB］OR children［TIAB］OR pediatric*［TIAB］OR paediatric*［TIAB］OR childhood*［TIAB］OR AYA［TIAB］OR adolescen*［TIAB］OR young adult*［TIAB］）NOT medline［SB］	919
＃8	childhood cancer survivor*［TIAB］	1 332
＃9	＃6 OR ＃7 OR ＃8	102 234
＃10	＃9 AND（"Fertility Preservation"［Mesh］OR fertility preservation［TIAB］）	339
＃11	＃9 AND（（（"Semen Preservation"［Mesh］OR "Spermatozoa"［Mesh］OR "Sperm Banks"［Mesh］OR "Ovum"［Mesh］）AND "Cryopreservation"［Mesh］）OR sperm cryopreservation*［TIAB］OR testicular tissue cryopreservation*［TIAB］OR oocyte cryopreservation*［TIAB］OR ovarian tissue cryopreservation*［TIAB］OR ovarian cryopreservation*［TIAB］）	150
＃12	＃9 AND（ovarian transposition*［TIAB］OR ovarian movement*［TIAB］）	29
＃13	＃9 AND（testicle transposition*［TIAB］OR testicular transposition*［TIAB］）	2
＃14	＃9 AND（（"Gonads"［Mesh］AND（"Radiation Protection"［Mesh］OR "Protective Devices"［Mesh］））OR gonadal shield*［TIAB］）	26
＃15	＃9 AND LHRH analog*［TIAB］	5
＃16	＃9 AND treatment delay*［TIAB］	98
＃17	＃10 OR ＃11 OR ＃12 OR ＃13 OR ＃14 OR ＃15 OR ＃16	544
＃18	＃17 AND（criteria［TI］OR permission*［TIAB］）	2
＃19	＃17 AND（English［LA］OR Japanese［LA］）	485
＃20	＃19 AND（Review［PT］OR "Meta-Analysis"［PT］OR "meta-analysis"［TI］OR "Cochrane Database Syst Rev"［TA］OR review［TI］OR "Practice Guideline"［PT］OR "Practice Guidelines as Topic"［MH］OR guideline*［TI］OR overview［TI］）NOT ＃5	129
＃21	＃19 AND（"Clinical Trial"［PT］OR "Clinical Trials as Topic"［MH］OR（（clinical trial*［TIAB］OR random*［TIAB］）NOT medline［SB］））NOT（＃5 OR ＃20）	51
＃22	＃19 AND（"Epidemiologic Studies"［Mesh］OR "Comparative Study"［PT］OR "Multicenter Study"［PT］OR（（cohort study*［TIAB］OR comparative study*［TIAB］OR follow-up study*［TIAB］）NOT medline［SB］））NOT（＃5 OR ＃20 OR ＃21）	153

医中誌
检索日：2016 年 3 月 28 日（星期一）

No.	检索方式	检索数量
＃1	腫瘍/TH and（SH＝治療,薬物療法,外科的療法,食事療法,精神療法,放射線療法）	806 208
＃2	治療までの期間/TH	473
＃3	＃1 and ＃2	29
＃4	＃3 and（PT＝総説 RD＝メタアナリシス,診療ガイドライン）	0
＃5	＃1 and（CK＝小児（6～12）,青年期（13～18））	82

No.	检索方式	检索数量
#6	（腫瘍/TI or 癌/TI or がん/TI）and（療法/TA or 治療/TA or 手術/TA or 外科/TA or 切除/TA）	484647
#7	#6 and（小児/TA or 子ども/TA or 子供/TA or 児童/TA）	5607
#8	小児がん経験者/AL or 小児がんサバイバー/AL	298
#9	#5 or #7 or #8	5916
#10	#9 and（妊孕性温存/TH or 妊孕性温存/AL）	31
#11	#9 and（（（精液保存/TH or 精子/TH or 精子銀行/TH or 卵/TH）and 凍結保存/TH）or 精子凍結保存/AL or 精巣凍結保存/AL or 精巣組織凍結保存/AL or 卵子凍結保存/AL or 卵巣凍結保存/AL or 卵巣組織凍結保存/AL）	6
#12	#9 and（卵巣移動/AL or 卵巣位置移動/AL or 精巣移動/AL）	1
#13	#9 and（（性腺/TH and（放射線防護/TH or 防護具/TH））or 性腺遮蔽/AL）	1
#14	#9 and LHRHアナログ/AL	0
#15	#9 and 治療遅延/AL	0
#16	#10 or #11 or #12 or #13	35
#17	#16 and（基準/TA or 許容/TA）	0
#18	#16 and（PT＝原著論文,総説）	11

CQ4 有关恶性肿瘤患儿治疗后的妊娠和分娩,必须提供哪些信息?

PubMed

检索日：2016 年 4 月 6 日（星期三）

No.	检索方式	检索数量
#1	"Neoplasms/therapy"［Majr］AND（"Child"［Mesh］OR "Adolescent"［Mesh］OR "Young Adult"［Mesh］）	100601
#2	（cancer［TI］OR neoplasm［TI］）AND（therapy［TIAB］OR theraputic*［TIAB］OR chemotherapy*［TIAB］OR drug therap*［TIAB］OR pharmacotherp*［TIAB］OR surgery［TIAB］OR surgical*［TIAB］OR treatment*［TIAB］OR operati*［TIAB］OR radiotherap*［TIAB］）AND（child［TIAB］OR children［TIAB］OR pediatric*［TIAB］OR paediatric*［TIAB］OR childhood*［TIAB］OR AYA［TIAB］OR adolescent*［TIAB］OR young*［TIAB］）NOT medline［SB］	2028
#3	"Neoplasms"［Majr］AND "Survivors"［Mesh］AND（"Child"［Mesh］OR "Adolescent"［Mesh］OR "Young Adult"［Mesh］）	3275
#4	cancer［TI］AND survivor*［TI］AND（child［TIAB］OR children［TIAB］OR pediatric*［TIAB］OR paediatric*［TIAB］OR childhood*［TIAB］OR AYA［TIAB］OR adolescen*［TIAB］OR young*［TIAB］）NOT medline［SB］	358
#5	#1 OR #2 OR #3 OR #4	1045987
#6	#5 AND（"Fertility Preservation"［Mesh］OR fertility preservation*［TIAB］）	393
#7	#5 AND（（（（"Semen Preservation"［Mesh］OR "Spermatozoa"［Mesh］OR "Sperm Banks"［Mesh］OR "Ovum"［Mesh］）AND "Cryopreservation"［Mesh］）OR sperm cryopreservation*［TIAB］OR testicular tissue cryopreservation*［TIAB］OR oocyte cryopreservation*［TIAB］OR ovarian tissue cryopreservation*［TIAB］OR ovarian cryopreservation*［TIAB］）	160
#8	#5 AND（ovarian transposition*［TIAB］OR ovarian movement*［TIAB］）	34
#9	#5 AND（testicle transposition*［TIAB］OR testicular transposition*［TIAB］	2
#10	#5 AND（（"Gonads"［Mesh］AND（"Radiation Protection"［Mesh］OR "Protective Devices"［Mesh］））OR gonadal shield*［TIAB］）	27
#11	#5 AND LHRH analog*［TIAB］	6
#12	#6 OR #7 OR #8 OR #9 OR #10 OR #11	509
#13	#12 AND（pregnancy［TIAB］OR "Pregnancy"［Mesh］）AND（after cancer treatment*［TIAB］OR after chemotherap*［TIAB］OR after surg*［TIAB］OR after radiotherap*［TIAB］）	15
#14	#12 AND（gonadotoxic*［TIAB］OR gonadal toxicit*［TIAB］OR（（"Ovary/drug effects"［Majr］OR "Testis/drug effects"［Majr］）AND "Antineoplastic Agents/adverse effects"［Majr］）OR（（"Ovary/radiation effects"［Majr］OR "Testis/radiation effects"［Majr］）AND "Radiotherapy/adverse effects"［Majr］））	64
#15	#12 AND（perinatal period*［TIAB］OR peripartum period*［TIAB］OR "Peripartum Period"［Mesh］）	0
#16	#12 AND（pregnancy outcome*［TIAB］OR "Pregnancy Outcome"［Mesh］）	37
#17	#12 AND（maternal complication*［TIAB］OR pregnancy complication*［TIAB］OR "Pregnancy Complications"［Mesh］）	17
#18	#12 AND（fetal comlication*［TIAB］OR "Fetal Diseases"［Mesh］）	1
#19	#12 AND birth outcome*［TIAB］	1
#20	#12 AND（genetic disease*［TIAB］OR genetic defect*［TIAB］OR "Genetic Diseases, Inborn"［Mesh］）	3
#21	#12 AND（malformation*［TIAB］OR congenital anomal*［TIAB］OR "Congenital Abnormalities"［Mesh］OR congenital abnormalit*［TIAB］）	8
#22	#12 AND（spontaneous abortion*［TIAB］OR "Abortion, Spontaneous"［Mesh］）	8
#23	#12 AND（stillbirth［TIAB］OR "Stillbirth"［Mesh］）	3
#24	#12 AND（neonatal death*（TIAB）OR perinatal death*［TIAB］OR "Perinatal Death"［Mesh］）	0

No.	检索方式	检索数量
♯25	♯12 preterm birth* [TIAB] OR preterm deliver* [TIAB] OR premature birth* [TIAB] OR "Premature Birth" [Mesh])	5
♯26	♯12 AND (low birth weight* [TIAB] OR "Infant, Low Birth Weight" (Mesh])	5
♯27	♯12 AND ("small for gestational age" [TIAB] OR "Infant, Small for Gestational Age" [Mesh])	1
♯28	♯12 AND (teratogenesis [TIAB] OR "Teratogenesis" [Mesh])	0
♯29	♯12 AND (cerebral pals* [TIAB] OR "Cerebral Palsy" [Mesh])	1
♯30	♯13 OR ♯14 OR ♯15 OR ♯16 OR ♯17 OR ♯18 OR ♯19 OR ♯20 OR ♯21 OR ♯22 OR ♯23 OR ♯24 OR ♯25 OR ♯26 OR ♯27 OR ♯28 OR ♯29	130
♯31	♯30 AND (English [LA] OR Japanese [LA])	107
♯32	♯31 AND (Review [PT] OR "Meta-Analysis" (PT) OR "meta-analysis" [TI] OR "Cochrane Database Syst Rev" [TA] OR review [TI] OR "Practice Guideline" [PT] OR "Practice Guidelines as Topic" [MH] OR guideline* [TI] OR overview [TI])	39
♯33	♯31 AND ("Clinical Trial" [PT] OR "Clinical Trials as Topic" [MH] OR ((clinical trial* [TIAB] OR random* [TIAB]) NOT medline [SB]))	8
♯34	♯31 AND ("Epidemiologic Studies" [Mesh] OR "Comparative Study" [PT] OR "Multicenter Study" [PT] OR ((cohort study* [TIAB] OR comparative stud* [TIAB]) NOT medline [SB])	38
♯35	♯32 OR ♯33 OR ♯34	76
♯36	♯5 AND (pregnancy [TIAB] OR "Pregnancy" [Mesh]) AND (after cancer treatment* [TIAB] OR after chemotherapy* [TIAB] OR after surg* [TIAB] OR after radiotherap* [TIAB])	99
♯37	♯5 AND (gonadotoxic* [TI] OR gonadal toxicit* [TI] OR (("Ovary/drug effects" [Majr] OR "Testis/drug effects" (Majr]) AND "Antineoplastic Agents/adverse effects" [Majr]) OR (("Ovary/radiation effects" [Majr] OR "Testis/radiation effects" [Majr]) AND "Radiotherapy/adverse effects" [Majr]))	51
♯38	♯5 AND (perinatal period* [TIAB] OR peripartum period* [TIAB] OR "Peripartum Period" [Mesh])	3
♯39	♯5 AND (pregnancy outcome* [TI] OR "Pregnancy Outcome" [Majr])	98
♯40	♯5 AND maternal complication* [TIAB]	3
♯41	♯5 AND (fetal comlication* [TIAB] OR "Fetal Diseases" [Mesh])	40
♯42	♯5 AND birth outcome* [TIAB]	6
♯43	♯5 AND (genetic disease* [TIAB] OR genetic defect* [TIAB])	42
♯44	♯5 AND (congenital malformation* [TI] OR congenital anomal* [TI] OR congenital abnormalit* [TI])	9
♯45	♯5 AND (spontaneous abortion* [TI] OR "Abortion, Spontaneous" [Mesh])	66
♯46	♯5 AND (stillbirth [TIAB] OR "Stillbirth" [Mesh])	17
♯47	♯5 AND (neonatal death* [TIAB] OR perinatal death* [TIAB] OR "Perinatal Death" [Mesh])	9
♯48	♯5 AND (preterm birth* [TI] OR preterm deliver* [TI] OR premature birth* [TI] OR "Premature Birth" [Mesh])	30
♯49	♯5 AND (low birth weight* [TI] OR "Infant, Low Birth Weight" [Mesh])	21
♯50	♯5 AND ("small for gestational age" [TIAB] OR "Infant, Small for Gestational Age" [Mesh])	13
♯51	♯5 AND (teratogenesis [TIAB] OR "Teratogenesis" [Mesh])	3
♯52	♯5 AND (cerebral pals* [TIAB] OR "Cerebral Palsy" [Mesh])	10
♯53	♯36 OR ♯37 OR ♯38 OR ♯39 OR ♯40 OR ♯41 OR ♯42 OR ♯43 OR ♯44 OR ♯45 OR ♯46 OR ♯47 OR ♯48 OR ♯49 OR ♯50 OR ♯51 OR ♯52	417
♯54	♯53 AND (English [LA] OR Japanese [LA])	361
♯55	♯54 AND (Review [PT] OR "Meta-Analysis" [PT] OR "meta-analysis" [TI] OR "Cochrane Database Syst Rev" [TA] OR review [TI] OR "Practice Guideline" [PT] OR "Practice Guidelines as Topic" [MH] OR guideline* [TI] OR overview [TI])	54
♯56	♯54 AND ("Clinical Trial" [PT] OR "Clinical Trials as Topic" [MH] OR ((clinical trial* [TIAB] OR random* [TIAB]) NOT medline [SB]))	38
♯57	♯54 AND ("Epidemiologic Studies" [Mesh] OR "Comparative Study" [PT] OR "Multicenter Study" [PT] OR ((cohort stud* [TIAB] OR comparative stud* [TIAB]) NOT medline [SB]	160
♯58	(♯55 OR ♯56 OR ♯57) NOT ♯35	201

医中誌

検索日：2016 年 4 月 6 日（星期三）

No.	検索方式	検索数量
♯1	腫瘍/TH and (SH＝治療, 薬物療法, 外科的療法, 食事療法, 精神療法, 放射線療法)	810412
♯2	♯1 and (CK＝小児(6〜12), 青年期(13〜18))	27243
♯3	(腫瘍/TI or 癌/TI or がん/TI) and (療法/TA or 治療/TA or 手術/TA or 外科/TA or 切除/TA)	485854
♯4	♯3 and (小児/TA or 子ども/TA or 子供/TA or 児童/TA)	5614
♯5	小児がん経験者/AL or 小児がんサバイバー/AL or ((がん/TI or 癌/TI or 腫瘍/TH) and (生存者/TI or 経験者/TI or サバイバー/TI or 生存者/TH)	2836

No.	検索方式	検索数量
♯6	♯2 or ♯4 or ♯5	33 656
♯7	♯6 and（妊孕性温存/TH or 妊孕性温存/AL）	105
♯8	♯6 and（（（精液保存/TH or 精子/TH or 精子銀行/TH or/TH）and 凍結保存/TH）or 精子凍結保存/AL or 精巣凍結保存/AL or 精巣組織凍結保存/AL or 卵子凍結保存/AL or 卵巣凍結保存/AL or 卵巣組織凍結保存/AL）	24
♯9	♯6 and（卵巣移動/AL or 卵巣位置移動/AL or 精巣移動/AL）	5
♯10	♯6 and（（性腺/TH and（放射線防護/TH or 防護具/TH））or 性腺遮蔽/AL）	1
♯11	♯6 and（LHRHアナログ/AL or 性腺抑制/AL）	3
♯12	♯7 or ♯8 or ♯9 or ♯10 or ♯11 or ♯12	130
♯13	♯12 and（妊娠/TH or 妊娠/TA）and（治療後/TA or 療法後/TA or 術後/TA）	12
♯14	♯12 and（性腺毒性/AL or gonadotoxicity/AL or 生殖腺毒性/AL or 生殖毒性/TH or（（卵巣疾患/TH）and（SH＝化学的誘発））or（（精巣疾患/TH）and（SH＝化学的誘発）	7
♯15	♯12 and（周産期/TA or 周産期/TH）	1
♯16	♯12 and（妊娠結果/AL or 妊娠転帰/AL or 妊娠成績/AL or 妊娠成立/AL or 妊娠予後/AL or 妊娠転帰/TH）	6
♯17	♯12 and（母体合併/AL or 妊娠合併/AL or 合併妊娠/AL or 妊娠合併症/TH）	3
♯18	♯12 and（胎児合併/AL or 胎児疾患/AL or 胎児異常/AL or 胎児奇形/AL or 胎児障害/AL or 胎児疾患/TH）	0
♯19	♯12 and（出生予後/AL or 出産成績/AL or 出産転帰/AL or 出産結果/AL）	0
♯20	♯12 and（遺伝性疾患/AL or 遺伝の疾患/AL or 遺伝病/AL or 遺伝疾患/AL or 遺伝性疾患/TH）	2
♯21	♯12 and（奇形/TA or 形成異常/AL or 先天奇形/TH）	12
♯22	♯12 and（流産/AL or 流産/TH）	0
♯23	♯12 and（死産/AL or 死産/TH）	1
♯24	♯12 and（胎児死亡/AL or 胎児死亡/TH）	0
♯25	♯12 and（周産期死亡/AL or 周産期死亡/TH or 新生児死亡/AL or 新生児死亡/TH）	0
♯26	♯12 and（未熟児/AL or 早産/AL or 早期分娩/AL or 未熟児出産/TH or 早産/TH or 未熟児/TH）	0
♯27	♯12 and（低出生体重/AL or 低体重新生児/AL or 低体重児/AL or 低出生体重児/TH）	0
♯28	♯12 and（SGA/TA or 子宮内発育運延児/AL or 子宮内発育遅延児/TH）	0
♯29	♯12 and（奇形発生/AL or 奇形形成/AL or 奇形発生/AL or 催奇形/AL or 奇形発生/TH）	0
♯30	♯12 and（脳性麻痺/AL or 脳性小児麻痺/AL or 脳性麻痺/TH）	0
♯31	♯13 or ♯14 or ♯15 or ♯16 or ♯17 or ♯20 or ♯21 or ♯23	34
♯32	♯31 and（PT＝原著論文，総説）	19
♯33	♯6 and（妊娠/TH or 妊娠/TA）and（治療後/TA or 療法後/TA or 術後/TA）	64
♯34	♯6 and（性腺毒性/AL or gonadotoxicity/AL or 生殖腺毒性/AL or 生殖毒性/TH or（（卵巣疾患/TH）and（SH＝化学的誘発））or（（精巣疾患/TH）and（SH＝化学的誘発））	19
♯35	♯6 and（周産期/TA or 周産期/TH）	18
♯36	♯6 and（妊娠結果/AL or 妊娠転帰/AL or 妊娠成績/AL or 妊娠成立/AL or 妊娠予後/AL or 妊娠転帰/TH）	16
♯37	♯6 and（母体合併/AL or 妊娠合併/AL or 合併妊娠/AL or 妊娠合併症/TH）	160
♯38	♯6 and（胎児合併/AL or 胎児疾患/AL or 胎児異常/AL or 胎児奇形/AL or 胎児障害/AL or 胎児疾患/TH）	18
♯39	♯6 and（出生予後/AL or 出産成績/AL or 出産転帰/AL or 出産結果/AL）	0
♯40	♯6 and（遺伝性疾患/TA or 遺伝的疾患/TA or 遺伝病/TA or 遺伝疾患/TA）	16
♯41	♯6 and（奇形/TI or 形成異常/TI）	530
♯42	♯6 and（流産/AL or 流産/TH）	9
♯43	♯6 and（死産/AL or 死産/TH）	2
♯44	♯6 and（胎児死亡/AL or 胎児死亡/TH）	2
♯45	♯6 and（周産期死亡/AL or 周産期死亡/TH or 新生児死亡/AL or 新生児死亡/TH）	1
♯46	♯6 and（未熟児/AL or 早産/AL or 早期分娩/AL or 未熟児出産/TH or 早産/TH or 未熟児/TH）	20
♯47	♯6 and（低出生体重/AL or 低体重新生児/AL or 低体重児/AL or 低出生体重児/TH）	14
♯48	♯6 and（SGA/TA or 子宮内発育遅延児/AL or 子宮内発育遅延児/TH）	2
♯49	♯6 and（奇形発生/AL or 奇形形成/AL or 奇形発生/AL or 催奇形/AL or 奇形発生/TH）	2
♯50	♯13 or ♯14 or ♯15 or ♯16 or ♯17 or ♯20 or ♯21 or ♯23	812
♯51	♯50 and（PT＝総説）	4
♯52	♯50 and（RD＝ランダム化比較試験，準ランダム化比較試験，比較研究）	5
♯53	♯50 and（研究デザイン/TH or 疫学の研究デザイン/TH or 疫学研究特性/TH）	10
♯54	♯50 and（（PT＝症例報告除く）AND（PT＝原著論文）	64
♯55	（♯51 or ♯52 or ♯53）not ♯32	105
♯56	♯54 not（♯32 or ♯55）	49

文献検索方式

血液系统

CQ1 哪些血液系统恶性肿瘤患者有生育力保存治疗的指征?

PubMed

检索日：2016 年 5 月 5 日（星期四）

· ♯7, ♯12, ♯17

No.	检索方式	检索数量
♯1	"Fertility Preservation"［Mesh］OR fertility preservation*［TIAB］OR preserving fertilit*［TIAB］OR preserve fertilit*［TIAB］OR preserve*［TI］AND fertility*［TI］	3031
♯2	"Neoplasms/therapy"/［Majr］Or（（cancer［TI］OR neoplasms*［TI］AND（therapy*［TIAB］or treatment*［TIAB］OR radiotherapy*［TIAB］OR chemotherap*［TIAB］OR surgery［TIAB］OR operation*［TIAB］）NOT medline［SB］）	837932
♯3	♯2 AND（hematological malignanc*［TIAB］OR "Leukemia/therapy"［Mesh］OR "Lymphoma/therapy" OR myeloma*［TIAB］OR hematologist*［TIAB］OR（leukemia*［TIAB］OR lymphoma*［TIAB］）NOT medline［SB］））	64049
♯4	"Infertility/etiology"［Mesh］OR（（infertility*［TIAB］OR azoospermia*［TIAB］）NOT medline［SB］）	31413
♯5	（♯1 OR ♯4）AND ♯3	79
♯6	♯5 AND（English［LA］OR Japanese［LA］）	69
♯7	♯6 AND（Review［PT］OR "Meta-Analysis"［PT］OR "meta-analysis"［TI］OR "Cochrane Database Syst Rev"［TA］OR review［TI］OR "Practice Guideline"［PT］OR "Practice Guidelines as Topic"［MH］OR guideline*［TI］OR overview［TI］）	24
♯8	♯1 AND ♯3 AND ♯4	12
♯9	♯1 AND ♯2 AND ♯4	291
♯10	♯9 NOT ♯5	279
♯11	♯10 AND（English［LA］OR Japanese［LA］）	238
♯12	♯11 AND（Review［PT］OR "Meta-Analysis"［PT］OR "meta-analysis"［TI］OR "Cochrane Database Syst Rev"［TA］OR review［TI］OR "Practice Guideline"［PT］OR "Practice Guidelines as Topic"［MH］OR guideline*［TI］OR overview［TI］）	132
♯13	"Antineoplastic Agents/adverse effects"［Mesh］OR "Antineoplastic Protocols/adverse effects"［Mesh］OR "Radiotherapy/adverse effects"［Mesh］	111828
♯14	♯1 AND ♯2 AND ♯13	244
♯15	♯14 NOT（♯5 OR ♯10）	96
♯16	♯15 AND（English［LA］OR Japanese［LA］）	81
♯17	♯16 AND（Review［PT］OR "Meta-Analysis"［PT］OR "meta-analysis"［TI］OR "Cochrane Database Syst Rev"［TA］OR review［TI］OR "Practice Guideline"［PT］OR "Practice Guidelines as Topic"［MH］OR guideline*［TI］OR overview［TI］）	42

医中誌

检索日：2016 年 5 月 5 日（星期四）

· ♯13, ♯14

No.	检索方式	检索数量
♯1	妊孕性温存/TH or 妊孕性温存/AL or（妊孕性/TI and 温存/TI）	1629
♯2	不妊症/TH or 不妊/TA or 無精子症/TA	24099
♯3	造血器腫瘍/TH and（SH＝治療,薬物療法,外科的療法,食事療法,精神療法,放射線療法）	2382
♯4	白血病/TH and（SH＝治療,薬物療法,外科的療法,食事療法,精神療法,放射線療法）	25302
♯5	リンパ腫/TH and（SH＝治療,薬物療法,外科的療法,食事療法,精神療法,放射線療法）	23936
♯6	骨髄腫-多発性/TH and（SH＝治療,薬物療法,外科的療法,食事療法,精神療法,放射線療法）	4266
♯7	（血液腫瘍/TI or 血液癌/TI or 血液がん/TI or 白血病/TI or リンパ腫/TI or 造血器腫瘍/TI or 骨髄腫/TI）and（療法/TA or 治療/TA or 手術/TA or 外科/TA or 切除/TA）	35205
♯8	（♯1 or ♯2）and（♯3 or ♯4 or ♯5 or ♯6 or ♯7）	77
♯9	♯8 and（PT＝総説）	3
♯10	♯8 and（RD＝ランダム化比較試験,準ランダム化比較試験,比較研究）	1
♯11	♯8 and（研究デザイン/TH or 疫学的研究デザイン/TH or 疫学研究特性/TH）	3
♯12	♯8 and（PT＝原著論文）	10
♯13	♯9 or ♯10 or ♯11 or ♯12	14
♯14	♯8 not ♯13	63

文献 1～5 是进行的手动检索。

CQ2 有关骨髓移植对生育力的影响,必须提供哪些信息?

PubMed

检索日:2016 年 5 月 5 日(星期四)

· #11 · #12

No.	检索方式	检索数量
#1	"Fertility Preservation" [Mesh] OR fertility preservation*[TIAB] OR preserving fertility*[TIAB] OR preserve fertility*[TIAB] OR (preserve*[TI] AND fertility*[TI])	3 055
#2	"Infertility" [Mesh] OR ((infertility*[TIAB] OR azoospermia*[TIAB]) NOT medline [SB])	61 599
#3	"Hematopoietic Stem Cell Transplantation" [Mesh] OR hematopoietic stem cell transplant*[TIAB] OR hematopoietic cell transplant*[TIAB]	37 224
#4	"Bone Marrow Transplantation" [Mesh] AND bone marrow transplantation*[TIAB]	18 482
#5	"Hematopoietic Stem Cells/transplantation" [Mesh]	106
#6	(#1 OR #2) AND (#3 OR #4 OR #5)	109
#7	#6 AND (English [LA] OR Japanese [LA])	101
#8	#7 AND (Review [PT] OR "Meta-Analysis" [PT] OR "meta-analysis" [TI] OR "Cochrane Database Syst Rev" [TA] OR review [TI] OR "Practice Guideline" [PT] OR "Practice Guidelines as Topic" [MH] OR guideline [TI] OR overview [TI])	31
#9	#7 AND ("Clinical Trial" [PT] OR "Clinical Trials as Topic" [Mesh] OR clinical trial*[TI] OR random*[TI])	2
#10	#7 AND ("Epidemiologic Studies" [Mesh] OR case control*[TI] OR cohort*[TI])	20
#11	#8 OR #9 OR #10	52
#12	#7 NOT #11	49

检索日:2016 年 7 月 1 日(星期五)

· #11 · #22 · #23

No.	检索方式	检索数量
#1	"Fertility Preservation" [Mesh] OR fertility preservation*[TIAB] OR preserving fertility*[TIAB] OR preserve fertility*[TIAB] OR (preserve*[TI] AND fertility*[TI])	3 112
#2	"Infertility" [Mesh] OR ((infertilit*[TIAB] OR azoospermia*[TIAB]) NOT medline [SB])	61 999
#3	"Hematopoietic Stem Cell Transplantation" [Mesh] OR hematopoietic stem cell transplant*[TIAB] OR hematopoietic cell transplant*[TIAB]	37 684
#4	"Bone Marrow Transplantation" [Mesh] AND bone marrow transplantation*[TIAB]	18 515
#5	"Hematopoietic Stem Cells/transplantation" [Mesh]	106
#6	(#1 OR #2) AND (#3 OR #4 OR #5)	112
#7	#6 AND (English [LA] OR Japanese [LA])	104
#8	#7 AND (Review [PT] OR "Meta-Analysis" [PT] OR "meta-analysis" [TI] OR "Cochrane Database Syst Rev" [TA] OR review [TI] OR "Practice Guideline" [PT] OR "Practice Guidelines as Topic" [MH] OR guideline*[TI] OR overview [TI])	31
#9	#7 AND ("Clinical Trial" [PT] OR "Clinical Trials as Topic" [Mesh] OR clinical trial*[TI] OR random*[TI])	4
#10	#7 AND ("Epidemiologic Studies" [Mesh] OR case control*[TI] OR cohort*[TI])	22
#11	#8 OR #9 OR #10	56
#12	#7 NOT #11	48
#13	gonadal function*[TIAB] AND (#3 OR #4 OR #5)	51
#14	"Gonads" [Mesh] AND (#3 OR #4 OR #5)	148
#15	spermatogenesis*[TIAB] AND (#3 OR #4 OR #5)	22
#16	"Spermatogenesis" [Mesh] AND (#3 OR #4 OR #5)	14
#17	#13 OR #14 OR #15 OR #16	193
#18	#17 AND (English [LA] OR Japanese [LA])	183
#19	#18 AND (Review [PT] OR "Meta-Analysis" [PT] OR "meta-analysis" [TI] OR "Cochrane Database Syst Rev" [TA] OR review [TI] OR "Practice Guideline" [PT] OR "Practice Guidelines as Topic" [MH] OR guideline*[TI] OR overview [TI]	23
#20	#18 AND ("Clinical Trial" [PT] OR "Clinical Trials as Topic" [Mesh] OR clinical trial*[TI] OR random*[TI])	6
#21	#18 AND ("Epidemiologic Studies" [Mesh] OR case control*[TI] OR cohort*[TI])	47
#22	(#19 OR #20 OR #21) NOT #7	56
#23	#18 NOT (#7 OR #22)	88

医中誌

検索日：2016 年 5 月 5 日（星期四）

・♯10・♯11

No.	検索方式	検索数量
♯1	妊孕性温存/TH or 妊孕性温存/AL or（妊孕性/TI and 温存/TI）	1 629
♯2	不妊症/TH or 不妊/TA or 無精子症/TA	24 099
♯3	造血幹細胞移植/TH or 造血幹細胞移植/TA or 血液幹細胞移植/TA or 造血細胞移植/TA	16 930
♯4	骨髄移植/TH or 骨髄移植/TA or 骨髄細胞移植/TA	16 729
♯5	（♯1 or ♯2）and（♯3 or ♯4）	65
♯6	♯5 and（PT＝総説）	4
♯7	♯5 and（RD＝ランダム化比較試験，準ランダム化比較試験，比較研究）	1
♯8	♯5 and（研究デザイン/TH or 疫学的研究デザイン/TH or 疫学研究特性/TH）	0
♯9	♯5 and（PT＝原著論文）	11
♯10	♯6 or ♯7 or ♯9	15
♯11	♯5 not ♯10	50

検索日：2016 年 7 月 1 日（星期五）

・♯10

No.	検索方式	検索数量
♯1	妊孕性温存/TH or 妊孕性温存/AL or（妊孕性/TI and 温存/TI）	1 684
♯2	不妊症/TH or 不妊/TA or 無精子症/TA	24 337
♯3	造血幹細胞移植/TH or 造血幹細胞移植/TA or 血液幹細胞移植/TA or 造血細胞移植/TA	17 224
♯4	骨髄移植/TH or 骨髄移植/TA or 骨髄細胞移植/TA	16 813
♯5	（♯1 or ♯2）and（♯3 or ♯4）	65
♯6	♯5 and（PT＝総説）	4
♯7	♯5 and（RD＝ランダム化比較試験，準ランダム化比較試験，比較研究）	1
♯8	♯5 and（研究デザイン/TH or 疫学的研究デザイン/TH or 疫学研究特性/TH）	0
♯9	♯5 and（PT＝原著論文）	11
♯10	♯6 or ♯7 or ♯8 or ♯9	15
♯11	♯5 not ♯10	50
♯12	性腺機能/TA or 性腺/TH	17 993
♯13	♯12 and（♯3 or ♯4）	70
♯14	精子形成/TA or 精子形成/TH	2 521
♯15	♯14 and（♯3 or ♯4）	7
♯16	♯13 or ♯15	77
♯17	♯16 and（PT＝総説）	3
♯18	♯16 and（RD＝ランダム化比較試験，準ランダム化比較試験，比較研究）	5
♯19	♯16 and（研究デザイン/TH or 疫学的研究デザイン/TH or 疫学研究特性/TH or ガイドライン/TH）	6
♯20	♯16 and（PT＝原著論文）	31
♯21	（♯17 or ♯18 or ♯19 or ♯20）not ♯5	31

CQ3　有生育需求的急性白血病患者，可推荐的生育力保存疗法有哪些？

PubMed

検索日：2016 年 5 月 5 日（星期四）

・♯10

No.	検索方式	検索数量
♯1	Fertility Preservation［Mesh］OR fertility preservation*［TIAB］OR preserving fertility*［TIAB］OR preserve fertility*［TIAB］OR（preserve*［TI］AND fertility*［TI］）	3 035
♯2	"Infertility"［Mesh］OR infertility*［TIAB］OR azoospermia*［TIAB］	76 564
♯3	Leukemia, Myeloid, Acute［Mesh］OR（"Leukemia"［Mesh］AND "Acute Disease"［Mesh］）OR acute leukemia*［TIAB］OR（acute［TI］AND leukemia*［TI］）	84 016
♯4	（♯1 OR ♯2）AND ♯3	60
♯5	♯4 AND（English［LA］OR Japanese［LA］）	53
♯6	Leukemia［Majr］OR leukemia*［TI］	179 499
♯7	（♯1 OR ♯2）AND ♯6	137
♯8	♯7 AND（English［LA］OR Japanese［LA］）	120
♯9	♯8 AND（Review［PT］OR "Meta-Analysis"［PT］OR "meta-analysis"［TI］OR "Cochrane Database Syst Rev"［TA］OR review［TI］OR "Practice Guideline"［PT］OR "Practice Guidelines as Topic"［MH］OR guideline*［TI］OR overview［TI］）	22
♯10	♯9 NOT ♯5	19

医中誌

检索日：2016 年 5 月 5 日（星期四）

・#9，#10

No.	检索方式	检索数量
#1	妊孕性温存/TH or 妊孕性温存/AL or（妊孕性/TI and 温存/TI）	1 629
#2	不妊症/TH or 不妊/TA or 無精子症/TA	24 099
#3	白血病-急性骨髓性/TH or 急性骨髓性白血病/TA or 急性白血病/TA or（急性/TI and 白血病/TI）	32 006
#4	（#1 or #2）and #3	23
#5	#4 and（PT＝総説）	2
#6	#4 and（RD＝ランダム化比較試験，準ランダム化比較試験，比較研究）	1
#7	#4 and（研究デザイン/TH or 疫学的研究デザイン/TH or 疫学研究特性/TH）	2
#8	#4 and（PT＝原著論文）	8
#9	#5 or #6 or #7 or #8	10
#10	#4 not #9	13

PubMed
检索日：2016 年 2 月 25 日
（生育力保存）和白血病　93
有关文献 1～4，9 是由手动检索的。

CQ4　有生育需求的其他血液系统恶性肿瘤患者，有哪些可推荐的生育力保存方法？

PubMed

检索日：2016 年 5 月 5 日（星期四）

・#7，#10，#12

No.	检索方式	检索数量
#1	"Fertility Preservation"［Mesh］OR fertility preservation*［TIAB］OR preserving fertility*［TIAB］OR preserve fertility*［TIAB］OR（preserve*［TI］AND fertility*［TI］）	3 035
#2	"Infertility"［Mesh］OR（（infertility*［TIAB］OR azoospermia*［TIAB］）NOT medline［SB］）	61 599
#3	"Hematologic Neoplasms/therapy"［Mesh］OR "Leukemia/therapy"［Mesh］OR "Lymphoma/therapy"［Mesh］OR "Multiple Myeloma/therapy"［Mesh］OR（（hematological malignanc*［TIAB］OR myeloma*［TIAB］OR leukemia*［TIAB］OR lymphoma*［TIAB］）NOT medline［SB］）	170 856
#4	"Leukemia, Myeloid, Acute"［Mesh］OR（"Leukemia"［Mesh］AND "Acute Disease"［Mesh］）OR acute leukemia*［TIAB］OR（acute［TI］AND leukemia*［TI］）	84 016
#5	（#1 OR #2）AND #3 NOT #4	348
#6	#5 AND（English［LA］OR Japanese［LA］）	307
#7	#6 AND（Review［PT］OR "Meta-Analysis"［PT］OR "meta-analysis"［TI］OR "Cochrane Database Syst Rev"［TA］OR review［TI］OR "Practice Guideline"［PT］OR "Practice Guidelines as Topic"［MH］OR guideline*［TI］OR overview［TI］）	84
#8	#6 AND（"Clinical Trial"［PT］OR "Clinical Trials as Topic"［Mesh］OR clinical trial*［TI］OR random*［TI］）	31
#9	#6 AND（"Epidemiologic Studies"［Mesh］OR case control*［TI］OR cohort*［TI］）	58
#10	（#8 OR #9）NOT #7	65
#11	"Hematologic Neoplasms/therapy"［Majr］OR "Leukemia/therapy"［Majr］OR "Lymphoma/therapy"［Majr］OR "Multiple Myeloma/ therapy"［Majr］OR（（hematological malignanc*［TI］OR myeloma*［TI］OR leukemia*［TI］OR lymphoma*［TI］）NOT medline［SB］）	104 164
#12	（#6 AND #11）NOT（#7 OR #8 OR #9）	84

医中誌

检索日：2016 年 5 月 5 日（星期四）

・#15，#16

No.	检索方式	检索数量
#1	妊孕性温存/TH or 妊孕性温存/AL or（妊孕性/TI and 温存/TI）	1 629
#2	不妊症/TH or 不妊/TA or 無精子症/TA	24 099
#3	造血器腫瘍/TH and（SH＝治療，薬物療法，外科的療法，食事療法，精神療法，放射線療法）	2 382
#4	白血病/TH and（SH＝治療，薬物療法，外科的療法，食事療法，精神療法，放射線療法）	25 302

No.	检索方式	检索数量
#5	リンパ腫/TH and（SH＝治療，薬物療法，外科的療法，食事療法，精神療法，放射線療法）	23 936
#6	骨髄腫-多発性/TH and（SH＝治療，薬物療法，外科的療法，食事療法，精神療法，放射線療法）	4 266
#7	血液腫瘍/TI or 血液癌/TI or 血液がん/TI or 白血病/TI or リンパ腫/TI or 造血器腫瘍/TI or 骨髄腫/TI）and（療法/TA or 治療/TA or 手術/TA or 外科/TA or 切除/TA）	35 205
#8	（#1 or #2）and（#3 or #4 or #5 or #6 or #7）	77
#9	白血病-急性骨髄性/TH or 急性骨髄性白血病/TA or 急性白血病/TA or（急性/TI and 白血病/TI）	32 006
#10	#8 not #9	61
#11	#10 and（PT＝総説）	2
#12	#10 and（RD＝ランダム化比較試験，準ランダム化比較試験，比較研究）	1
#13	#10 and（研究デザイン/TH or 疫学的研究デザイン/TH or 疫学研究特性/TH）	3
#14	#10 and（PT＝原著論文）	5
#15	#11 or #12 or #13 or #14	8
#16	#10 not #15	53

有关文献 1～3,5,8 是由手动检索的。

CQ5 对有生育需求的骨髓移植患者,有哪些可以推荐的生育力保存方法?

PubMed

检索日：2016 年 5 月 5 日（星期四）

· #9 · #13

No.	检索方式	检索数量
#1	"Fertility"［Mesh］OR fertility*［TI］	41 840
#2	"Pregnancy"［Mesh］OR "Pregnancy Outcome"［Mesh］OR pregnancy［TI］	795 835
#3	"Hematopoietic Stem Cell Transplantation"［Mesh］OR hematopoietic stem cell transplant*［TIAB］OR hematopoietic cell transplant*［TIAB］	37 224
#4	"Bone Marrow Transplantation"［Mesh］AND bone marrow transplantation*［TIAB］	18 482
#5	"Hematopoietic Stem Cells/transplantation"［Mesh］	106
#6	（#1 OR #2）AND（#3 OR #4 OR #5）	858
#7	#6 AND（English［LA］OR Japanese［LA］）	786
#8	#7 AND（Review［PT］OR "Meta-Analysis"［PT］OR "meta-analysis"［TI］OR "Cochrane Database Syst Rev"［TA］OR review［TI］OR "Practice Guideline"［PT］OR "Practice Guidelines as Topic"［MH］OR guideline*［TI］OR overview［TI］）	174
#9	与 CQ2 的检索结果重复，删除	159
#10	#7 AND（"Clinical Trial"［PT］OR "Clinical Trials as Topic"［Mesh］OR clinical trial*［TI］OR random*［TI］）	27
#11	#7 AND（"Epidemiologic Studies"［Mesh］OR case control*［TI］OR cohort*［TI］）	65
#12	（#9 OR #10）NOT #8	81
#13	与 CQ2 的检索结果重复，删除	64

检索日：2016 年 5 月 7 日（星期六）

· #17 · #18

No.	检索方式	检索数量
#1	"Fertility"［Mesh］OR fertility*［TI］	41 866
#2	"Pregnancy"［Mesh］OR "Pregnancy Outcome"［Mesh］OR pregnancy［TI］	796 059
#3	"Hematopoietic Stem Cell Transplantation"［Mesh］OR hematopoietic stem cell transplant*［TIAB］OR hematopoietic cell transplant*［TIAB］	37 242
#4	"Bone Marrow Transplantation"［Mesh］AND bone marrow transplantation*［TIAB］	18 484
#5	"Hematopoietic Stem Cells/transplantation"［Mesh］	106
#6	（#1 OR #2）AND（#3 OR #4 OR #5）	859
#7	#6 AND（English［LA］OR Japanese［LA］）	787
#8	#7 AND（Review［PT］OR "Meta-Analysis"［PT］OR "meta-analysis"［TI］OR "Cochrane Database Syst Rev"［TA］OR review［TI］OR "Practice Guideline"［PT］OR "Practice Guidelines as Topic"［MH］OR guideline*［TI］OR overview［TI］）	174
#9	#7 AND（"Clinical Trial"［PT］OR "Clinical Trials as Topic"［Mesh］OR clinical trial"［TI］OR random*［TI］）	27
#10	#7 AND（"Epidemiologic Studies"［Mesh］OR case control*［TI］OR cohort*［TI］）	66
#11	ovarian function*［TIAB］OR ovarian dysfunction*［TIAB］	6 422
#12	#11 AND（#3 OR #4 OR #5）NOT #6	27
#13	#12 AND（English［LA］OR Japanese［LA］）	26

No.	检索方式	检索数量
#14	#13 AND (Review [PT] OR "Meta-Analysis" [PT] OR "meta-analysis" [TI] OR "Cochrane Database Syst Rev" [TA] OR review [TI] OR "Practice Guideline" [PT] OR "Practice Guidelines as Topic" [MH] OR guideline* [TI] OR overview [TI]	0
#15	#13 AND ("Clinical Trial" [PT] OR "Clinical Trials as Topic" [Mesh] OR clinical trial* [TI] OR random* [TI])	3
#16	#13 AND ("Epidemiologic Studies" [Mesh] OR case control* [TI] OR cohort* [TI])	15
#17	#15 OR #16	17
#18	#13 NOT #17	9

医中誌

检索日：2016 年 5 月 5 日（星期四）
・#13・#14

No.	检索方式	检索数量
#1	生殖能力/TH or 生殖能/TA or 妊孕性/TA or 受精能/TA or 受胎能/TA	5 402
#2	妊娠/TH or 妊娠/TA or 妊娠転帰/TH	125 196
#3	造血幹細胞移植/TH or 造血幹細胞移植/TA or 血液幹細胞移植/TA or 造血細胞移植/TA	16 930
#4	骨髓移植/TH or 骨髓移植/TA or 骨髓細胞移植/TA	16 729
#5	(#1 or #2) and (#3 or #4)	133
#6	妊孕性温存/TH or 妊孕性温存/AL or (妊孕性/TI and 温存/TI)	1 629
#7	不妊症/TH or 不妊/TA or 無精子症/TA	24 099
#8	#5 not (#6 or #7)	107
#9	#8 and (PT＝総説)	3
#10	#8 and (RD＝ランダム化比較試験,準ランダム化比較試験,比較研究)	3
#11	#8 and (研究デザイン/TH or 疫学的研究デザイン/TH or 疫学研究特性/TH)	3
#12	#8 and (PT＝原著論文)	44
#13	#9 or #10 or #11 or #12	48
#14	#8 not #13	59

有关文献 7,8 是由手动检索的。

CQ6 对于血液系统恶性肿瘤患者治疗后的妊娠和分娩,必须提供哪些相关信息?

PubMed

检索日：2016 年 4 月 7 日（星期四）
・#7,#12,#31

No.	检索方式	检索数量
#1	"Hematologic Neoplasms" [Mesh] OR "Leukemia" [Mesh] OR "Lymphoma" [Mesh]	347 804
#2	hematologic malignanc* [TI] OR leukemia* [TI] OR lymphoma* [TIAB] OR myeloma* [TIAB] OR myelogenous* [TIAB] OR hematopoietic cell* [TIAB] OR hematologist* [TIAB]	309 830
#3	(#1 OR #2) AND ("Fertility Preservation" [Mesh] OR fertility preservation* [TIAB] OR preserving fertilit* [TIAB] OR preserve fertilit* [TIAB] OR (preserv* [TI] AND fertilit* [TI]))	192
#4	"Neoplasms/therapy" [Majr] AND ("Infertility/etiology" [Mesh] OR "Fertility" [Majr]) AND ("Adolescent" [Mesh] OR "Young Adult" [Mesh] OR child [TIAB])	504
#5	#4 AND ("Fertility Preservation" [Mesh] OR fertility preservation* [TIAB] OR preserving fertility* [TIAB] OR preserve fertility* [TIAB] OR preserve* [TI]) AND fertility* [TI]	91
#6	(#3 OR #5) AND (English [LA] OR Japanese [LA])	252
#7	#6 AND (Review [PT] OR "Meta-Analysis" [PT] OR "meta-analysis" [TI] OR "Cochrane Database Syst Rev" [TA] OR review [TI] OR "Practice Guideline" [PT] OR "Practice Guidelines as Topic" [MH] OR guideline* [TI] OR overview [TI]	79
#8	#3 NOT medline [SB]	15
#9	"Neoplasms/therapy" [Mesh] AND "Infertility/etiology" [Majr]	664
#10	#9 AND ("Fertility Preservation" [Majr] OR fertility preservation* [TI] OR preserving fertilit* [TI] OR preserve fertility* [TI] OR preserve* [TI]) AND fertility* [TI]	68
#11	#9 AND News [PT]	11
#12	(#8 OR #11) NOT #7	24
#13	(#1 OR #2) AND ("Infertility" [Mesh] OR infertility* [TI])	416
#14	(#1 OR #2) AND (teratogenicit* [TIAB] OR teratogenesis [TIAB] OR "Teratogenesis" [Mesh])	91
#15	(#1 OR #2) AND (low birth weight* [TI] OR "Infant, Low Birth Weight" [Mesh])	28
#16	(#1 OR #2) AND (preterm birth* [TI] OR preterm deliver* [TI] OR premature birth* [TI] OR "Premature Birth" [Mesh])	13

No.	检索方式	检索数量
#17	（#1 OR #2）AND（neonatal death* ［TIAB］ OR perinatal death* ［TIAB］ OR "Perinatal Death" ［Mesh］）	17
#18	#3 OR #13 OR #14 OR #15 OR #16 OR #17	679
#19	#18 AND（pregnancy ［TI］ OR "Pregnancy" ［Mesh］）	200
#20	#19 AND（English ［LA］ OR Japanese ［LA］）	180
#21	#20 AND（Review ［PT］ OR "Meta-Analysis" ［PT］ OR "meta-analysis" ［TI］ OR "Cochrane Database Syst Rev" ［TA］ OR review ［TI］ OR "Practice Guideline" ［PT］ OR "Practice Guidelines as Topic" ［MH］ OR guideline ［TI］ OR overview ［TI］）	40
#22	#20 AND（"Clinical Trial" ［PT］ OR "Clinical Trials as Topic" ［MH］ OR（（clinical trial* ［TIAB］ OR random* ［TIAB］）	10
#23	#20 AND（"Epidemiologic Studies" ［Mesh］ OR "Comparative Study" ［PT］ OR "Multicenter Study" ［PT］ OR（（cohort stud* ［TIAB］ OR comparative stud* ［TIAB］ OR follow-up stud* ［TIAB］）NOT medline ［SB］））	41
#24	（#21 OR #22 OR #23）NOT（#7 OR #12）	66

医中誌

检索日：2016 年 4 月 7 日（星期四）

· #18

No.	检索方式	检索数量
#1	造血器腫瘍/TH and（SH＝治療，薬物療法，外科の療法，食事療法，精神療法，放射線療法）	2371
#2	白血病/TH and（SH＝治療，薬物療法，外科的療法，食事療法，精神療法，放射線療法）	25 239
#3	リンパ腫/TH and（SH＝治療，薬物療法，外科的療法，食事療法，精神療法，放射線療法）	23 807
#4	（血液腫瘍/TI or 血液癌/TI or 血液がん/TI or 白血病/TI or リンパ腫/TI or 造血器腫瘍/TI）and（療法/TA or 治療/TA or 手術/TA or 外科/TA or 切除/TA）	31 943
#5	#1 or #2 or #3 or #4	60 816
#6	#5 and（妊孕性温存/TH or 妊孕性温存/AL or（妊孕性/TI and 温存/TI）	25
#7	#5 and（不妊症/TH or 不妊/TA）	63
#8	#5 and（奇形/TA or 形成異常/TA or 先天奇形/TH）	509
#9	#5 and（低出生体重/AL or 低体重新生児/AL or 低体重児/AL or 低出生体重児/TH）	4
#10	#5 and（未熟児/AL or 早産/AL or 早期分娩/AL or 未熟児出産/TH or 早産/TH or 未熟児/TH）	20
#11	#5 and（周産期死亡/AL or 周産期死亡/TH or 新生児死亡/AL or 新生児死亡/TH）	0
#12	#6 or #7 or #8 or #9 or #10 or #11	598
#13	#12 and（妊娠/TH or 妊娠/AL）	39
#14	#13 and（PT＝総説）	0
#15	#13 and（RD＝ランダム化比較試験，準ランダム化比較試験，比較研究）	1
#16	#13 and（研究デザイン/TH or 疫学的研究デザイン/TH or 疫学研究特性/TH）	2
#17	#13 and（PT＝原著論文）	26
#18	#15 or #16 or #17	26

骨与软组织系统

CQ1 哪些骨与软组织恶性肿瘤患者有生育力保存治疗的指征？

PubMed

检索日：2016 年 7 月 1 日（星期五）

No.	检索方式	检索数量
#1	"Sarcoma" ［Mesh］	123 755
#2	（"Soft Tissue Neoplasms" ［Mesh］ OR "Neoplasms, Connective and Soft Tissue" ［Mesh］）AND（"Bone Neoplasms" ［Mesh］ OR "Bone and Bones" ［Mesh］）	44 203
#3	sarcoma* ［TIAB］ OR osteosarcoma* ［TIAB］ OR rhabdomyosarcoma* ［TIAB］ OR liposarcoma* ［TIAB］ OR soft tissue tumo* ［TIAB］	114 803
#4	"Fertility Preservation" ［Mesh］ OR "Pregnancy" ［Mesh］ OR pregnancy ［TIAB］ OR "Fertility" ［Mesh］ OR fertility ［TIAB］	902 733
#5	gonadal function* ［TIAB］ OR "Gonads" ［Mesh］ OR "Spermatozoa" ［Mesh］ OR spermatozoa ［TIAB］ OR sperm ［TIAB］ OR "Sperm Count" ［Mesh］ OR ovary ［TIAB］ OR testis ［TIAB］ OR "Spermatogenesis" ［Mesh］ OR spermatogenesis ［TIAB］	299 362
#6	（#1 OR #2 OR #3）AND（#4 OR #5）	4 139
#7	#6 AND（English ［LA］ OR Japanese ［LA］）	3 498
#8	#7 AND（"Meta-Analysis" ［PT］ OR "meta-analysis" ［TIAB］ OR "Cochrane Database Syst Rev" ［TA］ OR systematic review* ［TIAB］）	15
#9	#7 AND（"Guideline" ［PT］ OR "Guidelines as Topic" ［MH］ OR guideline* ［TIAB］）	24
#10	#8 OR #9	38

No.	检索方式	检索数量
#11	#7 AND (Review [PT] OR review [TI] OR overview [TI])	523
#12	Sarcoma* [TI] OR osteosarcoma* [TI] OR rhabdomyosarcoma* [TI] OR liposarcoma* [TI] OR soft tissue tumo* [TI]	95 916
#13	#11 AND #12 NOT #10	101
#14	#7 AND ("Clinical Trial" [PT] OR "Clinical Trials as Topic" [MH] OR ((clinical trial* [TIAB] OR random* [TIAB]) NOT medline [SB]))	64
#15	#14 NOT (#10 OR #13)	60
#16	#7 AND ("Epidemiologic Studies" [Mesh] OR "Multicenter Study" [PT] OR "Comparative Study" [PT])	536

医中誌

检索日：2016 年 7 月 1 日（星期五）

No.	检索方式	检索数量
#1	結合組織腫瘍と軟部組織腫瘍/TH or 肉腫/TA or 軟部腫瘍/TA	140 295
#2	妊娠/TH or 妊娠/TA or 生殖能力/TH or 生殖能力/TA or 妊孕性温存/TH or 妊孕性/TA	129 960
#3	性腺/TH or 性腺機能/TA or 卵巣/TA or 精巣/TA or 睾丸/TA or 精子形成/TH or 精子形成/TA	89 807
#4	#1 and (#2 or #3)	5 110
#5	#4 and (PT＝総説)	26
#6	#4 and (RD＝メタアナリシス,ランダム化比較試験,準ランダム化比較試験,比較研究,診療ガイドライン)	121
#7	#4 and (ガイドライン/TH or 研究デザイン/TH or 疫学的研究デザイン/TH or 疫学研究特性/TH)	146
#8	#5 or #6 or #7	246
#9	結合組織腫瘍と軟部組織腫傷/MTH or 肉腫/TI or 軟部腫瘍/TI	88 794
#10	#8 and #9	120
#11	#8 not #10	126

CQ2 骨与软组织恶性肿瘤患者的生育力保存有哪些方法？

PubMed

检索日：2016 年 6 月 3 日（星期五）

No.	检索方式	检索数量
#1	"Fertility Preservation" [Mesh] OR "Fertility" [Mesh] OR fertility* [TIAB] OR fertilization* [TIAB]	123 785
#2	"Sarcoma" [Mesh] OR ((sarcoma* [TIAB] OR osteosarcoma* [TIAB]) NOT medline [SB])	131 907
#3	"Bone Neoplasms" [Mesh] OR ((bone neoplasm* [TIAB] OR bone tumor* [TIAB]) NOT medline [SB])	112 032
#4	"Soft Tissue Neoplasms" [Mesh] OR ((soft tissue neoplasm* [TIAB] OR soft tissue tumor* [TIAB]) NOT medline [SB])	22 212
#5	#1 AND (#2 OR #3 OR #4)	141
#6	#5 AND (English [LA] OR Japanese [LA])	135
#7	#6 AND ("Meta-Analysis" [PT] OR "meta-analysis" [TIAB] OR "Cochrane Database Syst Rev" [TA] OR systematic review* [TIAB])	2
#8	#6 AND ("Guideline" [PT] OR "Guidelines as Topic" [MH] OR guideline* [TIAB])	3
#9	#6 AND (Review [PT] OR review [TI] OR overview [TI])	22
#10	#6 AND ("Clinical Trial" [PT] OR "Clinical Trials as Topic" [MH] OR ((clinical trial* [TIAB] OR random* [TIAB]) NOT medline [SB]))	3
#11	#6 AND ("Epidemiologic Studies" [Mesh] OR "Multicenter Study" [PT] OR "Comparative Study" [PT])	24
#12	#7 OR #8 OR #9 OR #10 OR #11	47
#13	"Cryopreservation" [Mesh] OR cryopreservation [TIAB]	34 996
#14	"Ovary" [Mesh] OR ovary [TIAB] OR "Oocytes" [Mesh] OR oocyte* [TIAB]	185 362
#15	#1 AND #13 AND #14	2 320
#16	#15 AND (English [LA] OR Japanese [LA])	2 159
#17	#16 AND ("Meta-Analysis" [PT] OR "meta-analysis" [TIAB] OR "Cochrane Database Syst Rev" [TA] OR systematic review* [TIAB])	26
#18	#16 AND ("Guideline" [PT] OR "Guidelines as Topic" [MH] OR guideline* [TIAB])	63
#19	(#17 OR #18) NOT #12	81
#20	"Neoplasms/therapy" [Majr]	794 916
#21	"Ovary/surgery" [Mesh] OR "Ovary/drug effects" [Mesh]	21 232
#22	"Recovery of Function" [Mesh] OR "Pregnancy Outcome" [Mesh] OR functional outcome* [TIAB]	105 903
#23	#20 AND #21 AND #22	54
#24	#23 AND (English [LA] OR Japanese [LA])	49
#25	#24 AND ("Meta-Analysis" [PT] OR "meta-analysis" [TIAB] OR "Cochrane Database Syst Rev" [TA] OR systematic review* [TIAB])	0

文献检索方式

No.	检索方式	检索数量
♯26	♯24 AND (“Guideline” [PT] OR “Guidelines as Topic” [MH] OR guideline* [TIAB])	0
♯27	♯24 AND (Review [PT] OR review [TI] OR overview [TI])	7
♯28	♯24 AND (“Clinical Trial” [PT] OR “Clinical Trials as Topic” [MH] OR ((clinical trial* [TIAB] OR random* [TIAB] NOT medline [SB]))	14
♯29	♯24 AND (“Epidemiologic Studies” [Mesh] OR “Multicenter Study” [PT] OR “Comparative Study” [PT]	28
♯30	(♯27 OR ♯28 OR ♯29) NOT (♯12 OR ♯19)	35

医中誌
检索日：2016 年 6 月 3 日（星期五）

No.	检索方式	检索数量
♯1	妊孕性温存/TH or 妊孕性/TA or 生殖能力/TH or 生殖能/TA	5 253
♯2	肉腫/TH or 肉腫/TA or 骨軟部腫瘍/TA	71 916
♯3	♯1 and ♯2	41
♯4	♯3 and (PT＝総説)	1
♯5	♯3 and (RD＝ランダム化比較試験,準ランダム化比較試験,比較研究)	1
♯6	♯3 and (ガイドライン/TH or 研究デザイン/TH or 疫学的研究デザイン/TH or 疫学研究特性/TH)	3
♯7	♯4 or ♯5 or ♯6	5
♯8	凍結保存/TH or 凍結保存/TA	9 164
♯9	卵巣/TH or 卵巣/TA or 卵母細胞/TH or 卵母細胞/TA	64 853
♯10	♯1 and ♯8 and ♯9	172
♯11	♯10 and (PT＝総説)	10
♯12	♯10 and (RD＝ランダム化比較試験,準ランダム化比較試験,比較研究)	1
♯13	♯10 and (ガイドライン/TH or 研究デザイン/TH or 疫学的研究デザイン/TH or 疫学研究特性/TH)	6
♯14	(♯11 or ♯12 or ♯13) not ♯7	17
♯15	腫瘍/TH and (SH＝治療,薬物療法,外科的療法,放射線療法)	817 661
♯16	(腫瘍/TI or 癌/TI) and (療法/TA or 治療/TA or 手術/TA or 外科/TA or 切除/TA)	453 903
♯17	生体機能回復/TH or 生体機能回復/TA or 妊娠転帰/TH or 妊娠転帰/TA or 妊娠成績/TA	5 665
♯18	(♯15 or ♯16) and ♯9 and ♯17	150
♯19	♯18 and (PT＝総説)	1
♯20	♯18 and (RD＝ランダム化比較試験,準ランダム化比較試験,比較研究)	20
♯21	♯18 and (ガイドライン/TH or 研究デザイン/TH or 疫学的研究デザイン/TH or 疫学研究特性/TH)	24
♯22	(♯19 or ♯20 or ♯21) not (♯7 or ♯14)	34

CQ3 骨与软组织恶性肿瘤患者有生育需求时，治疗结束后何时生育或者妊娠合适？
PubMed
检索日（第二次）：2016 年 7 月 8 日（星期五）

No.	检索方式	检索数量
♯1	“Sarcoma/drug therapy” [Mesh]	15 889
♯2	(sarcoma* [TIAB] OR osteosarcoma* [TIAB]) NOT medline [SB]	8 563
♯3	chemotherap* [TIAB] OR “Methotrexate” [Mesh] OR methotrexate* [TIAB] OR “Ifosfamide” [Mesh] OR ifosfamide* [TIAB] OR “Cisplatin” [Mesh] OR cisplatin* [TIAB] OR “Doxorubicin” [Mesh] OR doxorubicin* [TIAB]	406 978
♯4	(♯1 OR ♯2) AND ♯3	9 523
♯5	“Pregnancy” [Mesh] OR pregnancy [TIAB] OR “Fertility” [Mesh] OR fertility [TIAB] OR “Infertility” [Mesh] OR infertility [TIAB] OR “Fertility Preservation” [Mesh] OR childbirth* [TIAB]	946 046
♯6	“Spermatozoa” [Mesh] OR spermatozoa [TIAB] OR sperm [TIAB] OR “Sperm Count” [Mesh] OR “Ovary” [Mesh] OR ovary [TIAB] OR “Testis” [Mesh] OR testis [TIAB] OR “Spermatogenesis” [Mesh] OR spermatogenesis [TIAB]	293 920
♯7	♯4 AND (♯5 OR ♯6)	225
♯8	♯7 AND (recovery [TIAB] OR recovered [TIAB])	8
♯9	♯7 AND (“Meta-Analysis” [PT] OR “meta-analysis” [TIAB] OR “Cochrane Database Syst Rev” [TA] OR systematic review* [TIAB])	2
♯10	♯7 AND (“Guideline” [PT] OR “Guidelines as Topic” [MH] OR guideline* [TIAB])	3
♯11	♯7 AND (Review [PT] OR review [TI] OR overview [TI])	47
♯12	♯7 AND (“Clinical Trial” [PT] OR “Clinical Trials as Topic” [MH] OR ((clinical trial* [TIAB] OR random* [TIAB]) NOT medline [SB]))	16
♯13	♯7 AND (“Epidemiologic Studies” [Mesh] OR “Multicenter Study” [PT] OR “Comparative Study” [PT])	48
♯14	(♯9 OR ♯10 OR ♯11 OR ♯12 OR ♯13) NOT ♯8	97
♯15	♯14 AND (English [LA] OR Japanese [LA])	89

No.	检索方式	检索数量
♯16	♯4 AND（recovery［TIAB］OR recovered［TIAB］	188
♯17	♯16 AND（"Meta-Analysis"［PT］OR "meta-analysis"（TIAB］OR "Cochrane Database Syst Rev"［TA］OR systematic review*［TIAB］）	1
♯18	♯16 AND（"Guideline"［PT］OR "Guidelines as Topic"［MH］OR guideline*［TIAB］）	1
♯19	♯16 AND（Review［PT］OR review［TI］OR overview［TI］）	13
♯20	♯16 AND（"Clinical Trial"［PT］OR "Clinical Trials as Topic"［MH］OR（（clinical trial*［TIAB］OR random*［TIAB］）NOT medline［SB］））	31
♯21	♯16 AND（"Epidemiologic Studies"［Mesh］OR "Multicenter Study"［PT］OR "Comparative Study"［PT］）	40
♯22	（♯17 OR ♯18 OR ♯19 OR ♯20 OR ♯21）NOT（♯8 OR ♯15）	69
♯23	♯22 AND（English［LA］OR Japanese［LA］）	66
♯24	"Sarcoma/therapy"［Mesh］	45 965
♯25	（♯24 OR ♯2）AND ♯3	14 767
♯26	♯25 AND（♯5 OR ♯6）	377
♯27	♯26 AND（English［LA］OR Japanese［LA］）	335
♯28	♯27 NOT（♯8 OR ♯15 OR ♯23）	239
♯29	♯28 AND（"Meta-Analysis"［PT］OR "meta-analysis"［TIAB］OR "Cochrane Database Syst Rev"［TA］OR systematic review*［TIAB］）	1
♯30	♯28 AND（"Guideline"［PT］OR "Guidelines as Topic"［MH］OR guideline*［TIAB］）	3
♯31	♯28 AND（Review［PT］OR review［TI］OR overview［TI］）	41
♯32	♯28 AND（"Clinical Trial"［PT］OR "Clinical Trials as Topic"［MH］OR（（clinical trial*［TIAB］OR random*［TIAB］）NOT medline［SB］））	2
♯33	♯28 AND（"Epidemiologic Studies"［Mesh］OR "Multicenter Study"［PT］OR "Comparative Study"［PT］）	26
♯34	♯29 OR ♯30 OR ♯31 OR ♯32 OR ♯33	70
♯35	♯28 NOT ♯34	169

医中誌
检索日：2016 年 6 月 3 日（星期五）

No.	检索方式	检索数量
♯1	肉腫/TH or 肉腫/TA or 骨軟部腫瘍/TA	71 916
♯2	化学療法/TA or Methotrexate/TH or methotrexate/TA or メトトレキサート/TA or Ifosfamide/TH or Ifosfamide/ TA or イホスファミド/TA or Cisplatin/TH or cisplatin/TA or シスプラチン/TA or Doxorubicin/TH or doxorubicin/TA or ドキソルビシン/TA	174 251
♯3	♯1 and ♯2	6 548
♯4	妊娠/TH or 妊娠/TA or 生殖能力/TH or 生殖能力/TA or 妊孕性温存/TH or 妊孕性/TA or 不妊症/TH or 不妊/TA or 出生/TA	179 896
♯5	精子/TH or 精子/TA or 精子計数/TH or 卵巣/TH or 卵巣/TA or 精巣/TH or 精巣/TA or 睾丸/TA or 精子形成/TH	97 952
♯6	♯3 and（♯4 or ♯5）	313
♯7	♯6 and（recover/TA or リカバー/TA or 回復/TA or 快復/TA）	5
♯8	♯6 and（PT＝総説）	1
♯9	♯6 and（RD＝ランダム化比較試験,準ランダム化比較試験,比較研究）	6
♯10	♯6 and（ガイドライン/TH or 研究デザイン/TH or 疫学的研究デザイン/TH or 疫学研究特性/TH）	7
♯11	♯8 or ♯9 or ♯10	12
♯12	♯11 not ♯8	12
♯13	♯6 and（PT＝症例報告除く）AND（PT＝原著論文）	51
♯14	♯13 not（♯7 or ♯12）	40

CQ4 盆腔骨与软组织恶性肿瘤治疗后,是否有妊娠和分娩的可能?

PubMed
检索日：2016 年 6 月 4 日（星期六）

No.	检索方式	检索数量
♯1	Sarcoma"［Mesh］OR sarcoma*［TIAB］OR osteosarcoma*［TIAB］OR chondrosarcoma*［TIAB］	162 998
♯2	Hemipelvectomy"［Mesh］OR hemipelvectom*［TIAB］OR "Pelvis"［Mesh］OR pelvis［TIAB］OR pelvic［TIAB］	118 931
♯3	Sacrectom*［TIAB］OR "Sacrum"［Mesh］OR sacrum［TIAB］OR sacral［TIAB］	19 811
♯4	"Pregnancy"［Mesh］OR "Pregancy Outcome"［Mesh］OR pregnancy*［TIAB］	846 188
♯5	"Fertility Preservation"［Mesh］OR "Fertility"［Mesh］OR fertility*［TIAB］	83 691
♯6	♯1 AND ♯2 AND ♯4	78
♯7	♯1 AND ♯2 AND ♯5	31

No.	检索方式	检索数量
#8	#1 AND #3 AND #4	4
#9	#1 AND #3 AND #5	2
#10	#6 OR #7 OR #8 OR #9	97
#11	#10 AND (English [LA] OR Japanese [LA])	84
#12	#11 AND ("Meta-Analysis" [PT] OR "meta-analysis" [TIAB] OR "Cochrane Database Syst Rev" [TA] OR systematic review* [TIAB])	1
#13	#11 AND ("Guideline" [PT] OR "Guidelines as Topic" [MH] OR guideline* [TIAB])	3
#14	#11 AND (Review [PT] OR review [TI] OR overview [TI])	20
#15	#11 AND ("Clinical Trial" [PT] OR "Clinical Trials as Topic" [MH] OR ((clinical trial* [TIAB] OR random* [TIAB]) NOT medline [SB]))	2
#16	#11 AND ("Epidemiologic Studies" [Mesh] OR "Multicenter Study" [PT] OR "Comparative Study" [PT])	18
#17	#12 OR #13 OR #14 OR #15 OR #16	36
#18	#11 NOT #17	48

医中誌

检索日：2016 年 6 月 4 日（星期六）

No.	检索方式	检索数量
#1	肉腫/TH or 肉腫/TA or 骨軟部腫瘍/TA	71 916
#2	片側骨盤離断術/TH or 骨盤/TH or 骨盤/TA	36 740
#3	仙椎/TH or 仙椎/TA or 仙骨/TA	9 956
#4	妊娠/TH or 妊娠転帰/TH or 妊娠/TA	125 820
#5	妊孕性温存/TH or 妊孕性/TA or 生殖能力/TH or 生殖能/TA	5 253
#6	#1 and #2 and #4	16
#7	#1 and #2 and #5	5
#8	#1 and #3 and #4	1
#9	#1 and #3 and #5	0
#10	#6 or #7 or #8	22
#11	#10 and (PT＝総説)	1
#12	#10 and (RD＝ランダム化比較試験,準ランダム化比較試験,比較研究)	0
#13	#10 and (ガイドライン/TH or 研究デザイン/TH or 疫学的研究デザイン/TH or 疫学研究特性/TH)	0
#14	#10 and (PT＝原著論文)	17
#15	#11 or #14	18
#16	#10 not #15	4

脑

CQ1 脑肿瘤患者的生育力保存有哪些方法？

CQ2 如果脑肿瘤患者在治疗开始前提出希望保存生育力时，是否能够接受实施生育力保存而延迟治疗开始的时间？

CQ3 脑肿瘤患者治疗结束后希望生育时，何时可以生育或妊娠？

根据以下检索方式未查到该类文献，转由手动检索。

PubMed

#1	Brain Neoplasms/therapy [Mesh] OR (brain [TIAB] AND (cancer* [TIAB] OR neoplasm* [TIAB] OR carcinoma* [TIAB] OR adenocarcinoma* [TIAB]) AND (therapy [TIAB] OR therapeutic* [TIAB] OR treatment [TIAB] OR radiotherapy [TIAB] OR radiation [TIAB] OR chemotherapy* [TIAB] OR pharmacotherapy* [TIAB] OR surgery [TIAB] OR surgical [TIAB] OR operati* [TIAB] OR radiochemo* [TIAB] OR chemoradio* [TIAB]) NOT medline [SB])	
#2	Fertility [Mesh] OR "Fertility Preservation" [Mesh] OR fertility sparing* [TIAB] OR fertility preserve* [TIAB] OR fertility outcome* [TIAB] OR preserve fertility* [TIAB] OR fertility conserv* [TIAB]	
#3	conservative surg* [TIAB] OR conservative treatment* [TIAB] OR conservative therapy* [TIAB] OR Conservative management* [TIAB] OR conservative operation* [TIAB] OR conserving surg* [TIAB] OR conserving treatment* [TIAB] OR conserving therapy* [TIAB] OR conserving management* [TIAB] OR conserving operation* [TIAB] OR treated conservative* [TIAB] OR conservatively treat* [TIAB] OR preserving surg* [TIAB] OR preserving treatment* [TIAB] OR preserving management* [TIAB] OR preserving operation* [TIAB] OR ovarian preserve* [TIAB] OR ovaries preserv* [TIAB] OR ovary preserve* [TIAB] OR preserve childbear* [TIAB]	

CQ1 哪些消化系统恶性肿瘤患者有生育力保存治疗的指征?

PubMed

检索日：2016 年 5 月 19 日（星期四）

No.	检索方式	检索数量
#1	"Gastrointestinal Neoplasms" [Mesh] OR (("gastrointestinal cancer" [TIAB] OR gastrointestinal neoplasm* [TIAB] OR gastrointestinal carcinoma* [TIAB]) NOT medline [SB])	313 021
#2	"Esophageal Neoplasms" [Mesh] OR ((esophageal cancer* [TIAB] OR esophageal neoplasm* [TIAB] OR esophageal carcinoma* [TIAB]) NOT medline [SB])	43 703
#3	"Stomach Neoplasms" [Mesh] OR ((stomach cancer* [TIAB] OR stomach neoplasm* [TIAB] OR stomach carcinoma* [TIAB] OR gastric cancer* [TIAB] OR gastric neoplasm* (TIAB) OR gastric carcinoma* [TIAB]) NOT medline [SB])	87 277
#4	"Colorectal Neoplasms" [Mesh] OR ((colorectal cancer* [TIAB] OR colorectal neoplasm* [TIAB] OR colorectal carcinoma* [TIAB] OR colon cancer* [TIAB] OR colon neoplasm* [TIAB] OR colon carcinoma* [TIAB] OR colonic cancer* [TIAB] OR colonic neoplasm* [TIAB] OR colonic carcinoma* [TIAB] OR rectal cancer* [TIAB] OR rectal neoplasm* [TIAB] OR rectal carcinoma* [TIAB]) NOT medline [SB])	177 422
#5	"Intestinal Neoplasms" [Mesh] OR ((small intestine cancer* [TIAB] OR small intestine neoplasm* [TIAB] OR small intestine carcinoma* [TIAB] OR small intestinal cancer* [TIAB] OR small intestinal neoplasm* [TIAB] OR small intestinal carcinoma* [TIAB] OR appendiceal cancer* [TIAB] OR appendiceal neoplasm* [TIAB] OR appendiceal carcinoma* [TIAB] OR cecal cancer* [TIAB] OR cecal neoplasm* [TIAB] OR cecal carcinoma* [TIAB] OR ileal cancer* [TIAB] OR ileal neoplasm* [TIAB] OR ileal carcinoma* [TIAB] OR jejunal cancer* [TIAB] OR jejunal neoplasm* [TIAB] OR jejunal carcinoma* [TIAB] OR duodenal cancer* [TIAB] OR duodenal neoplasm* [TIAB] OR duodenal carcinoma* [TIAB]) NOT medline [SB])	186 227
#6	"Liver Neoplasms" [Mesh] OR ((liver cancer* [TIAB] OR liver neoplasm* [TIAB] OR hepatic cancer* [TIAB] OR hepatic neoplasm* [TIAB] OR hepatoma* [TIAB] OR hepatocellular cancer* [TIAB] OR hepatocellular carcinoma* [TIAB]) NOT medline [SB])	147 521
#7	"Pancreatic Neoplasms" [Mesh] OR ((pancreatic cancer* [TIAB] OR pancreatic neoplasm* [TIAB] OR pancreatic carcinoma* [TIAB]) NOT medline [SB])	64 764
#8	"Biliary Tract Neoplasms" [Mesh] OR ((bile duct cancer* [TIAB] OR bile duct neoplasm* [TIAB] OR bile duct carcinoma* [TIAB] OR biliary tract cancer* [TIAB] OR biliary tract neoplasm* [TIAB] OR biliary tract carcinoma* [TIAB] OR gallbladder cancer* [TIAB] OR gallbladder neoplasm* [TIAB] OR gallbladder carcinoma* [TIAB] OR gall bladder cancer* [TIAB] OR gall bladder neoplasm* [TIAB] OR gall bladder carcinoma* [TIAB]) NOT medline [SB])	24 516
#9	#1 OR #2 OR #3 OR #4 OR #5 OR #6 OR #7 OR #8	535 683
#10	"Fertility Preservation" [Mesh] OR "Fertility" [Mesh] OR ((fertilit* [TIAB] OR fecundit* [TIAB]) NOT medline [SB])	42 863
#11	"Infertility" [Mesh] OR ((infertilit* [TIAB] OR aspermia" [TIAB] OR asthenozoospermia* [TIAB] OR azoospermia* [TIAB] OR oligospermia* [TIAB]) NOT medline [SB])	61 751
#12	"Menopause" [Mesh] OR (menopaus* [TIAB] NOT medline [SB])	53 123
#13	"Semen Preservation" [Mesh] OR "Spermatozoa" [Mesh] OR "Sperm Banks" [Mesh] OR "Ovum" [Mesh] OR "Cryopreservation" [Mesh] OR ((sperm cryopreservation [TIAB] OR testicular tissue cryopreservation* [TIAB] OR oocyte cryopreservation* [TIAB] OR ovarian tissue cryopreservation* [TIAB] OR ovarian cryopreservation* [TIAB]) NOT medline [SB]) OR ((sperm [TIAB] OR sperms [TIAB] OR ovarian* [TIAB] OR ovary [TIAB] OR oocyte* [TIAB] ovum [TIAB]) AND (preservation* [TIAB] OR cryopreservation* [TIAB] OR bank [TIAB] OR banking* [TIAB]) NOT medline [SB])	153 006
#14	#9 AND (#10 OR #11 OR #12 OR #13)	891
#15	#14 AND (English [LA] OR Japanese [LA])	823
#16	#15 AND (Review [PT] OR "Meta-Analysis" [PT] OR "meta-analysis" [TI] OR "Cochrane Database Syst Rev" [TA] OR review [TI] OR "Practice Guideline" [PT] OR "Practice Guidelines as Topic" [MH] OR guideline* [TI] OR overview [TI])	115
#17	#15 AND ("Clinical Trial" [PT] OR "Clinical Trials as Topic" [MH] OR ((clinical trial* [TIAB] OR random* [TIAB]) NOT medline [SB]))	81
#18	#17 NOT #16	64
#19	#15 AND ("Epidemiologic Studies" [Mesh] OR "Comparative Study" [PT] OR "Multicenter Study" [PT] OR ((cohort study* [TIAB] OR comparative study* [TIAB] OR follow-up study* [TIAB]) NOT medline [SB]))	274
#20	#19 NOT (#16 OR #18)	230
#21	#20 AND ("Survivors" [Mesh] OR survivor* [TIAB] OR "Young Adult" [Mesh] OR young* [TIAB])	20

医中誌

检索日：2016 年 5 月 19 日（星期四）

No.	检索方式	检索数量
#1	胃腸腫瘍/TH or 胃腸腫瘍/TA or 胃腸がん/TA or 胃腸ガン/TA or 胃腸癌/TA or 胃腸新生物/TA or 消化器腫瘍/TA or 消化器がん/TA or 消化器ガン/TA or 消化器癌/TA or 消化器新生物/TA or 消化管腫瘍/TA or 消化管がん/TA or 消化管ガン/TA or 消化管癌/TA or 消化管新生物/TA	402 271

No.	检索方式	检索数量
♯2	食道腫瘍/TH or 食道腫瘍/TA or 食道がん/TA or 食道ガン/TA or 食道癌/TA or 食道新生物/TA	71571
♯3	胃腫瘍/TH or 胃腫瘍/TA or 胃癌/TA or 胃がん/TA or 胃ガン/TA or 胃新生物/TA	167415
♯4	大腸腫瘍/TH or 大腸腫瘍/TA or 大腸癌/TA or 大腸がん/TA or 大腸ガン/TA or 大腸新生物/TA or 結腸がん/TA or 結腸カン/TA or 結腸癌/TA or 結腸腫瘍/TA or 直腸がん/TA or 直腸ガン/TA or 直腸癌/TA or 直腸腫瘍/TA or 盲腸がん/ or 盲腸ガン/TA or 盲腸癌/TA or 盲腸腫瘍/TA or 虫垂がん/TA or 虫垂ガン/TA or 虫垂癌/TA or 虫垂腫瘍/TA	175954
♯5	小腸腫瘍/TH or 小腸腫瘍/TA or 小腸癌/TA or 小腸がん/TA or 小腸ガン/TA or 小腸新生物/TA or 回腸腫瘍/TA or 回腸癌/TA or 回腸がん/TA or 回腸ガン/TA or 回腸新生物/TA or 空腸腫瘍/TA or 空腸癌/TA or 空腸がん/TA or 空腸ガン/TA or 空腸新生物/TA or 十二指腸腫瘍/TA or 十二指腸癌/TA or 十二指腸がん/TA or 十二指腸ガン/TA or 十二指腸新生物/TA	22649
♯6	肝臓腫瘍/TH or 肝臓腫瘍/TA or 肝臓がん/TA or 肝臓ガン/TA or 肝臓癌/TA or 肝臓新生物/TA or 肝がん/TA or 肝ガン/TA or 肝悪性腫瘍/TA or 肝癌/TA or 肝腫瘍/TA or 肝新生物/TA or 肝細胞癌/TA or 肝細胞がん/TA or 肝細胞ガン/TA	49366
♯7	膵臓腫瘍/TH or 膵臓腫瘍/TA or 膵臓がん/TA or 膵臓ガン/TA or 膵臓癌/TA or 膵臓新生物/ン/TA or 膵悪性腫瘍/TA or 膵癌/TA or 膵腫瘍/TA or 膵新生物/TA	72661
♯8	胆道腫瘍/TH or 胆道腫瘍/TA or 胆道がん/TA or 胆道ガン/TA or 胆道悪性腫瘍/TA or 胆道癌/TA or 胆道新生物/TA or 胆管腫瘍/TA or 胆管がん/TA or 胆管ガン/TA or 胆管癌/TA or 胆管新生物/TA or 胆嚢腫瘍/TA or 胆嚢がん/TA or 胆嚢ガン/TA or 胆嚢癌/TA or 胆嚢新生物/TA or 胆のう腫瘍/TA or 胆のうがん/TA or 胆のうガン/TA or 胆のう癌/TA or 胆のう新生物/TA	52166
♯9	♯1 or ♯2 or ♯3 or ♯4 or ♯5 or ♯6 or ♯7 or ♯8	585453
♯10	妊孕性温存/TH or 妊孕性/TH or 妊孕性/TA or 妊よう性/TA or 生殖能力/TH or 生殖能力/TA or 受精能/TA or 受胎能/TA	5643
♯11	不妊症/TH or 不妊/TA or 生殖不能/TA or 精子無力症/TA or 乏精子症/TA or 無精液症/TA or 無精子症/TA	24186
♯12	閉経/TH or 閉経/TA or 月経閉止/TA	11409
♯13	精液保存/TH or 精液保存/TA or 精子保存/TA or 凍結精液/TA or 凍結精子/TA or 精子/TH or 精子銀行/TH or 精子銀行/TA or 精子バンク/TA or 卵/TH or 卵祖細胞/TA or 卵母細胞/TA or 卵細胞/TA or 卵子/TA or 凍結保存/TH or 凍結保存/TA or 卵巣保存/TA or 精子凍結保存/AL or 精液凍結保存/AL or 精巣組織凍結保存/AL or 卵子凍結保存/AL or 卵巣凍結保存/AL or 卵巣組織凍結保存/AL	3471
♯14	♯9 and（♯10 or ♯11 or ♯12 or ♯13）	135
♯15	♯14 and（PT＝総説）	7
♯16	♯14 and（RD＝ランダム化比較試験,準ランダム化比較試験,比較研究）	7
♯17	♯14 and（研究デザイン/TH or 疫学的研究デザイン/TH or 疫学研究特性/TH）	14
♯18	♯15 or ♯16 or ♯17	22
♯19	♯14 and（（PT＝症例報告除く）AND（PT＝原著論文））	32
♯20	♯19 not ♯18	23
♯21	♯14 not（♯18 or ♯20）	90

CQ2 在消化系统恶性肿瘤患者的生育力保存之际，必须进行哪些说明?

PubMed

检索日：2016 年 7 月 16 日（星期六）

No.	检索方式	检索数量
♯1	"Neoplastic Syndromes，Hereditary"［Mesh］AND "Gastrointestinal Neoplasms"［Mesh］	10972
♯2	"Gastrointestinal Neoplasms/genetics"［Mesh］	42481
♯3	hereditary gastrointestinal cancer*［TIAB］	22
♯4	"Colorectal Neoplasms，Hereditary Nonpolyposis"［Mesh］OR "hereditary nonpolyposis colorectal cancer"［TIAB］OR "hereditary non-polyposis colorectal cancer"［TIAB］OR hereditary non-polyposis colorectal neoplasm*［TIAB］OR Lynch syndrome*［TIAB］	5212
♯5	"Adenomatous Polyposis Coli"［Mesh］OR adenomatous polyposis coli*［TIAB］OR familial adenomatous polypos*［TIAB］	8691
♯6	(hereditary diffuse gastric*［TIAB］AND (cancer［TIAB］OR carcinoma［TIAB］OR adenocarcinoma［TIAB］OR neoplasm*［TIAB］)) OR HDGC［TIAB］OR ((diffuse gastric cancer*［TIAB］OR diffuse-type gastric cancer*［TIAB］) AND (hereditary*［TIAB］OR "Stomach Neoplasms/genetics"［Mesh］))	412
♯7	"Juvenile polyposis syndrome"［Supplementary Concept］OR juvenile polyposis syndrome*［TIAB］	190
♯8	"Li-Fraumeni Syndrome"［Mesh］OR Li-Fraumeni syndrome*［TIAB］	976
♯9	PTEN Hamartoma Tumor Syndrome*［TIAB］OR PHTS［TIAB］	171
♯10	"Peutz-Jeghers Syndrome"［Mesh］OR Peutz-Jeghers syndrome*［TIAB］	2186
♯11	MUTYH-associated polyposis*［TIAB］OR MUTYH-associated adenomatous polyposis*［TIAB］	143
♯12	Polymerase proofreading-associated polyposis*［TIAB］	8
♯13	♯1 OR ♯2 OR ♯3 OR ♯4 OR ♯5 OR ♯6 OR ♯7 OR ♯8 OR ♯9 OR ♯10 OR ♯11 OR ♯12	53137
♯14	"Fertility"［Mesh］OR "Fertility Preservation"［Mesh］OR fertility sparing*［TIAB］OR fertility preserve*［TIAB］OR fertility outcome*［TIAB］OR preserve fertility*［TIAB］OR fertility conserv*［TIAB］	37953

No.	检索方式	检索数量
＃15	＃13 AND ＃14	19
＃16	＃15 AND（English［LA］OR Japanese［LA］）	19
＃17	"Pregnancy"［Mesh］OR "Pregnancy Outcome"［Mesh］OR "Pregnancy Rate"［Mesh］OR（pregnancy*［TIAB］NOT medline［SB］）	828 755
＃18	＃13 AND ＃17	212
＃19	＃18 NOT ＃16	207
＃20	＃19 AND（English［LA］OR Japanese［LA］）	183
＃21	＃20 AND（Review［PT］OR "Meta-Analysis"［PT］OR "meta-analysis"［TI］OR "Cochrane Database Syst Rev"［TA］OR review［TI］OR "Practice Guideline"［PT］OR "Practice Guidelines as Topic"［MH］OR guideline*［TI］OR overview［TI］）NOT PubMed books［filter］	20
＃22	＃20 AND（"Clinical Trial"［PT］OR "Clinical Trials as Topic"［MH］OR（（clinical trial*［TIAB］OR random*［TIAB］）NOT medline［SB］））	2
＃23	＃20 AND（"Epidemiologic Studies"［Mesh］OR "Comparative Study"［PT］OR "Multicenter Study"［PT］OR（（cohort study*［TIAB］OR comparative study*［TIAB］OR follow-up study*［TIAB］OR female sexual function index*［TIAB］）NOT medline［SB］））	37
＃24	（＃22 OR ＃23）NOT ＃21	35

医中誌

检索日：2016 年 7 月 16 日（星期六）

No.	检索方式	检索数量
＃1	腫瘍症候群-遺伝性/TH and 胃腸腫瘍/TH	4982
＃2	胃腸腫瘍/TH and（SH＝遺伝学）	11 609
＃3	大腸腫瘍遺伝性非ポリポーシス/TH or 遺伝性非ポリポーシス大腸腫瘍/TA or 遺伝性非ポリープ症結腸直腸腫瘍/TA or 遺伝性非ポリポーシス結腸直腸腫瘍/TA or 遺伝性非ポリポーシス性大腸がん/TA or 遺伝性非ポリポーシス性大腸ガン/TA or 遺伝性非ポリポーシス性大腸癌/TA or 遺伝性非ポリポーシス大腸がん/TA or 遺伝性非ポリポーシス大腸ガン/TA or 遺伝性非ポリポーシス大腸癌/TA or 遺伝性非ポリポージス性大腸がん/TA or 遺伝性非ポリポージス性大腸ガン/TA or 遺伝性非ポリポージス性大腸癌/TA or 遺伝性非ポリポージス大腸がん/TA or 遺伝性非ポリポージス大腸ガン/TA or 遺伝性非ポリポージス大腸癌 or Lynch 症候群/TA or リンチ症候群/TA	1687
＃4	大腸ポリポーシス-腺腫様/TH or 腺腫様大腸ポリポーシス/TA or 家族性大腸ポリポーシス/TA or 家族性大腸腺腫症/TA or 家族性ポリポーシス症候群/TA or 家族性結腸ポリポーシス/TA or 家族性結腸ポリポシス/TA or 家族性結腸腺腫症/TA or 家族性腺腫性結腸ポリポーシス/TA or 家族性腺腫様ポリポーシス/TA or 家族性大腸ポリポージス/TA or 大腸家族性ポリポージス/TA	3320
＃5	遺伝性びまん性胃癌/TA or 遺伝的びまん性胃癌/TA or 遺伝性び漫性胃癌/TA or 遺伝的び漫性胃癌/TA	15
＃6	胃腫瘍/TH and（SH＝遺伝学）or（胃腫瘍/TH and 遺伝/TA））and（びまん性/TA or び漫性/TA）	58
＃7	若年性ポリポーシス/TH or 若年性ポリポーシス/TA or 若年性胃ポリポーシス/TA or 若年性結腸ポリポーシス/TA or 若年性腸ポリープ症/TA or 若年性腸ポリポーシス/TA or 乳児若年性ポリポーシス/TA	181
＃8	Li-Fraumeni 症候群/TH or Li-Fraumeni 症候群/TA or リ—フローメニ症候群/TA or リ・フラウメニ症候群/TA	219
＃9	過誤腫症候群-多発性/TH or 多発性過誤腫症候群/TA or Cowden 病/TA or カウデン病/TA or カウデン症候群/TA or コーデン症候群/TA or コーデン病/TA or PHTS/TA	626
＃10	Peutz-Jeghers 症候群/TH or Peutz-Jeghers 症候群/TA or ポイツ—ジェガース症候群/TA or ポイツ症候群/TA or ポイツ・イェガース症候群/TA or ポイツ・イェガー症候群/TA or ポイツ・イエーガー症候群/TA or ポイツ・ジェガース症候群/TA	1526
＃11	"MUTYH-associated polyposis"/TA or MUTYH 遺伝子関連ポリポーシス/TA or MUTYH 関連ポリポーシス/TA	10
＃12	"Polymerase proofreading-associated polyposis"/TA or ポリメラーゼ校正関連ポリポーシス/TA or ポリメラーゼ校正関連大腸ポリポーシス/TA	2
＃13	＃1 or ＃2 or ＃3 or ＃4 or ＃5 or ＃6 or ＃7 or ＃8 or ＃9 or ＃10 or ＃11 or ＃12	18 729
＃14	妊娠/TH or 妊娠/TA or 妊孕性温存/TH or 生殖能力/TH or 妊孕性/TA or 生殖能力/TA or 受精能/TA or 受胎能/TA or 保存的/TA	156 525
＃15	＃13 and ＃14	40
＃16	＃15 and（PT＝総説）	0
＃17	＃16 and（RD＝ランダム化比較試験,準ランダム化比較試験,比較研究）	0
＃18	＃15 and（研究デザイン/TH or 疫学的研究デザイン/TH or 疫学研究特性/TH or ガイドライン/TH）	0
＃19	＃15 and（メタアナリシス/TA or システマティックレビュー/TA or システマティック・レビュー/TA or ガイドライン/TA or 臨床試験/TA or 比較試験/TA or ランダム/TA or 無作為/TA or コホート/TA or 比較対照/TA）	0
＃20	＃15 and（PT＝原著論文）	27
＃21	＃15 not ＃20	13

CQ3　消化系统恶性肿瘤患者的生育力保存有哪些方法?

PubMed

检索日：2016 年 6 月 16 日（星期四）

No.	检索方式	检索数量
#1	"Gastrointestinal Neoplasms"［Mesh］OR（（"gastrointestinal cancer"［TIAB］OR gastrointestinal neoplasm*［TIAB］OR gastrointestinal carcinoma*［TIAB］）NOT medline［SB］）	314 182
#2	"Esophageal Neoplasms"［Mesh］OR（（esophageal cancer*［TIAB］OR esophageal neoplasm*［TIAB］OR esophageal carcinoma*［TIAB］）NOT medline［SB］）	43 853
#3	"Stomach Neoplasms"［Mesh］OR（（stomach cancer*［TIAB］OR stomach neoplasm*［TIAB］OR stomach carcinoma*［TIAB］OR gastric cancer*［TIAB］OR gastric neoplasm*［TIAB］OR gastric carcinoma*［TIAB］）NOT medline［SB］）	87 597
#4	"Colorectal Neoplasms"［Mesh］OR（（colorectal cancer*［TIAB］OR colorectal neoplasm*［TIAB］OR colorectal carcinoma*［TIAB］OR colon cancer*［TIAB］OR colon neoplasm*［TIAB］OR colon carcinoma*［TIAB］OR colonic cancer*［TIAB］OR colonic neoplasm*［TIAB］OR colonic carcinoma*［TIAB］OR rectal cancer*［TIAB］OR rectal neoplasm*［TIAB］OR rectal carcinoma*［TIAB］）NOT medline［SB］）	178 282
#5	"Intestinal Neoplasms"［Mesh］OR（（small intestine cancer*［TIAB］OR small intestine neoplasm*［TIAB］OR small intestine carcinoma*［TIAB］OR small intestinal cancer*［TIAB］OR small intestinal neoplasm*［TIAB］OR small intestinal carcinoma*［TIAB］OR appendiceal cancer*［TIAB］OR appendiceal neoplasm*［TIAB］OR appendiceal carcinoma*［TIAB］OR cecal cancer*［TIAB］OR cecal neoplasm*［TIAB］OR cecal carcinoma*［TIAB］OR ileal cancer*［TIAB］OR ileal neoplasm*［TIAB］OR ileal carcinoma*［TIAB］OR jejunal cancer*［TIAB］OR jejunal neoplasm*［TIAB］OR jejunal carcinoma*［TIAB］OR duodenal cancer*［TIAB］OR duodenal neoplasm*［TIAB］OR duodenal carcinoma*［TIAB］）NOT medline［SB］）	186 951
#6	"Liver Neoplasms"［Mesh］OR（（liver cancer*［TIAB］OR liver neoplasm*［TIAB］OR hepatic cancer*［TIAB］OR hepatic neoplasm*［TIAB］OR hepatoma*［TIAB］OR hepatocellular cancer*［TIAB］OR hepatocellular carcinoma*［TIAB］）NOT medline［SB］）	148 166
#7	"Pancreatic Neoplasms"［Mesh］OR（（pancreatic cancer*［TIAB］OR pancreatic neoplasm*［TIAB］OR pancreatic carcinoma*［TIAB］）NOT medline［SB］）	65 077
#8	"Biliary Tract Neoplasms"［Mesh］OR（（bile duct cancer*［TIAB］OR bile duct neoplasm*［TIAB］OR bile duct carcinoma*［TIAB］OR biliary tract cancer*［TIAB］OR biliary tract neoplasm［TIAB］OR biliary tract carcinoma*［TIAB］OR gallbladder cancer［TIAB］OR gallbladder neoplasm*［TIAB］OR gallbladder carcinoma*［TIAB］OR gall bladder cancer*［TIAB］OR gall bladder neoplasm*［TIAB］OR gall bladder carcinoma*［TIAB］）NOT medline［SB］）	24 623
#9	#1 OR #2 OR #3 OR #4 OR #5 OR #6 OR #7 OR #8	538 012
#10	"Fertility Preservation"［Mesh］OR "Fertility"［Mesh］OR（（fertilit*［TIAB］OR fecundit*［TIAB］）NOT medline［SB］）	43 079
#11	"Infertility"［Mesh］OR（（infertilit*［TIAB］OR aspermia*［TIAB］OR asthenozoospermia*［TIAB］OR azoospermia*［TIAB］OR oligospermia*［TIAB］）NOT medline［SB］）	61 931
#12	"Menopause"［Mesh］OR（menopaus*［TIAB］NOT medline［SB］）	53 313
#13	"Semen Preservation"［Mesh］OR "Spermatozoa"［Mesh］OR "Sperm Banks"［Mesh］OR "Ovum"［Mesh］OR "Cryopreservation"［Mesh］OR（（sperm cryopreservation*［TIAB］OR testicular tissue cryopreservation*［TIAB］OR oocyte cryopreservation*［TIAB］OR ovarian tissue cryopreservation*［TIAB］OR ovarian cryopreservation*［TIAB］）NOT medline［SB］）OR（（sperm［TIAB］OR sperms［TIAB］OR ovarian*［TIAB］OR ovary［TIAB］OR oocyte*［TIAB］ovum［TIAB］）AND（preservation*［TIAB］OR cryopreservation*［TIAB］OR bank［TIAB］OR banking*［TIAB］）NOT medline［SB］）	153 424
#14	#9 AND（#10 OR #11 OR #12 OR #13）	892
#15	#14 AND（English［LA］OR Japanese［LA］）	824
#16	#15 AND（Review［PT］OR "Meta-Analysis"［PT］OR "meta-analysis"［TI］OR "Cochrane Database Syst Rev"［TA］OR review［TI］OR "Practice Guideline"［PT］OR "Practice Guidelines as Topic"［MH］OR guideline*［TI］OR overview［TI］）	115
#17	#15 AND（"Clinical Trial"［PT］OR "Clinical Trials as Topic"［MH］OR（（clinical trial*［TIAB］OR random*［TIAB］）NOT medline［SB］））	81
#18	#17 NOT #16	64
#19	#15 AND（"Survivors"［Mesh］OR survivor*［TIAB］OR "Young Adult"［Mesh］OR young*［TIAB］）	72
#20	#15 AND（"Fluorouracil"［Mesh］OR fluorouracil［TIAB］OR "oxaliplatin"［Supplementary Concept］OR oxaliplatin*［TIAB］OR "irinotecan"［Supplementary Concept］OR irinotecan［TIAB］OR "Capecitabine"［Mesh］OR capecitabine［TIAB］OR "S 1（combination）"［Supplementary Concept］OR s-1［TIAB］OR "gemcitabine"［Supplementary Concept］OR gemcitabine［TIAB］OR "Cisplatin"［Mesh］OR cisplatin［TIAB］OR "Paclitaxel"［Mesh］OR paclitaxel［TIAB］OR "docetaxel"［Supplementary Concept］OR docetaxel［TIAB］OR "Trastuzumab"［Mesh］OR trastuzumab［TIAB］OR "Bevacizumab"［Mesh］OR bevacizumab［TIAB］）	25
#21	（#19 OR #20）NOT（#16 OR #18）	60

在 PubMed 上先进行了上述的检索,然后从中抽出了与生育力相关的文献。

检索日：2016 年 6 月 16 日（星期四）

No.	检索方式	检索数量
#1	胃腸腫瘍/TH or 胃腸腫瘍/TA or 胃腸がん/TA or 胃腸ガン/TA or 胃腸癌/TA or 胃腸新生物/TA or 消化器腫瘍/TA or 消化器がん/TA or 消化器ガン/TA or 消化器癌/TA or 消化器新生物/TA or 消化管腫瘍/TA or 消化管がん/TA or 消化管ガン/TA or 消化管癌/TA or 消化管新生物/TA	403 407
#2	食道腫瘍/TH or 食道腫瘍/TA or 食道がん/TA or 食道ガン/TA or 食道癌/TA or 食道新生物/TA	71 673
#3	胃腫瘍/TH or 胃腫瘍/TA or 胃癌/TA or 胃がん/TA or 胃ガン/TA or 胃新生物/TA	167 732
#4	大腸腫瘍/TH or 大腸腫瘍/TA or 大腸癌/TA or 大腸がん/TA or 大腸ガン/TA or 大腸新生物/TA or 結腸がん/TA or 結腸ガン/TA or 結腸癌/TA or 結腸腫瘍/TA or 直腸がん/TA or 直腸ガン/TA or 直腸癌/TA or 直腸腫瘍/TA or 盲腸がん/TA or 盲腸ガン/TA or 盲腸癌/TA or 盲腸腫瘍/TA or 虫垂がん/TA or 虫垂ガン/TA or 虫垂癌/TA or 虫垂腫瘍/TA	176 329
#5	小腸腫瘍/TH or 小腸腫瘍/TA or 小腸癌/TA or 小腸がん/TA or 小腸ガン/TA or 小腸新生物/TA or 回腸腫瘍/TA or 回腸癌/TA or 回腸がん/TA or 回腸ガン/TA or 回腸新生物/TA or 空腸腫瘍/TA or 空腸癌/TA or 空腸がん/TA or 空腸ガン/TA or 空腸新生物/TA or 十二指腸腫瘍/TA or 十二指腸癌/TA or 十二指腸がん/TA or 十二指腸ガン/TA or 十二指腸新生物/TA	22 715
#6	肝臓腫瘍/TH or 肝臓腫瘍/TA or 肝臓がん/TA or 肝臓ガン/TA or 肝臓癌/TA or 肝臓新生物/TA or 肝がん/TA or 肝ガン/TA or 肝悪性腫瘍/TA or 肝癌/TA or 肝腫瘍/TA or 肝新生物/TA or 肝細胞癌/TA or 肝細胞がん/TA or 肝細胞ガン/TA	49 417
#7	膵臓腫瘍/TH or 膵臓腫瘍/TA or 膵臓がん/TA or 膵臓ガン/TA or 膵臓癌/TA or 膵臓新生物/TA or 膵がん/TA or 膵ガン/TA or 膵悪性腫瘍/TA or 膵癌/TA or 膵腫瘍/TA or 膵新生物/TA	72 902
#8	胆道腫瘍/TH or 胆道腫瘍/TA or 胆道がん/TA or 胆道ガン/TA or 胆道悪性腫瘍/TA or 胆道癌/TA or 胆道新生物/TA or 胆管腫瘍/TA or 胆管がん/TA or 胆管ガン/TA or 胆管癌/TA or 胆管新生物/TA or 胆嚢腫瘍/TA or 胆嚢がん/TA or 胆嚢ガン/TA or 胆嚢癌/TA or 胆嚢新生物/TA or 胆のう腫瘍/TA or 胆のうがん/TA or 胆のうガン/TA or 胆のう癌/TA or 胆のう新生物/TA	52 298
#9	#1 or #2 or #3 or #4 or #5 or #6 or #7 or #8	586 613
#10	妊孕性温存/TH or 妊孕性/TH or 妊孕性/TA or 妊よう性/TA or 生殖能力/TH or 生殖能力/TA or 受精能/TA or 受胎能/TA	5 700
#11	不妊症/TH or 不妊/TA or 生殖不能/TA or 精子無力症/TA or 乏精子症/TA or 無精液症/TA or 無精子症/TA	24 371
#12	閉経/TH or 閉経/TA or 月経閉止/TA	11 467
#13	精液保存/TH or 精液保存/TA or 精子保存/TA or 凍結精液/TA or 凍結精子/TA or 精子/TH or 精子銀行/TH or 精子銀行/TA or 精子バンク/TA or 卵/TH or 卵祖細胞/TA or 卵母細胞/TA or 卵細胞/TA or 卵子/TA or 凍結保存/TH or 凍結保存/TA or 卵巣巣保存/TA or 精子凍結保存/AL or 精巣凍結保存/AL or 精巣組織凍結保存/AL or 卵子凍結保存/AL or 卵巣凍結保存/AL or 卵巣組織凍結保存/AL	3 498
#14	#9 and（#10 or #11 or #12 or #13）	136
#15	#14 and（PT＝総説）	8
#16	#14 and（RD＝ランダム化比較試験,準ランダム化比較試験,比較研究）	7
#17	#14 and（ガイドライン/TH or 研究デザイン/TH or 疫学的研究デザイン/TH or 疫学研究特性/TH）	17
#18	#15 or #16 or #17	26
#19	#14 and（（PT＝症例報告除く）AND（PT＝原著論文））and（CK＝ヒト）	25
#20	#19 not #18	16
#21	（#14 and（CK＝ヒト））not（#18 or #20）	85

在《医学中央雑誌》的检索中，没有与消化系统恶性肿瘤的生育力相关的文献。

CQ4　消化系统恶性肿瘤患者有生育需求时，治疗结束后何时可以妊娠？

PubMed

检索日：2016 年 5 月 21 日（星期六）

No.	检索方式	检索数量
#1	"Gastrointestinal Neoplasms"［Mesh］OR（（"gastrointestinal cancer"［TIAB］OR gastrointestinal neoplasm*［TIAB］OR gastrointestinal carcinoma*［TIAB］）NOT medline［SB］）	313 122
#2	"Esophageal Neoplasms"［Mesh］OR（（esphageal cancer*［TIAB］OR esophageal neoplasm*［TIAB］OR esophageal carcinoma*［TIAB］）NOT medline［SB］）	43 716
#3	"Stomach Neoplasms"［Mesh］OR（（stomach cancer*［TIAB］OR stomach neoplasm*［TIAB］OR stomach carcinoma*［TIAB］OR gastric cancer*［TIAB］OR gastric neoplasm*［TIAB］OR gastric carcinoma*［TIAB］）NOT medline［SB］）	87 291
#4	"Colorectal Neoplasms"［Mesh］OR（（colorectal cancer*［TIAB］OR colorectal neoplasm*［TIAB］OR colorectal carcinoma*［TIAB］OR colon cancer*［TIAB］OR colon neoplasm*［TIAB］OR colon carcinoma*［TIAB］OR colonic cancer*［TIAB］OR colonic neoplasm*［TIAB］OR colonic carcinoma*［TIAB］OR rectal cancer*［TIAB］OR rectal neoplasm*［TIAB］OR rectal carcinoma*［TIAB］）NOT medline［SB］）	177 488

文献检索方式

No.	检索方式	检索数量
#5	"Intestinal Neoplasms" [Mesh] OR（small intestine cancer* [TIAB] OR small intestine neoplasm* [TIAB] OR small Intestine carcinoma* [TIAB] OR small intestinal cancer* [TIAB] OR small intestinal neoplasm* [TIABJ OR small intestinal carcinoma* [TIAB] OR appendiceal cancer* [TIAB] OR appendiceal neoplasm* [TIAB] OR appendiceal carcinoma* [TIAB] OR cecal cancer* [TIAB] OR cecal neoplasm* [TIAB] OR cecal carcinoma* [TIAB] OR ileal Cancer* [TIAB] OR ileal neoplasm* [TIAB] OR ileal carcinoma* [TIAB] OR jejunal cancer* [TIAB] OR jejunal neoplasm* [TIAB] OR jejunal carcinoma* [TIAB] OR duodenal cancer [TIAB] OR duodenal neoplasm* [TIAB] OR duodenal carcinoma* [TIAB) NOT medline [SB]）	186 302
#6	"Liver Neoplasms" [Mesh] OR（（liver cancer [TIAB] OR liver neoplasm [TIAB] OR hepatic cancer* [TIAB] OR hepatic neoplasm* [TIAB] OR hepatoma* [TIAB] OR hepatocellular cancer* [TIAB] OR hepatocellular carcinoma* [TIAB]） NOT medline [SB]）	147 572
#7	"Pancreatic Neoplasms" [Mesh] OR（（pancreatic cancer* [TIAB] OR pancreatic neoplasm* [TIABJ OR pancreatic carcinoma* [TIAB]） NOT medline [SB]）	64 775
#8	"Biliary Tract Neoplasms" [Mesh] OR（（bile duct cancer* [TIAB] OR bile duct neoplasm* [TIAB] OR bile duct carcinoma* [TIAB] OR biliary tract cancer* [TIAB] OR biliary tract neoplasm* [TIAB] OR biliary tract carcinoma* [TIAB] OR gallbladder cancer* [TIAB] OR gallbladder neoplasm* [TIAB] OR gallbladder carcinoma* [TIAB] OR gall bladder cancer* [TIAB] OR gall bladder neoplasm* [TIAB] OR gall bladder carcinoma* [TIAB] NOT medline [SB]）	24 520
#9	#1 OR #2 OR #3 OR #4 OR #5 OR #6 OR #7 OR #8	535 832
#10	"Fertility Preservation" [Mesh] OR fertility sparing* [TIAB] OR fertility preserv* [TIAB] OR fertility outcome* [TIAB] OR preserve fertilit* [TIAB] OR conservative surg* [TIAB] OR conservative treatment* [TIAB] OR conservative management* [TIAB] OR conservative operation* [TIAB] OR treated conservativel* [TIAB]	50 253
#11	#9 AND #10	1 501
#12	"Fertility" [Mesh] OR "Pregnancy" [Mesh] OR "Pregnancy Outcome" [Mesh] OR pregnancy* [TI] OR fertility* [TI]	827 377
#13	#11 AND #12	32
#14	#13 AND（allowance* [TIAB] OR permission* [TIAB]）	0
#15	#13 AND（English [LA] OR Japanese [LA]）	31
#16	#15 AND（Review [PT] OR "Meta-Analysis" [PT] OR "meta-analysis" [TI] OR "Cochrane Database Syst Rev" [TA] OR review [TI] OR "Practice Guideline" [PT] OR "Practice Guidelines as Topic" [MH] OR guideline* [TI] OR overview [TI]）	6
#17	#15 AND（"Clinical Trial" [PT] OR "Clinical Trials as Topic" [MH] OR（（clinical trial* [TIAB] OR random* [TIAB]） NOT medline [SB]））	0
#18	#15 AND（"Epidemiologic Studies" [Mesh] OR "Comparative Study" [PT] OR "Multicenter Study" [PT] OR（（cohort study* [TIAB] OR comparative study* [TIAB] OR follow-up study* [TIAB]） NOT medline [SB]））	6
#19	#16 OR #18	11
#20	#15 NOT #19	20

医中誌

检索日：2016 年 5 月 21 日（星期六）

No.	检索方式	检索数量
#1	胃腸腫瘍/TH or 胃腸腫瘍/TA or 胃腸がん/TA or 胃腸ガン/TA or 胃腸癌/TA or 胃腸新生物/TA or 消化器腫瘍/TA or 消化器がん/TA or 消化器ガン/TA or 消化器癌/TA or 消化器新生物/TA or 消化管腫瘍/TA or 消化管がん/TA or 消化管ガン/TA or 消化管癌/TA or 消化管新生物/TA	402 271
#2	食道腫瘍/TH or 食道腫瘍/TA or 食道がん/TA or 食道ガン/TA or 食道癌/TA or 食道新生物/TA	71 571
#3	胃腫瘍/TH or 胃腫瘍/TA or 胃癌/TA or 胃がん/TA or 胃ガン/TA or 胃新生物/TA	167 415
#4	大腸腫瘍/TH or 大腸腫瘍/TA or 大腸癌/TA or 大腸がん/TA or 大腸ガン/TA or 大腸新生物/TA or 結腸がん/TA or 結腸ガン/TA or 結腸癌/TA or 結腸腫瘍/TA or 直腸がん/TA or 直腸ガン/TA or 直腸癌/TA or 直腸腫瘍/TA or 盲腸がん/TA or 盲腸ガン/TA or 盲腸癌/TA or 盲腸腫瘍/TA or 虫垂がん/TA or 虫垂ガン/TA or 虫垂癌/TA or 虫垂腫瘍/TA	175 954
#5	小腸腫瘍/TH or 小腸腫瘍/TA or 小腸癌/TA or 小腸がん/TA or 小腸ガン/TA or 小腸新生物/TA or 回腸腫瘍/TA or 回腸癌/TA or 回腸がん/TA or 回腸ガン/TA or 回腸新生物/TA or 空腸腫瘍/TA or 空腸癌/TA or 空腸がん/TA or 空腸ガン/TA or 空腸新生物/TA or 十二指腸腫瘍/TA or 十二指腸癌/TA or 十二指腸がん/TA or 十二指腸ガン/TA or 十二指腸新生物/TA	22 649
#6	肝臓腫瘍/TH or 肝臓腫瘍/TA or 肝臓がん/TA or 肝臓ガン/TA or 肝臓癌/TA or 肝臓新生物/TA or 肝がん/TA or 肝ガン/TA or 肝悪性腫瘍/TA or 肝癌/TA or 肝腫瘍/TA or 肝新生物/TA or 肝細胞癌/TA or 肝細胞がん/TA or 肝細胞ガン/TA	49 366
#7	膵臓腫瘍/TH or 膵臓腫瘍/TA or 膵臓がん/TA or 膵臓ガン/TA or 膵臓癌/TA or 膵臓新生物/TA or 膵がん/TA or 膵ガン/TA or 膵悪性腫瘍/TA or 膵癌/TA or 膵腫瘍/TA or 膵新生物/TA	72 661
#8	胆道腫瘍/TH or 胆道腫瘍/TA or 胆道がん/TA or 胆道ガン/TA or 胆道悪性腫瘍/TA or 胆道癌/TA or 胆道新生物/TA or 胆管腫瘍/TA or 胆管がん/TA or 胆管ガン/TA or 胆管癌/TA or 胆管新生物/TA or 胆嚢腫瘍/TA or 胆嚢がん/TA or 胆嚢ガン/TA or 胆嚢癌/TA or 胆嚢新生物/TA or 胆のう腫瘍/TA or 胆のうがん/TA or 胆のうガン/TA or 胆のう癌/TA or 胆のう新生物/TA	52 166

No.	检索方式	检索数量
♯9	♯1 or ♯2 or ♯3 or ♯4 or ♯5 or ♯6 or ♯7 or ♯8	585 453
♯10	妊孕性温存/TH or 妊孕性温存/TA or 妊孕性保存/TA or 妊よう性温存/TA or 妊よう性保存/TA or 保存的手術/TA or 保存的管理/TA	1877
♯11	♯9 and ♯10	15
♯12	妊娠/TH or 妊娠/TA or 妊娠転帰/TH or 妊娠転帰/TA or 妊娠成績/TA	125 320
♯13	♯11 and ♯12	0
♯14	♯9 and ♯12	640
♯15	♯14 and（許容/TA or 許可/TA）	1
♯16	♯14 and（PT＝総説）	5
♯17	♯14 and（RD＝ランダム化比較試験，準ランダム化比較試験，比較研究）	6
♯18	♯14 and（研究デザイン/TH or 疫学的研究デザイン/TH or 疫学研究特性/TH）	12
♯19	♯16 or ♯17 or ♯18	17

文献检索方式